MUSCULATION
pratique

amphora
tous les sports
14, rue de l'Odéon
75006 PARIS

Photos intérieur et couverture
Denis Boulanger ©Editions Amphora

Maquette intérieur et couverture
AlphaStudio (La Rochelle)

Dessins
Claire de La Serve ©Editions Amphora

ISBN 2-85180-578-9

L'AUTEUR,

Le docteur Alain Renault s'est toujours intéressé à la musculation sous différents aspects.

Dans sa jeunesse, il pratique plusieurs sports dont l'haltérophilie à un niveau national. Professeur d'EPS, il exerce une dizaine d'années comme Conseiller Technique auprès de la fédération française d'haltérophilie et de musculation. Puis, docteur en médecine et chercheur à l'INSEP sur la musculation (diplôme supérieur, DEA en STAPS), il occupe les fonctions de médecin fédéral, s'occupant du haut niveau en haltérophilie et des culturistes. Il anime alors une consultation spécialisée en musculation en tant qu'attaché des Hôpitaux Parisiens à la Pitié-Salpêtrière.

En tant que président de club et préoccupé par la santé, il réalise et met en place sur le terrain des activités de musculation et d'entretien physique.

Il est également rédacteur à CINÉSIOLOGIE, la revue internationale des médecins du sport et consultant technique auprès de la revue M magazine pour la forme.

Sommaire

1 PRÉSENTATION DE LA MUSCULATION CONSEILS ESSENTIELS 7

La musculation 8
Conseils pratiques 9
L'entraînement 10
Fiche personnalisée 12
Fiche d'entraînement 13
Principes d'anatomie 14

2 EXERCICES SIMPLES DE MUSCULATION (ANALYTIQUES) 17

Le Deltoïde 19
Le Grand Pectoral 27
Les Biceps 35
Le Triceps Brachial 45
Les principaux muscles du dos 57
La région lombaire 58
La région dorsale 63
Le Grand Dorsal 68
Le Trapèze 73
Les principaux muscles de l'abdomen 77
Les Abdominaux 79
Le Psoas-Iliaque 93
Le gainage du corps 97
Les Fessiers 105
Le Quadriceps 113
Les Ischio-Jambiers 121
Les Adducteurs de la cuisse 125
Le Triceps Sural 129
Les muscles de l'avant-bras 133

3 EXERCICES COMBINÉS DE MUSCULATION (COORDONNÉS) 135

Avec barre 136

La position sur les cuisses 136
L'épaulé en force 137
Le jeté en force 138
Flexion-extension nuque 139
Tirage lourd d'épaulé 140
Arraché debout 141
Tirage d'arraché 142
Le rowing 143
L'épaulé, mains en supination 143
Tirage d'épaulé 144
Exercice combiné de lombaires et de développé 144

Avec petits haltères 145

Un circuit training avec petits haltères 153

4 SANTÉ, ENTRAÎNEMENT DIÉTÉTIQUE 161

Principes de physiologie 162
L'entretien musculaire 163
L'entretien du dos 164
La nutrition pratique 165
Pour "prendre du muscle" 168
Pour "perdre de la graisse" 170
Pour prendre du "beau" volume 173
Pour prendre de la "puissance" 179
Pour prendre de la "force explosive" 182
Pour l'entretien musculaire 182
Programmes 183
La force musculaire 186
La médecine du sport 187

1

PRÉSENTATION DE LA MUSCULATION
CONSEILS ESSENTIELS

LA MUSCULATION

Elle consiste à solliciter les principaux groupes musculaires :

› Dans un but d'entretien musculaire

Il s'agit de conserver au muscle ses qualités de force, de contractilité et d'élasticité, évitant une dégénérescence précoce, inévitable en cas de manque d'activité physique, ce qui est de plus en plus fréquent et d'autant plus avec l'âge. Le muscle possède la particularité de pouvoir rester potentiellement "jeune" à condition qu'on le stimule régulièrement. La "vieillesse musculaire" est avant tout le résultat de l'inaction.

› Dans un but de prévention et de santé

La musculation permet une excellente prévention au niveau articulaire *(rôle de "maintien actif")* et de pathologies périarticulaires comme les tendinites, mais surtout pour les douleurs du dos, si fréquentes.

› Dans un souci de bien-être corporel et d'esthétique

La société actuelle valorise l'image du corps, et l'esthétique n'est plus uniquement un luxe personnel, mais devient une nécessité sociale. La musculation peut répondre en partie à cette exigence.

› Dans un but d'amélioration de sa force et de ses capacités physiques

La musculation représente une activité complémentaire indispensable à toute activité physique sportive ou de loisir.

Mais attention...

Il s'agit d'éviter des erreurs dans sa pratique. Faire n'importe quoi, n'importe comment, peut aller à l'encontre de l'objectif souhaité. Une pratique sans pathologie articulaire ou musculaire, sans perte de souplesse, de coordination ou de vitesse, c'est possible. Mais il faut respecter les bases essentielles, ne pas tout attendre de la musculation et savoir ce que l'on souhaite réellement.

CONSEILS PRATIQUES

1. Dans la forme du mouvement :

– Pratiquer l'exercice sur son amplitude articulaire complète.
– Éviter les chocs *(ou "rebonds")* pour ménager les articulations.
– Respecter pour chaque exercice la physiologie anatomique et les consignes de "posture" *(règles de biomécanique).*
– Diminuer les temps de "blocage inspiratoire" *(apnée au moment de l'effort maximal)* et penser à expirer de façon active dès la diminution de l'effort.
– Importance du rythme et de la volonté.

Éviter de réaliser les mouvements à la même vitesse. Au contraire, contrôler le rythme de la phase préparatoire et accélérer pendant la phase active *("volonté d'action explosive"),* même si la charge donne l'impression que la réalisation est difficile et lente.

Dans les séances d'entraînement :

– Varier les composantes de l'entraînement, selon les objectifs principaux recherchés :
  - le nombre de séries,
  - le nombre de répétitions,
  - la charge utilisée *(exprimée en pourcentage par rapport à la charge que l'on ne peut soulever qu'une seule fois, la Résistance Maximale),* %RM.

– Marquer le contenu sur un carnet.

Cela permet de voir les progrès, de mieux vous connaître ainsi que vos performances sur les différents exercices.

Exemple : 80/7 x 3 , soit 3 séries de 7 répétitions à 80 kg ...
Cela vous permettra éventuellement de constater vos erreurs et vous aidera à vous motiver et à persévérer.

– Boire de l'eau toutes les 10 à 15 minutes.

Boire 1,5 litres d'eau entre les repas est nécessaire. Profiter de la séance de musculation pour vous hydrater encore davantage.

L'ENTRAÎNEMENT

Pour progresser, il faut stimuler de façon intensive et en quantité suffisante les groupes musculaires, tout en se ménageant un temps de récupération.

› Alternance musculaire et repos

Travailler au minimum chaque groupe musculaire :

- 1 fois par semaine pour l'entretien,
- 2 fois par semaine pour une amélioration de la force et du volume.
- Prévoir 24 heures de repos pour ces groupes musculaires.
- Alterner dans les séances le travail des différents groupes musculaires, membres supérieurs, membres inférieurs, tronc...

› Sollicitation intensive et en quantité

La charge doit être conséquente

Les séries longues avec des charges légères *(répétitions 15 à 20)* sont moins efficaces tout en étant plus fatigantes. C'est une sorte d'entraînement à "l'endurance musculaire", ce qui sollicite moins les fibres musculaires *(surtout les fortes et rapides)* et risque d'entraîner une perte de souplesse et de vitesse.
– La quantité doit être suffisante.
Chaque groupe musculaire doit être sollicité par au moins 7 à 12 séries de suite.

› Progressivité

Il faut savoir aller progressivement, selon son niveau de pratique.
Au tout début de la pratique, avec seulement 5 séries de 5 à 10 répétitions pour des charges moyennes *(50 à 70% RM)*, le muscle est suffisamment sollicité et déjà "fatigué". Il est inutile d'en faire plus. Les "courbatures" seraient trop importantes, et la récupération longue.
Par la suite, après une période d'adaptation de 4 à 6 semaines, on augmentera progressivement :

- le nombre de séries *(jusqu'à 7 à 12 séries)*,
- puis la charge *(jusqu'à 95% RM)*.

Exemple de schéma type

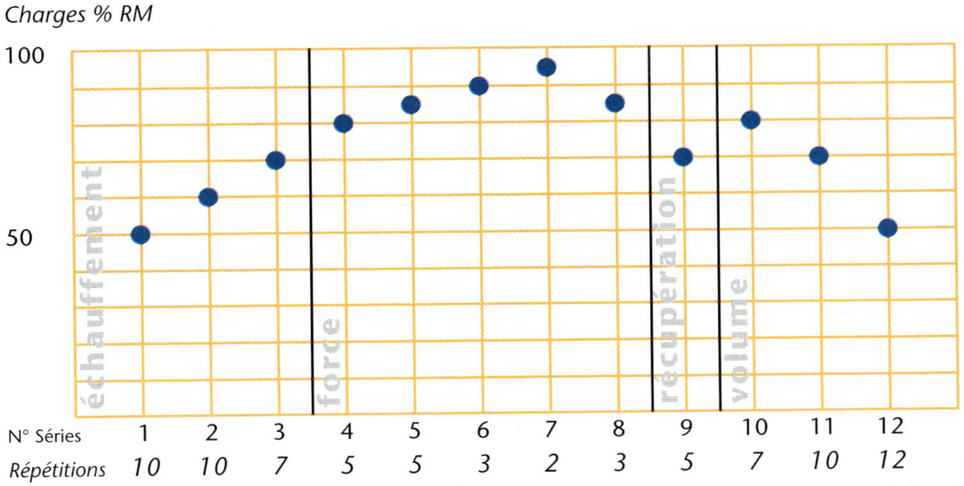

Échauffement	50/10	60/10	70/7	Exemple : 50/10 = **50 % RM / 10 répétitions**
Force	80/5	85/5		
	90/3	95/2	85/3	
Récupération	70/5			
Volume	80/7	70/10	60/12	

Récupération

Entre chaque série, prendre un temps de repos *(fonction de la fréquence cardiaque et de l'intensité de l'effort musculaire)*, allant de 30 secondes *(minimum)* à 3 minutes *(maximum)*.

Spécificité

- **La force** : augmenter l'intensité des charges avec des séries courtes de 1 à 3 répétitions, avec la volonté d'un dynamisme maximal.
- **Le volume** : augmenter la quantité avec des séries plus longues de 7 à 12 répétitions. On peut ajouter des exercices analytiques *(sollicitant le même groupe musculaire)* avec des séries de 20 répétitions à charge légère.

FICHE PERSONNALISÉE

OBJECTIF

- ❑ force
- ❑ vitesse
- ❑ volume
- ❑ tonification
- ❑ ↗ ou ↘ du poids

NOTER

Taille : cm
Poids : kg
% : MG

(pourcentage de masse grasse donnée par des appareils)

PRINCIPAUX GROUPES MUSCULAIRES À SOLLICITER

- Deltoïde ❑
- Grand Pectoral ❑
- Biceps ❑
- Triceps Brachial ❑
- Muscles du dos ❑
- Grand dorsal ❑
- Trapèzes ❑
- Abdominaux ❑
- Psoas-iliaque ❑
- Gainage ❑
- Fessiers ❑
- Quadriceps ❑
- Ischio-jambiers ❑
- Adducteurs ❑
- Triceps sural ❑
- Avant-bras ❑

CHOIX D'EXERCICES À RÉALISER DANS LA SEMAINE

›
›
›
›
›
›
›
›
›
›
›
›
›
›
›
›

PLAN DE LA SEMAINE

Lundi
Mardi
Mercredi
Jeudi
Vendredi
Samedi

Cycle de 6 semaines à 8 semaines
Faire un bilan en fin de cycle : charges maximales réalisées / exercice

FICHE D'ENTRAÎNEMENT

EXERCICES	SÉRIES	1	2	3	4	5	6	7	8	9	10	11	12
	CHARGES (KG)												
	RÉPÉTITIONS												
	CHARGES (KG)												
	RÉPÉTITIONS												
	CHARGES (KG)												
	RÉPÉTITIONS												
	CHARGES (KG)												
	RÉPÉTITIONS												
	CHARGES (KG)												
	RÉPÉTITIONS												
	CHARGES (KG)												
	RÉPÉTITIONS												
	CHARGES (KG)												
ETC.	RÉPÉTITIONS												

- Entourer ou surligner la meilleure performance.
- Noter ses impressions du jour.
- Si vous aimez les chiffres, calculer :
  - le tonnage : charge x répétitions *(indicateur de la quantité de travail)*
  - l'intensité : sélectionner les 5 séries les plus lourdes, calculer le tonnage et diviser par le nombre de séries. Exemple :

80/5 – 85/3 – 90/3 – 95/2 – 85/3

$$I = \frac{(80.5) + (85.3) + (90.3) + (95.2) + (85.3)}{5 + 3 + 3 + 2 + 3} = 85.6$$

(indicateur de la qualité du travail)

NB

- avec l'aide de l'informatique *(un tableur)*, ces calculs sont facilement réalisables et donnent des repères *(à noter sur le carnet d'entraînement)*.

NOTER

- les charges maximales réalisées *(record personnel : correspond à la RM résistance maximale)*. Elles permettent de réajuster les charges d'entraînement, au fur et à mesure des progrès réalisés.

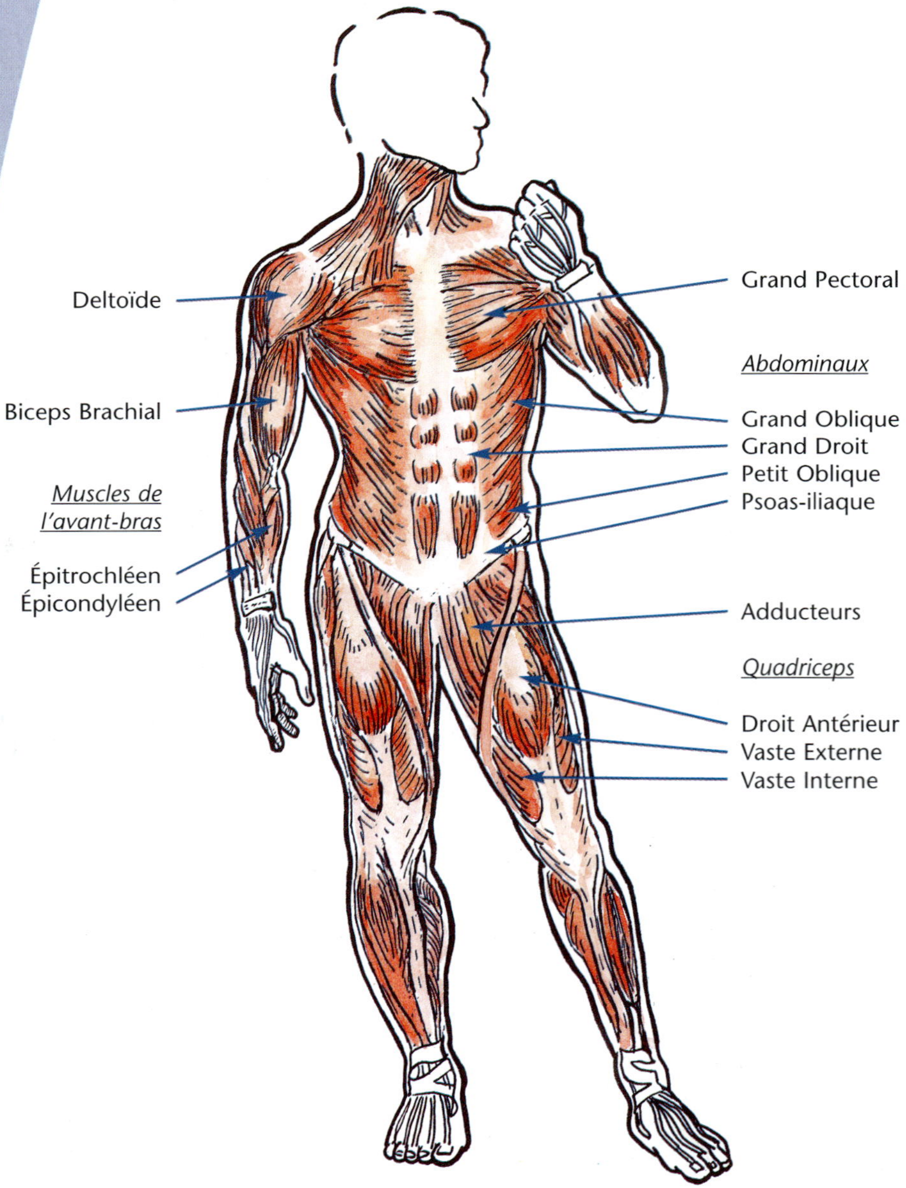
Deltoïde
Biceps Brachial
Muscles de l'avant-bras
Épitrochléen
Épicondyléen
Grand Pectoral
Abdominaux
Grand Oblique
Grand Droit
Petit Oblique
Psoas-iliaque
Adducteurs
Quadriceps
Droit Antérieur
Vaste Externe
Vaste Interne

VUE DE FACE

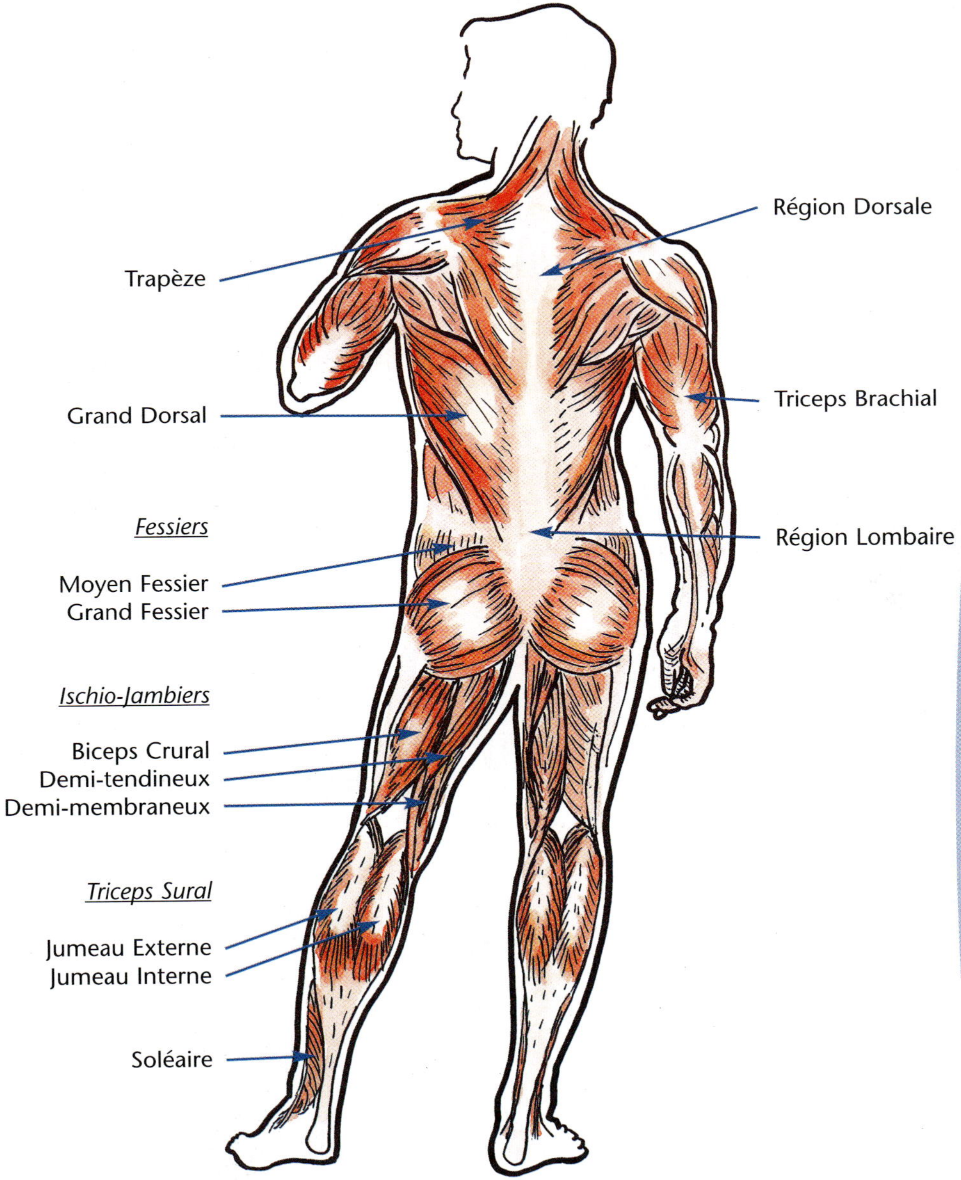
Région Dorsale
Trapèze
Triceps Brachial
Grand Dorsal
Fessiers
Région Lombaire
Moyen Fessier
Grand Fessier
Ischio-Jambiers
Biceps Crural
Demi-tendineux
Demi-membraneux
Triceps Sural
Jumeau Externe
Jumeau Interne
Soléaire

VUE DE DOS

Le sujet est décrit dans la position debout et de face, la paume des mains tournée vers l'avant, bras le long du corps.
La droite correspond au côté droit du sujet.
On décrit six mouvements dans les trois plans de l'espace.

PLAN FRONTAL

ABDUCTION
(vers l'extérieur)

ADDUCTION
(vers l'intérieur)

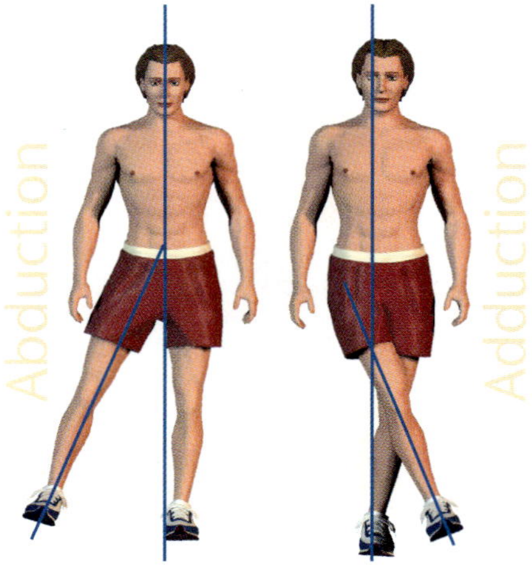

PLAN SAGITTAL

FLEXION
(vers l'avant)

EXTENSION
(vers l'arrière)

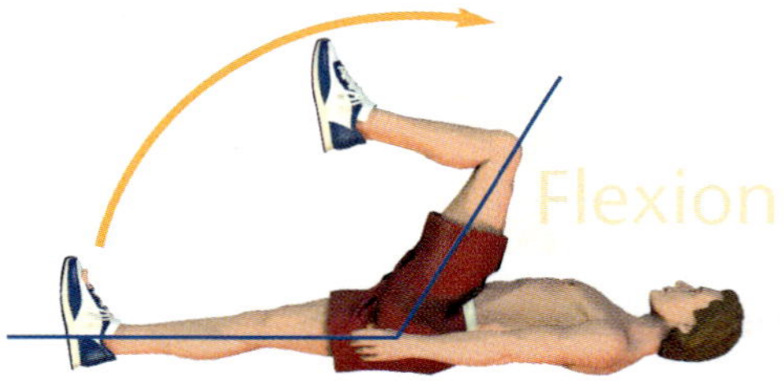

PLAN HORIZONTAL

ROTATION INTERNE
(vers l'intérieur)

ROTATION EXTERNE
(vers l'extérieur)

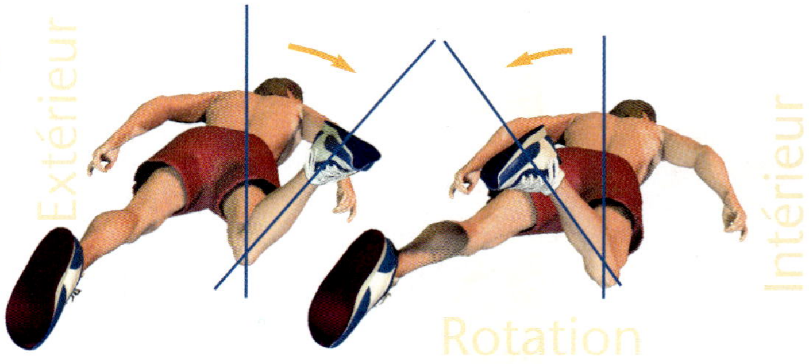

On se réfère à l'axe vertical passant par le milieu du sujet en position debout.

1- Faire les mouvements lentement.
2- Boire de l'eau tous les 10 minutes (minimum)
Au début, faire 5 séries de 5 à 10 répétitions.
Commencer avec les petits.

2

EXERCICES SIMPLES DE MUSCULATION *(analytiques)*

LA PRISE DES MAINS

› Supination

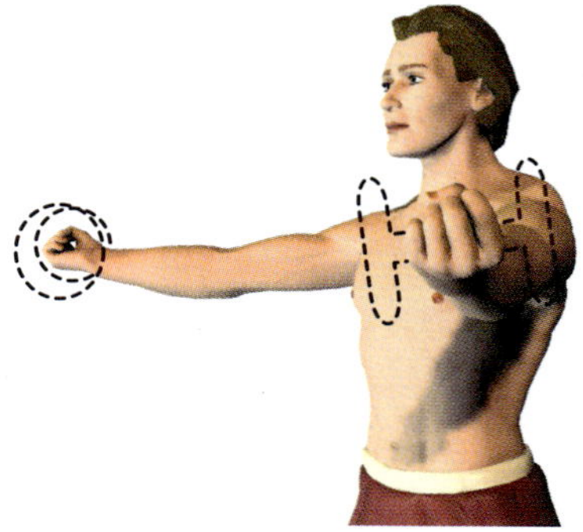

› Neutre

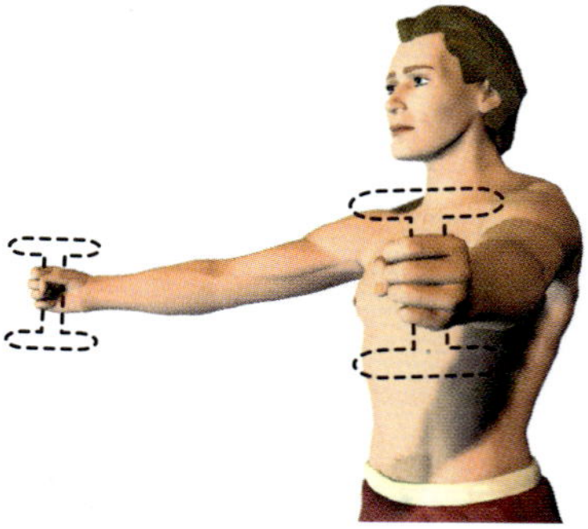

› Pronation

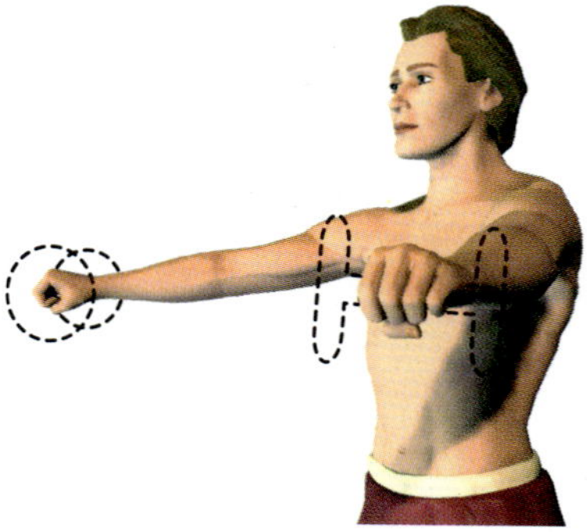

LE DELTOÏDE

Muscle superficiel et large, formant le galbe de l'épaule, le Deltoïde permet l'élévation latérale du bras (*ABDUCTION du bras*).

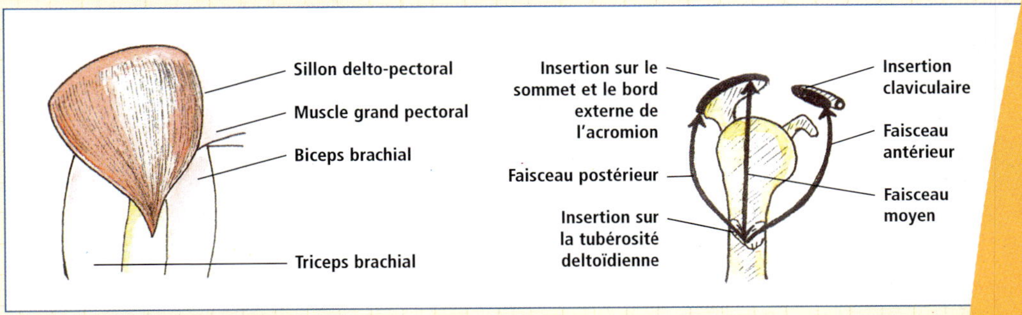

face antérieure ***face externe*** ***face postérieure***

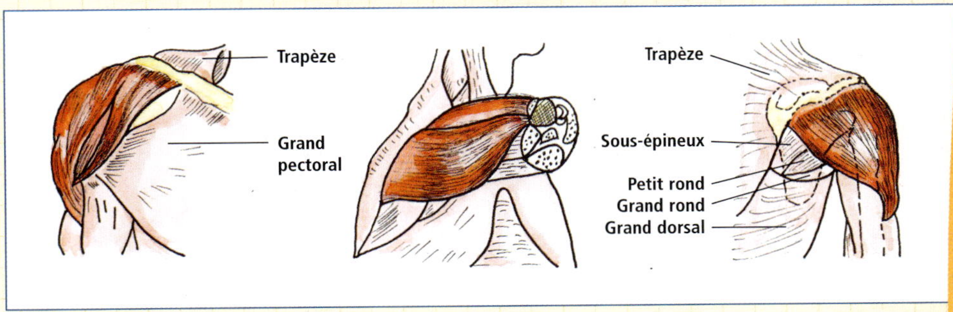

- **Deltoïde antérieur :** origine sur le tiers externe du bord antérieur et de la face supérieure de la *CLAVICULE*. Le faisceau antérieur participe à l'antépulsion du bras (*FLEXION*) avec le muscle coraco-brachial.
- **Deltoïde moyen :** origine sur le bord externe et le sommet de l'acromion. Le faisceau moyen est l'ABDUCTEUR (*élevant le bras latéralement*). Le muscle *SUS-ÉPINEUX* joue un rôle de coaptation, empêchant la tête humérale de se luxer vers le bas *(véritable ligament actif)*.
- **Deltoïde postérieur :** origine sur le versant inférieur du bord postérieur de l'épine de l'omoplate. Le faisceau postérieur participe à la rétropulsion du bras (*EXTENSION*), en synergie avec le grand dorsal et le grand rond.
- Les trois faisceaux se terminent par un tendon unique sur l'échancrure du V deltoïdien à la face externe de l'humérus *(à son tiers supérieur)*.

EXERCICE DE "ROWING"

Sollicite les faisceaux antérieurs et moyens du Deltoïde.

RÉALISATION

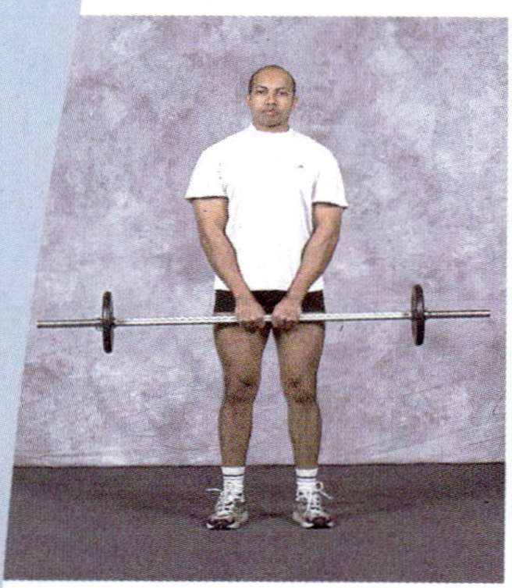

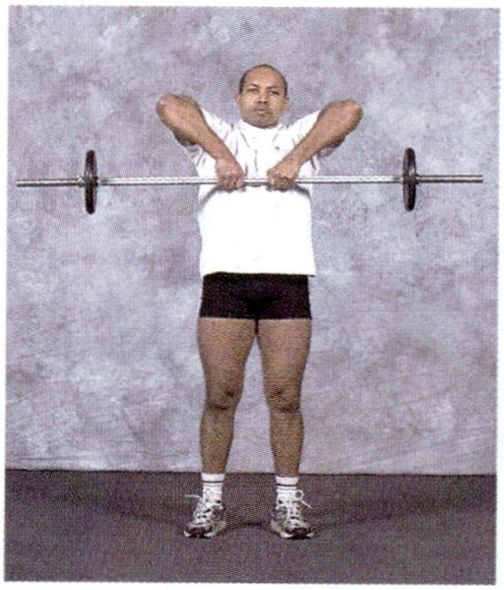

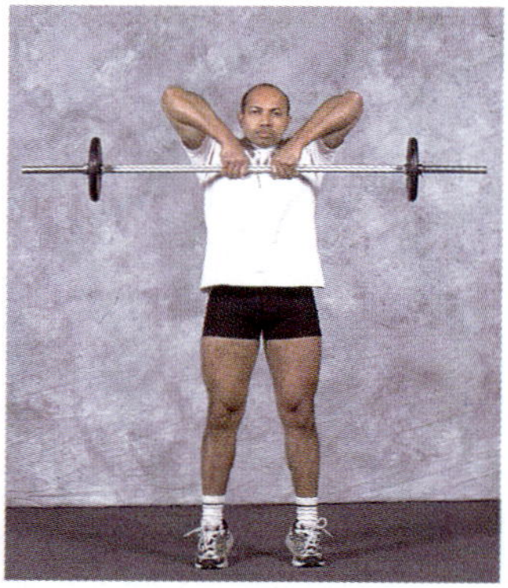

Les mains sont en prise serrée (*en pronation*).

- **Position initiale :** corps droit vertical, poids du corps sur l'avant du pied, bras allongés et décontractés, épaules basses et légèrement en avant.
- **Action :** élévation des coudes verticalement vers le haut (*dans un plan frontal*).
- **Position finale :** corps droit, coudes levés haut, avant-bras proches de la verticale.

ÉVITER

- tout mouvement actif du corps, tout "cambré",
- tout mouvement de lancer, tout saut des jambes,
- toute action contractée des bras,
- le tirage des coudes vers l'arrière.

CONSEILS

- commencer le mouvement par une montée sur l'avant des pieds,
- enchaîner par le lever des coudes le plus haut possible,
- laisser les bras et avant-bras décontractés,
- le rythme est dynamique, mais contrôlé (*en force*).

ÉLÉVATION ANTÉRIEURE DU BRAS *(ANTÉPULSION)*

Sollicite le faisceau antérieur du Deltoïde, ainsi que le muscle Coraco-Brachial.

RÉALISATION

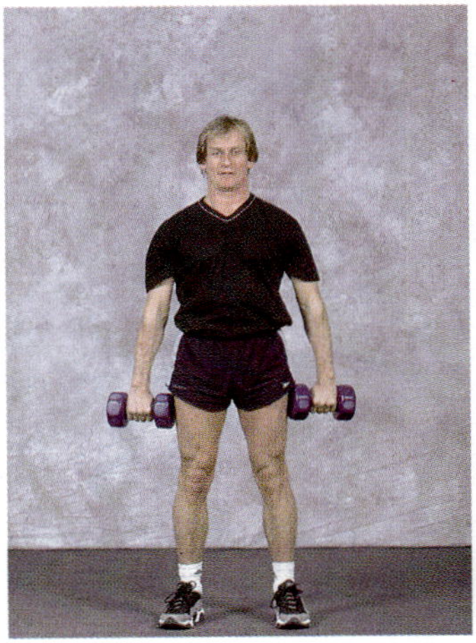

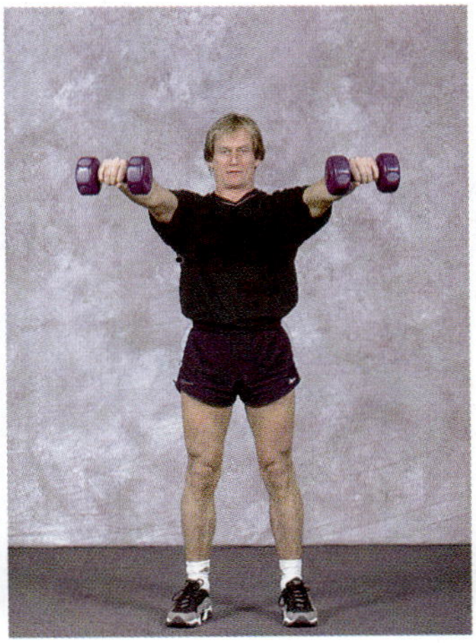

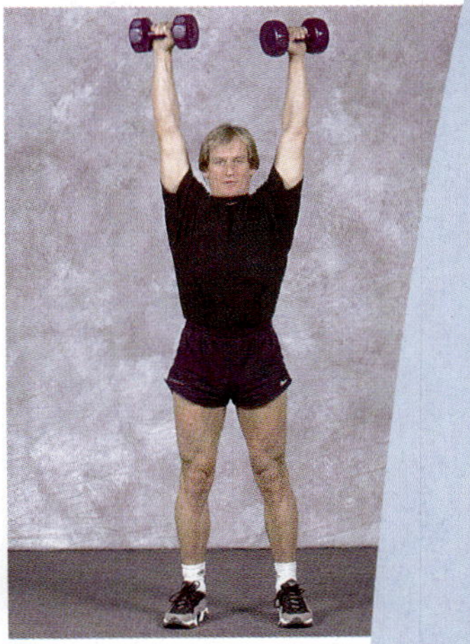

Les mains sont tournées paumes vers l'arrière (*en pronation*).

- **Position initiale :** corps droit vertical, poids du corps sur l'avant du pied, bras allongés et décontractés à la verticale.
- **Action :** élévation des bras tendus vers le haut et l'avant (*FLEXION du bras*), dans un plan sagittal.
- **Position finale :** corps droit vertical, bras tendus vers le haut à la verticale (*en position d'extension*).

ÉVITER

- tout mouvement actif ("*lancer*") du corps, tout "cambré ",
- toute action *("saut")* des jambes,
- toute action contractée des bras,
- un lancer excessif des bras en arrière *("cambrure dorsale")*.

CONSEILS

- commencer le mouvement par une montée sur l'avant des pieds,
- enchaîner par le lever des bras tendus, jusqu'à la verticale,
- se grandir *(en extension)* à la position finale,
- le rythme est dynamique, mais contrôlé *(en force)*.

ÉLÉVATION LATÉRALE DU BRAS (*ABDUCTION*)

Sollicite le faisceau moyen du Deltoïde, ainsi que le muscle Sus-Epineux au début du mouvement (rôle de coaptation).

RÉALISATION

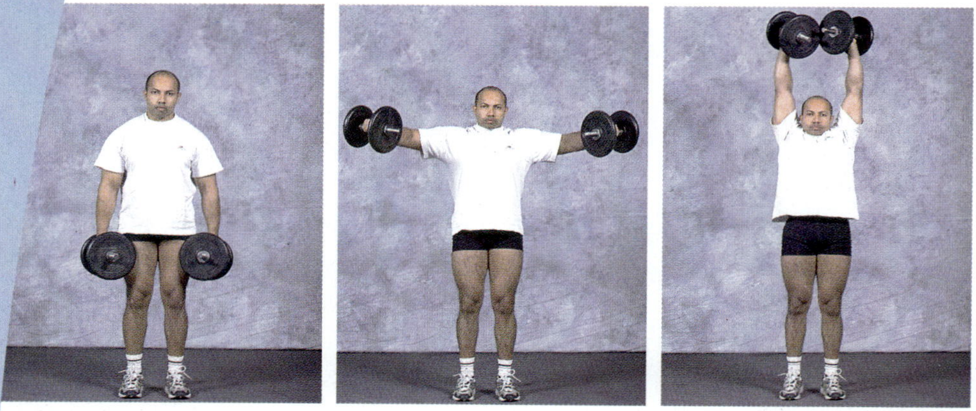

Les mains sont en prise paumes collées aux cuisses *(neutre)*.

- **Position initiale :** corps droit vertical, bras allongés le long du corps, épaules en position neutre.
- **Action :** élévation des bras tendus latéralement *(dans un plan frontal)*, soit jusqu'à 150° ou 180°.
- **Positions finales :**
  - bras à 150° : cette élévation est suffisante pour le Deltoïde, et permet de ménager les structures para-articulaires de l'épaule *(un éventuel conflit de la coiffe des rotateurs)*,
  - bras à 180° : la montée jusqu'à la verticale nécessite la suppléance des muscles agissant sur les mouvements de l'omoplate *(Rhomboïdes et Trapèzes)*.

ÉVITER

- toute action de "cambré" surtout en fin de mouvement (*chez les sujets qui manquent de souplesse au niveau de l'épaule*).

CONSEILS

- le rythme est dynamique, mais contrôlé,
- terminer par une montée sur l'avant des pieds, et une hyperextension au niveau des épaules *("se grandir")*.

VARIANTE : LA POSITION ASSISE

Elle permet de fixer (bloquer) le bassin.

RÉALISATION

Les compensations musculaires sont plus difficiles, et l'effort est davantage localisé au niveau des épaules *(donc du muscle travaillé)*.

Choisir une hauteur de banc pour que la région lombaire soit en position de lordose physiologique *(cuisses à peu près à l'horizontale)*.

Les mêmes mouvements qu'en position debout sont réalisables.

ÉLÉVATION LATÉRALE DES BRAS

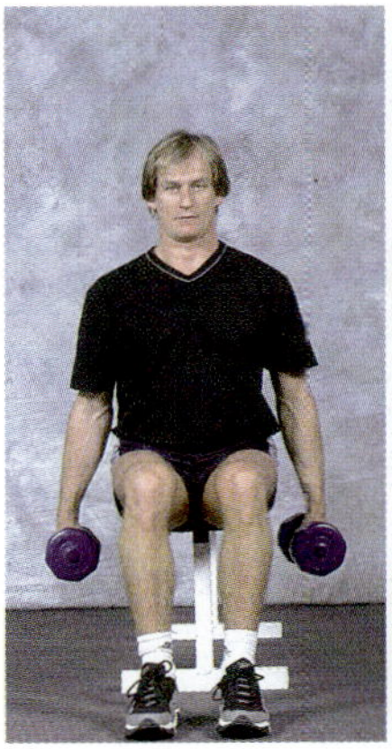

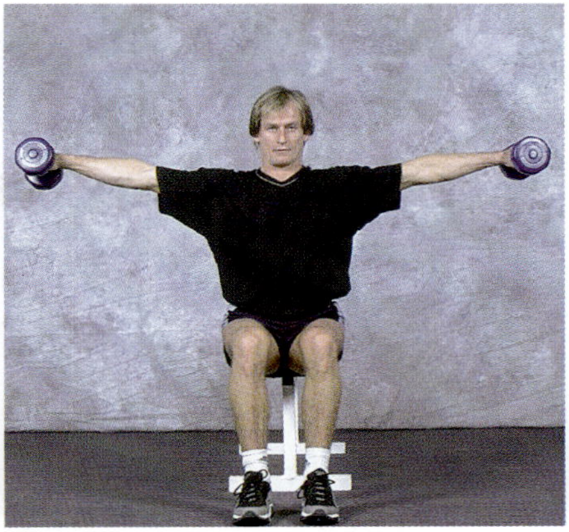

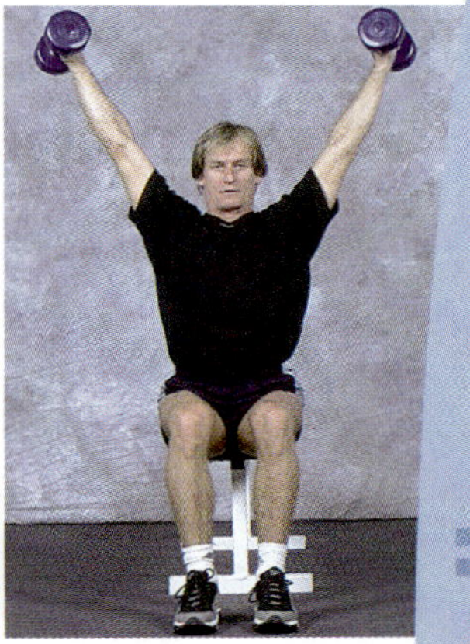

ÉLÉVATION ANTÉRIEURE DES BRAS *(ANTÉPULSION)*

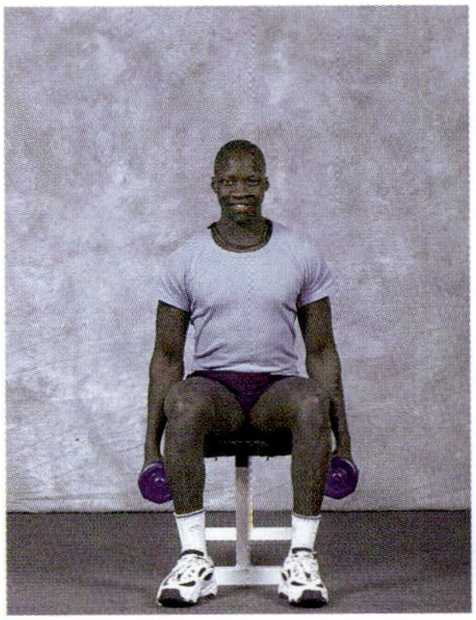

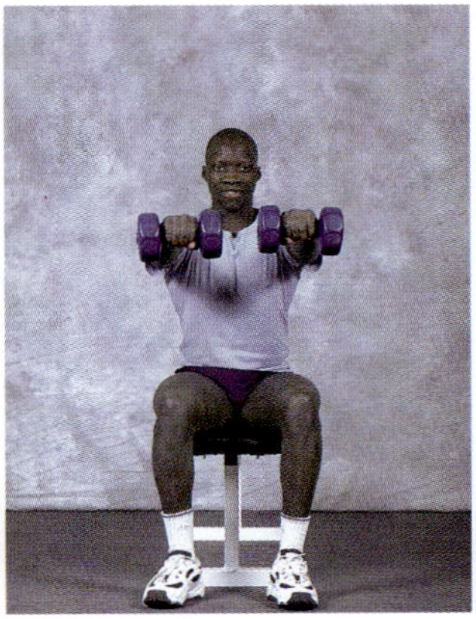

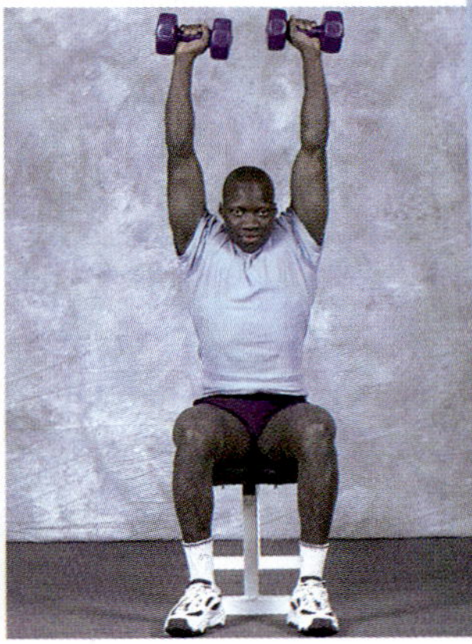

ÉLÉVATION ALTERNATIVE DES BRAS *(ANTÉRIEURE)*

Élévation antérieure

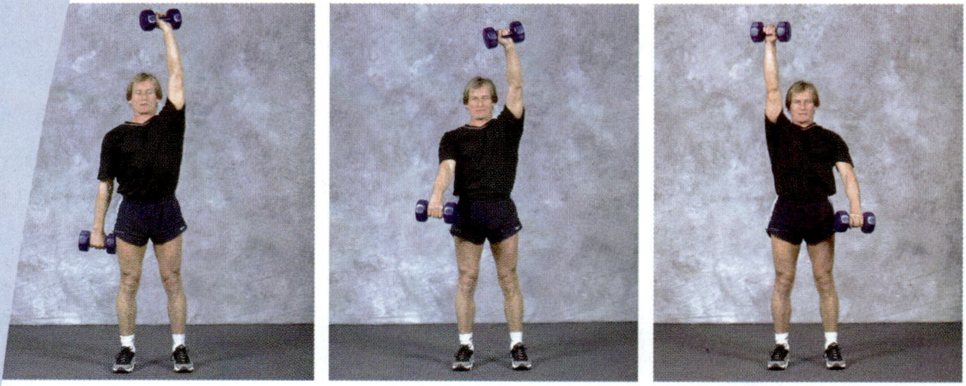

Élévation d'avant en arrière

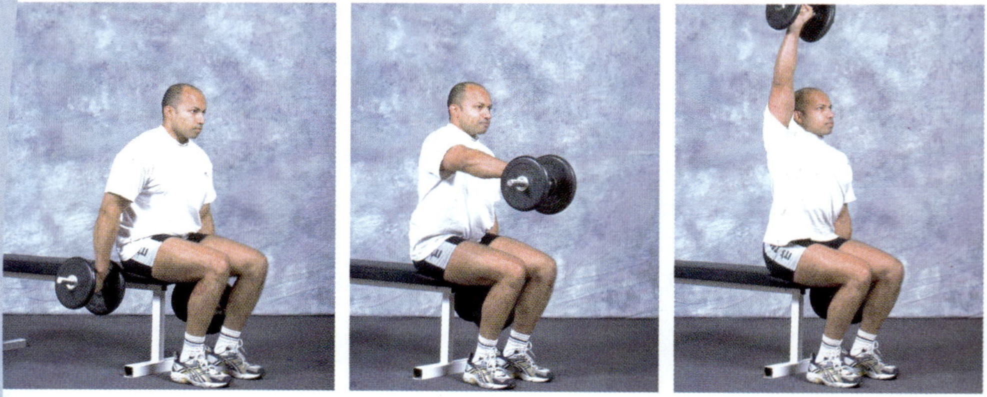

Ces deux exercices *(debout et assis)* permettent de travailler plus en rythme, un bras l'un après l'autre.

Les charges réalisables sont moins lourdes, mais le dynamisme est accentué alors que les séries peuvent être plus longues *(10 à 20 répétitions)*. Cela permet de varier les types d'efforts .

ÉVITER

- tout mouvement actif de compensation du corps, ce que l'on a tendance à faire dans ce type d'exercice.

ÉLÉVATION POSTÉRIEURE DU BRAS

Sollicite le faisceau postérieur du Deltoïde, mais aussi les muscles postérieurs de maintien du dos (au niveau lombaire et dorsal).

RÉALISATION

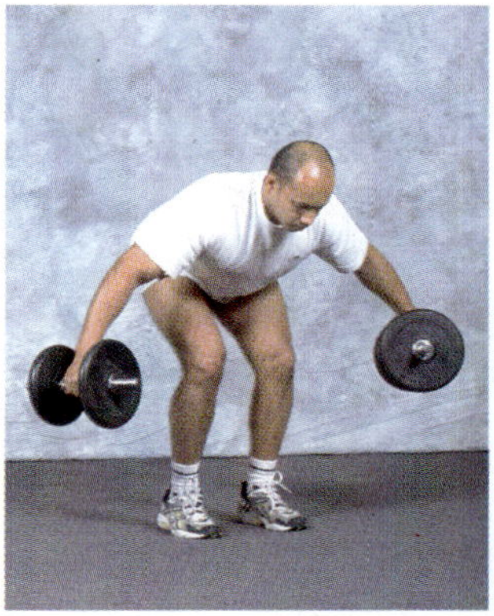

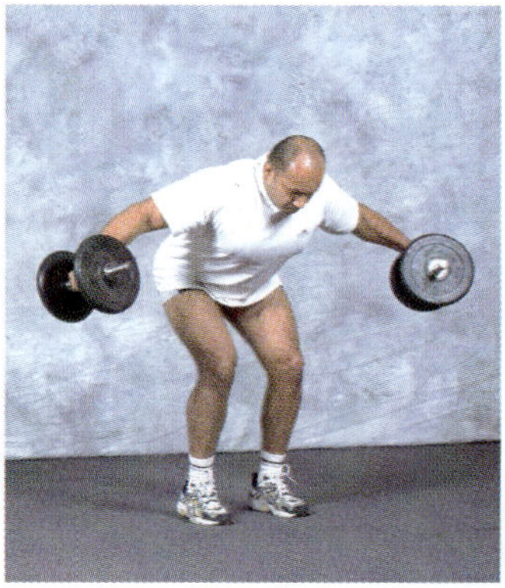

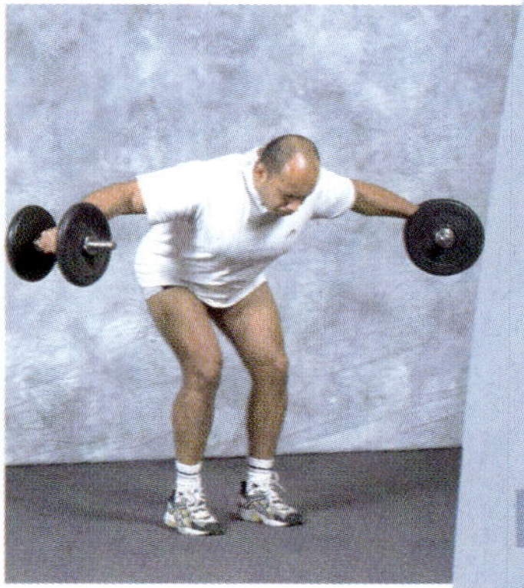

- **Position de base :** elle doit se maintenir durant tout le mouvement *(sollicitation en statique des muscles du dos)*,
  – dos "plat" fixé *(muscles contractés)*, un peu incliné en avant,
  – jambes un peu fléchies au niveau des genoux.
- **Position initiale :** bras allongés en avant, paumes face à face.
- **Action :** élévation du bras vers l'arrière et le haut.
- **Positions finales :**
  – bras tendus, proches de la même ligne horizontale,
  – bras fléchis au niveau des coudes, ce qui permet de lever les bras plus haut *(plus grande amplitude)*.

ÉVITER

- tout mouvement de lancer,
- toute modification *(compensation)* du dos et des jambes.

CONSEILS

- le rythme est dynamique, mais contrôlé *(pas de mouvement de lancer)*.

EXERCICE STATIQUE DU DELTOÏDE

Sollicite le muscle Deltoïde en position de maintien du bras à l'horizontale, plus les muscles rotateurs de l'épaule.

RÉALISATION

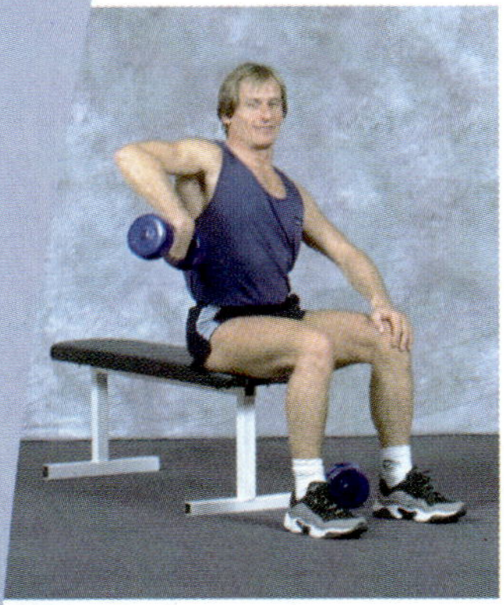

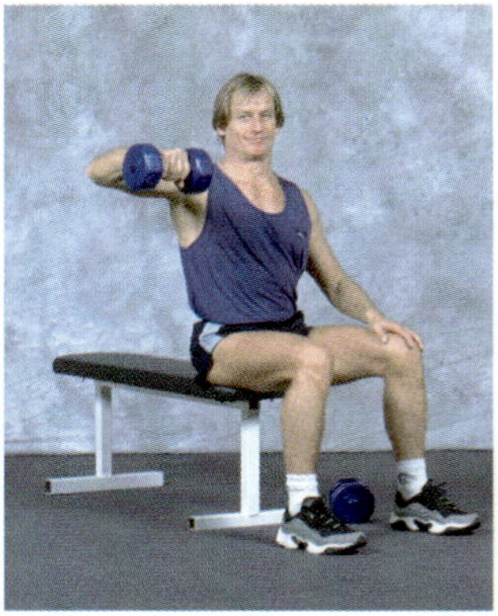

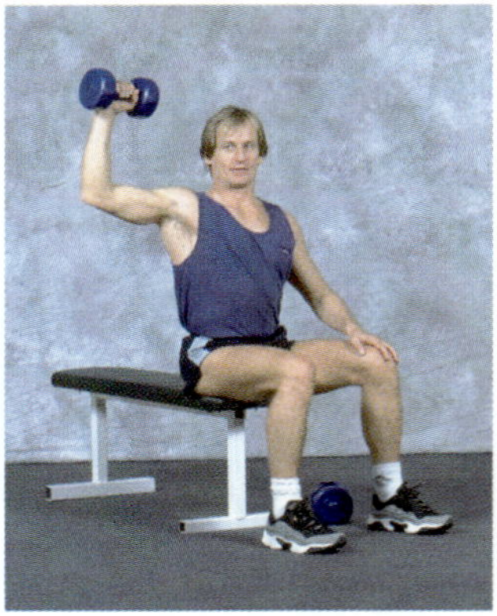

- **Position de base :** le bras est maintenu à l'horizontale.
- **Position initiale :** l'avant-bras est vertical, la paume vers l'arrière.
- **Action :** élévation de l'avant-bras *(en rotation)* autour du coude.
- **Position finale :** avant-bras proche de la verticale, main en haut.

ÉVITER

- les mouvements du bras *(celui-ci doit être fixé au niveau de l'horizontale par une action du muscle deltoïde)*,
- les mouvements brusques de rotation de l'avant-bras.

CONSEILS

- contrôler le mouvement de rotation de l'avant-bras *(pas de dynamisme intempestif)*,
- utiliser des charges modestes *(les muscles rotateurs ne sont pas des muscles puissants, mais leur rôle reste avant tout fonctionnel)*.

LE GRAND PECTORAL

Muscle superficiel et large, recouvrant le thorax en donnant des formes à la poitrine, le Grand Pectoral permet le rapprochement du bras vers le corps en avant *(ADDUCTION du bras)*.

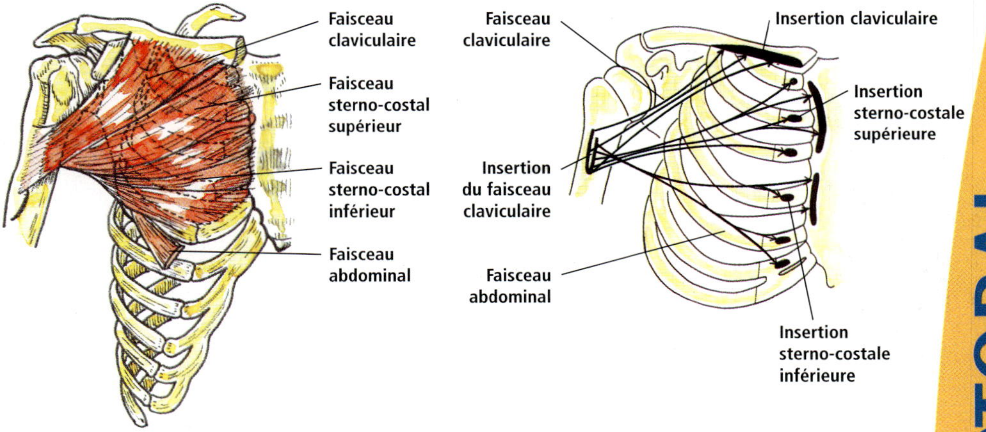

À son origine, le muscle est formé de trois chefs musculaires :

- **Supérieur :** sur le bord antérieur des deux tiers internes de la clavicule.
- **Moyen :** sur la face antéro-latérale du sternum *(sup)*, sur la face antérieure des premiers cartilages costaux *(1,2,3)*.
- **Inférieur :** sur la face antéro-latérale du sternum *(inf)*, sur la face antérieure des cartilages costaux *(4,5,6)*, sur la gaine du Grand Droit de l'abdomen.

Sa terminaison est commune sur la lèvre antéro-externe de la coulisse bicipitale de l'humérus *(V deltoïdien)*.

ACTION : **ADDUCTION** ET **ROTATION INTERNE** DU BRAS.

Lors du point fixe au thorax :

- **Le chef claviculaire** élève le bras en adduction vers l'épaule opposée,
- **Le chef moyen** fait une adduction dans le plan horizontal,
- **Le chef inférieur** abaisse le bras en adduction vers la hanche opposée.

Lors du point fixe à l'humérus, il élève le tronc, et de ce fait c'est un muscle du "grimper". C'est un muscle puissant, qui peut se développer de façon importante par la musculation *(et assez facilement...)*.

LES "ÉCARTÉS LATÉRAUX"

RÉALISATION

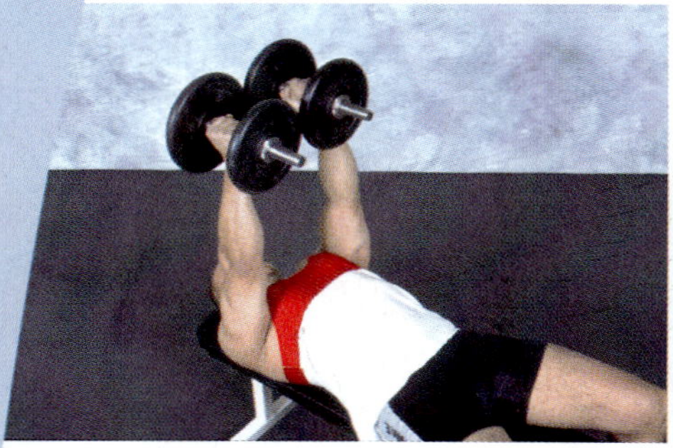

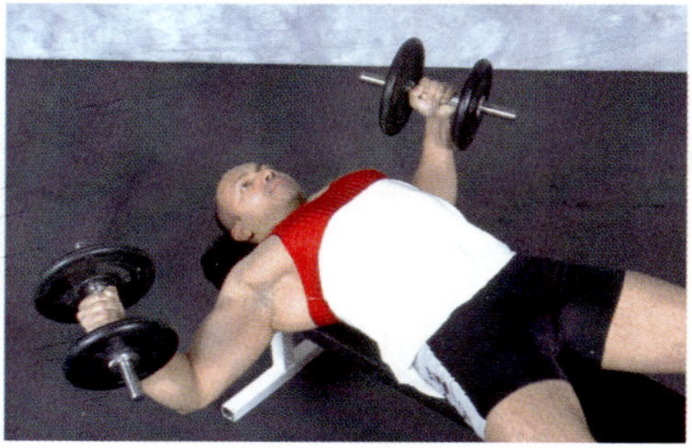

- **Position de base :** couché à plat dos sur un banc, la tête reposant au bord du banc, les jambes sont fléchies pieds posés à plat sur le banc *(cette position permet de conserver le dos en contact avec le banc, en particulier la région lombaire).*
- **Position initiale :** les bras sont tendus au-dessus de la poitrine, à la verticale, paumes face à face.
- **Action préparatoire :** descendre *(en contrôlant le geste)* en fléchissant légèrement au niveau du coude, et en ouvrant la cage thoracique.
- **Position intermédiaire :** le bras est ouvert latéralement, coudes un peu enfoncés en dessous du niveau du banc *(amplitude).*
- **Action musculaire :** remonter *(activement)* à la position initiale.

ÉVITER

- une descente trop rapide et non contrôlée,
- un "cambré" de la région lombaire,
- un écartement et une descente forcée *(afin de ménager l'épaule et l'articulation acromio-claviculaire),*
- les bras tendus *(ce qui tire sur les coudes).*

CONSEILS

- il est recommandé au cours des séances d'entraînement de varier les angles d'ouverture des bras, un peu vers l'avant, vers l'arrière, afin de solliciter les trois chefs musculaires du muscle.

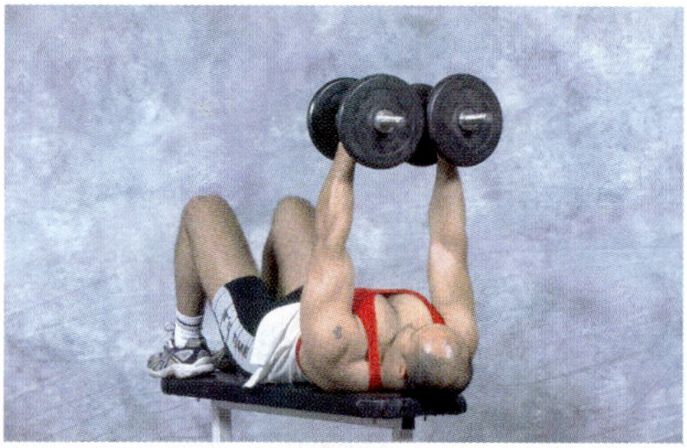

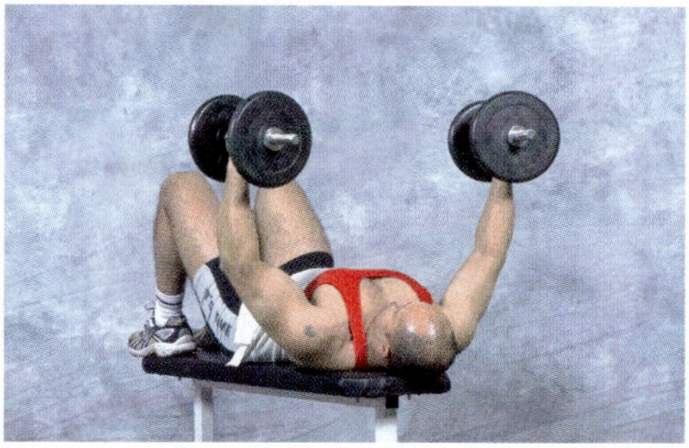

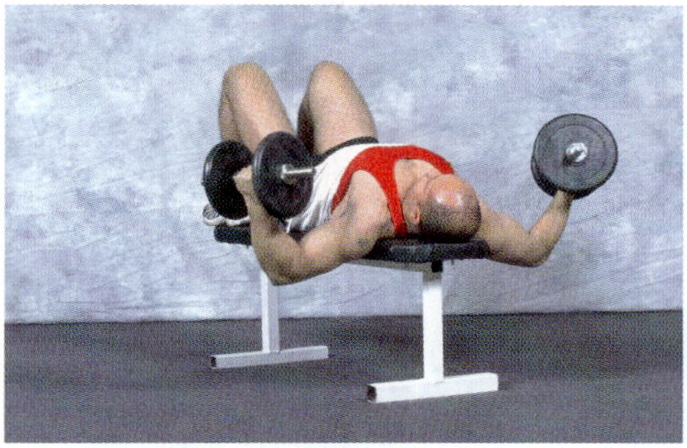

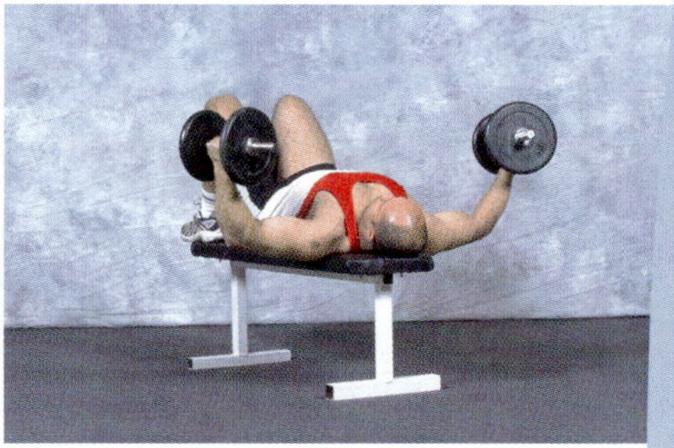

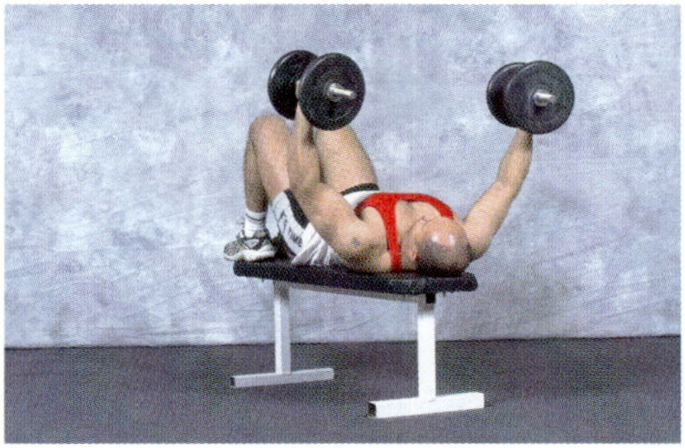

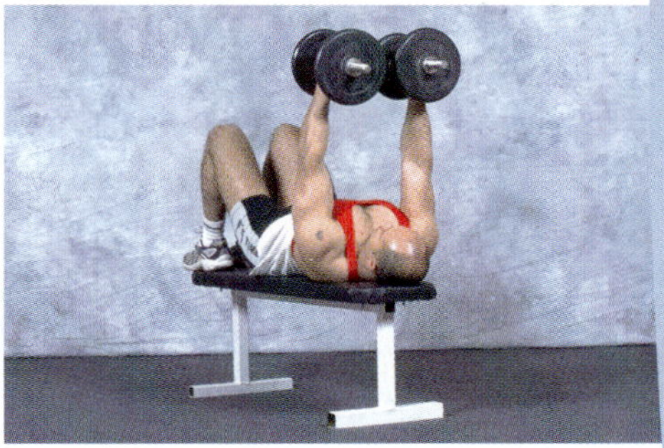

On peut varier les écartements des bras. Ils permettent à la cage thoracique de "s'ouvrir". L'exercice se réalise sur l'amplitude complète en ouverture *(mais sans mouvement forcé)*.

LES "ÉCARTÉS " EN POSITION ASSISE

RÉALISATION

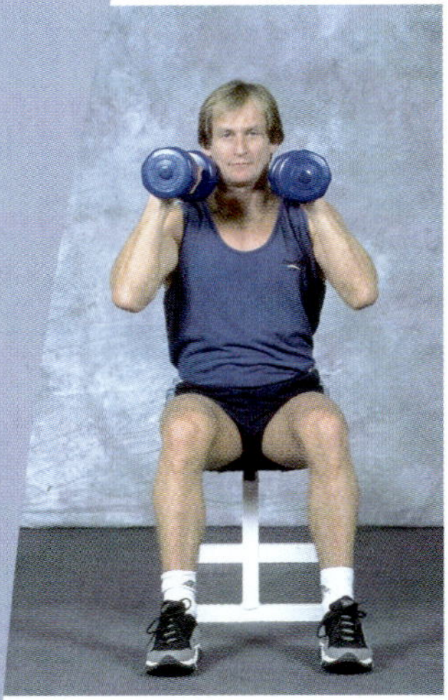

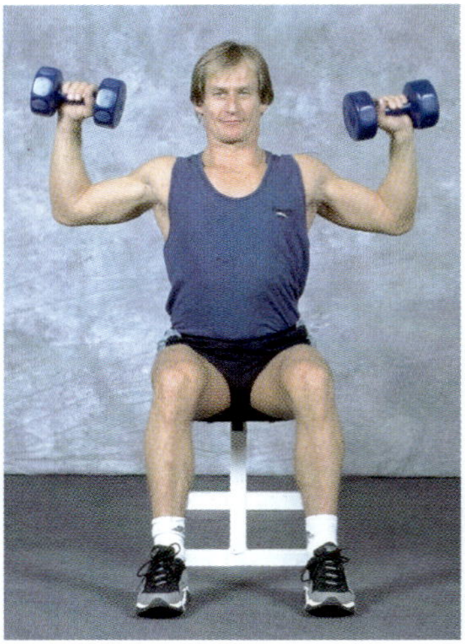

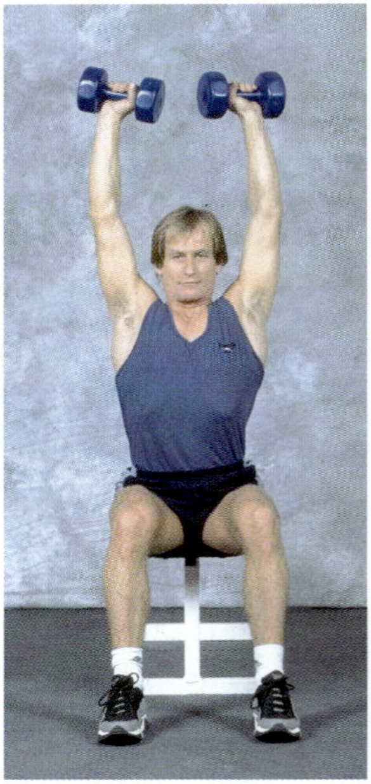

- **Position initiale :** main au niveau des épaules, en position neutre, bras fléchis, coudes un peu vers l'avant,
- **Action :** pousser vers le haut *(développer)*, en écartant les coudes vers l'extérieur, et tourner les paumes vers l'avant,
- **Position finale :** extension complète des bras et des épaules.

Ce mouvement de musculation globale sollicite le Grand Pectoral, mais aussi le Deltoïde, le Triceps, les fixateurs de l'omoplate et les muscles postérieurs de la région dorsale.

LE "PULL-OVER"

Sollicite le muscle Grand Pectoral (chefs antérieur et moyen), plus le faisceau antérieur du Deltoïde, et selon la réalisation le Triceps.

RÉALISATION

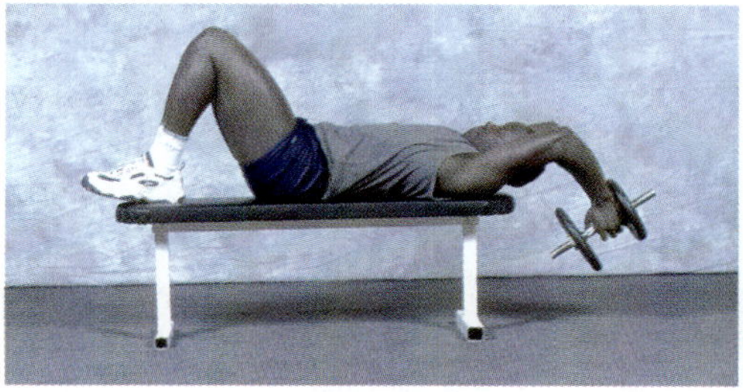

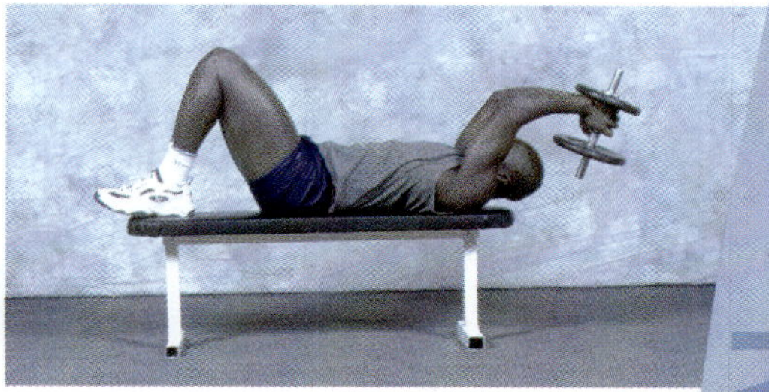

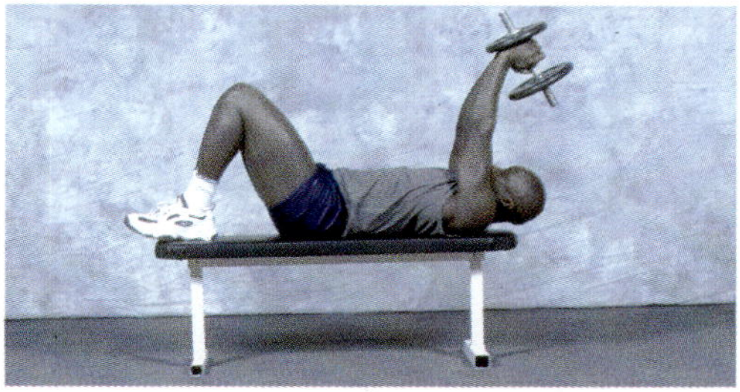

- **Position de base :** sur un banc, couché sur le dos, jambes fléchies pour conserver la région lombaire en contact avec le banc, la tête reposant au bord du banc, prise de mains rapprochées *(soit un seul haltère, soit une mini-barre, soit un appareil spécialisé à cet effet permettant de charger plus lourd)*.
- **Position initiale :** bras allongés au-dessus de la poitrine *(à la verticale du menton)*.
- **Action préparatoire :** descendre les bras fléchis *(coudes fléchis à environ 90°)* en contrôlant le geste.
- **Position intermédiaire :** bras en arrière dans l'allongement du corps et du banc *(ou légèrement en dessous)*, mais sans compensations *(pas de "cambré" des lombaires)*.
- **Action :** remonter *(activement)* la charge pour revenir à la position initiale. En fin de mouvement, on peut réaliser l'extension de l'avant-bras et tendre les bras *(sollicitation supplémentaire du Triceps Brachial)*.
- **Position finale :** bras à la verticale. Il est inutile de pousser la charge plus en avant.

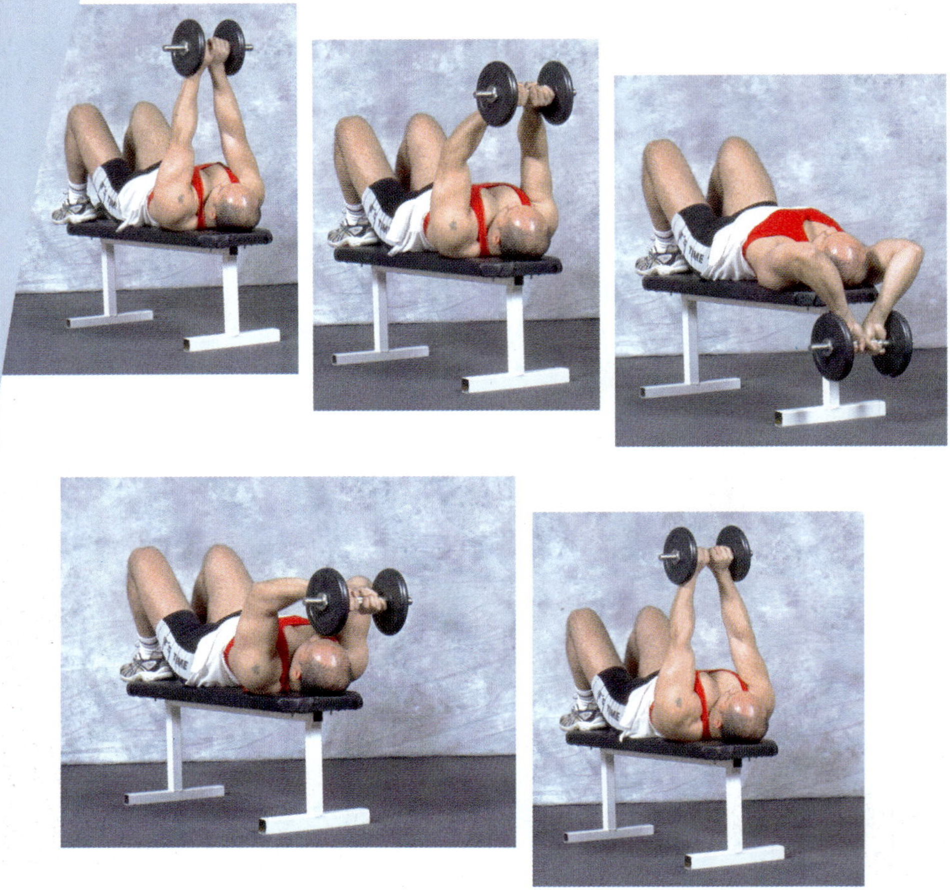

ÉVITER

- une phase préparatoire *(descente)* trop rapide et non contrôlée,
- une descente exagérée vers l'arrière *(ménager l'épaule),*
- tout effet de compensation *(décollement du dos du banc).*

CONSEILS

- se laisser légèrement étirer le bras vers l'arrière *(en douceur)* pour solliciter le muscle sur toute son amplitude *(ce qui conserve, voire améliore, la souplesse au niveau de l'épaule, et évite une éventuelle limitation de l'amplitude articulaire),*
- remonter activement la charge au-dessus de soi.

DÉVELOPPÉ-COUCHÉ EN PRISE DE MAINS LARGE

Sollicite le muscle Grand Pectoral (chef moyen ++), plus le Triceps Brachial (d'autant plus que les mains sont serrées).

RÉALISATION

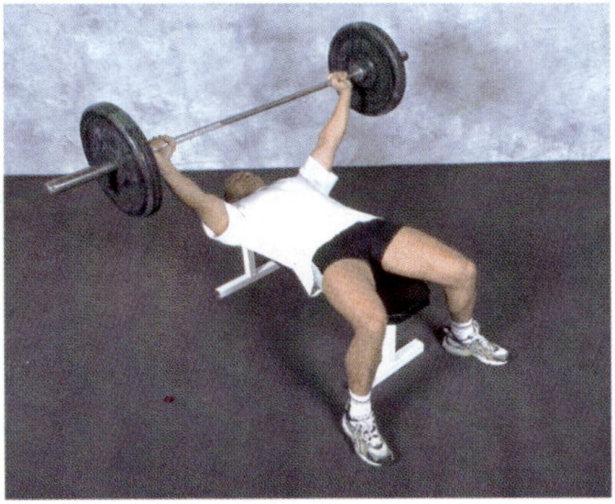

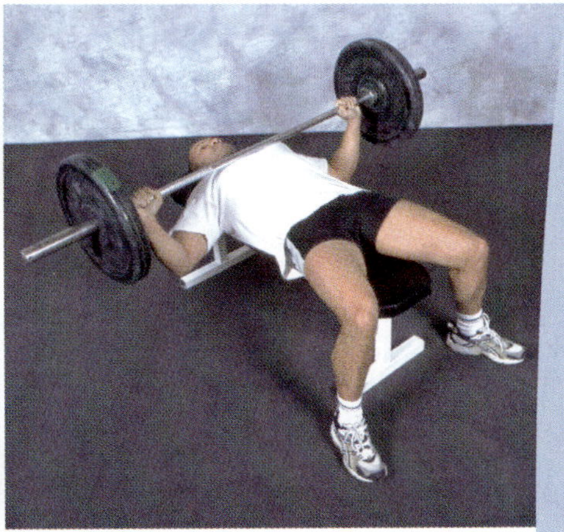

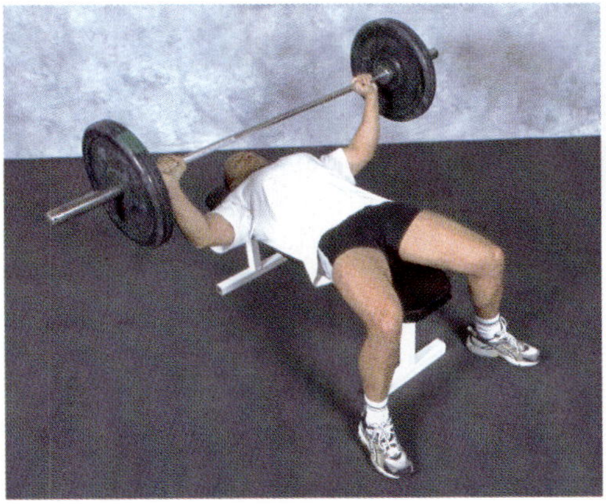

CONSEILS

- la prise de mains doit être large afin de solliciter le Grand Pectoral à son maximum. En position intermédiaire *(barre sur la poitrine)*, les avant-bras forment un angle supérieur à 90° avec les bras *(100-110°)*.
- voir également "Développé-couché" triceps page 53.

LES BICEPS

Muscles de la loge antérieure du bras, ils se répartissent en deux plans : superficiel *(BICEPS BRACHIAL)* et profond *(BRACHIAL ANTÉRIEUR)*.
Ils permettent le rapprochement de l'avant-bras sur le bras *(FLEXION)*.

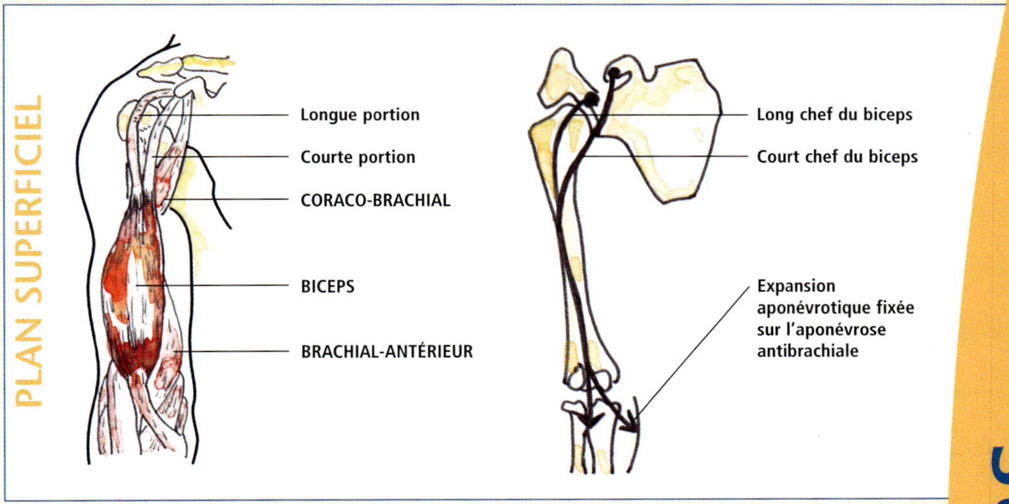

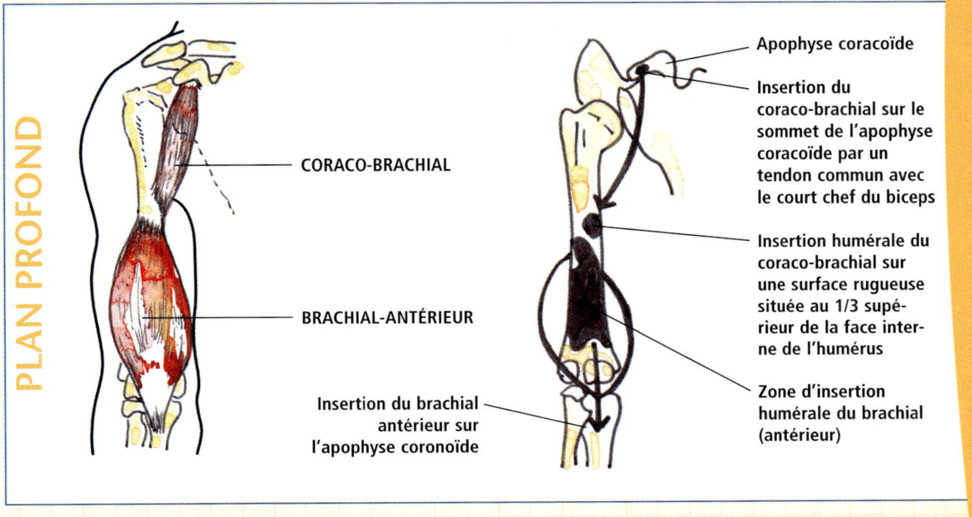

BICEPS BRACHIAL

Il possède à son origine deux portions :

- **La longue portion :** sur le tubercule sus-glénoïdien et le bourrelet glénoïdien *(au-dessus de la surface articulaire).*
- **La courte portion :** sur le sommet de l'apophyse coracoïde de l'omoplate.

Il se termine par un tendon unique sur la tubérosité bicipitale du radius, et envoie une expansion vers l'aponévrose antibrachiale.

BRACHIAL ANTÉRIEUR

À son origine, il s'insère sur le tiers inférieur de l'humérus, sur les faces antérieure et externe.
Il se termine sur l'apophyse coronoïde du cubitus.

Ces deux muscles constituent les **FLÉCHISSEURS** de l'avant-bras sur le bras, en outre :

- **Le Biceps Brachial** *(qui constitue la forme de la face antérieure du bras)*, par sa longue portion, joue un rôle de coaptation de l'épaule, et aide à l'élévation antérieure du bras tendu.
- **Le Brachial Antérieur** *(muscle plus trapu)* fléchit l'avant-bras quelle que soit la position de ce dernier. Son maximum d'efficacité se situe vers 135° de flexion *(alors qu'il est de 90° pour le biceps brachial).*

AVANT-BRAS SUR BRAS AVEC HALTÈRE

Sollicite les deux muscles fléchisseurs de l'avant-bras.

RÉALISATION

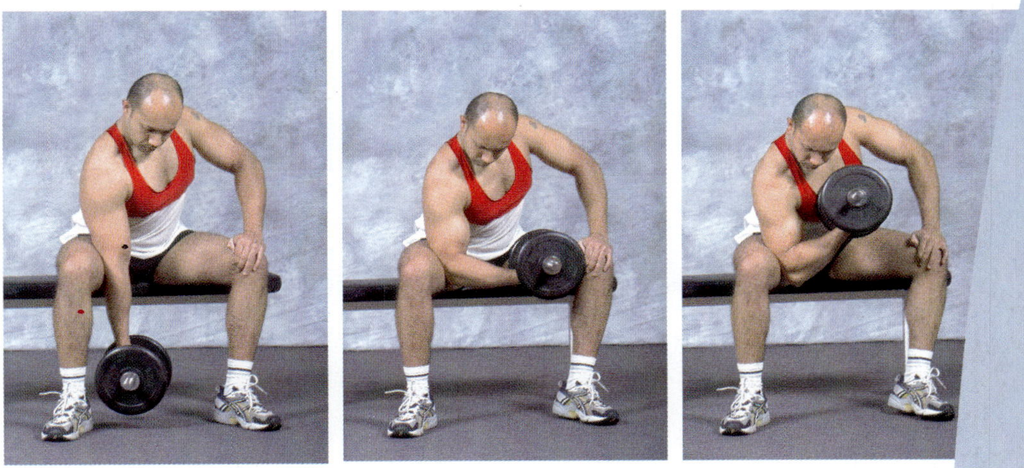

La main est placée en supination *(paume vers l'avant)*.

- **Position de base :** assis sur un banc, cuisses à l'horizontale, placer la face postérieure du bras actif et le coude au niveau de la face interne de la cuisse, l'autre bras permet de prendre un appui sur l'autre cuisse *(stabilité)*.
- **Position initiale :** bras allongé et décontracté, à la verticale.
- **Action :** ramener l'avant-bras vers l'épaule *(flexion)*.
- **Position finale :** l'avant-bras est en flexion complète.

ÉVITER

- les mouvements du corps *(qui doit rester fixe)*,
- les déplacements du coude *(qui doit rester fixe)*,
- les mouvements "raccourcis", qui pourraient raccourcir le muscle biceps brachial *(moins belle esthétique)*,
- les mouvements brusques et saccadés.

CONSEILS

- seul l'avant-bras est mobilisé *(avec une descente contrôlée)*,
- réaliser le mouvement sur toute son amplitude articulaire.

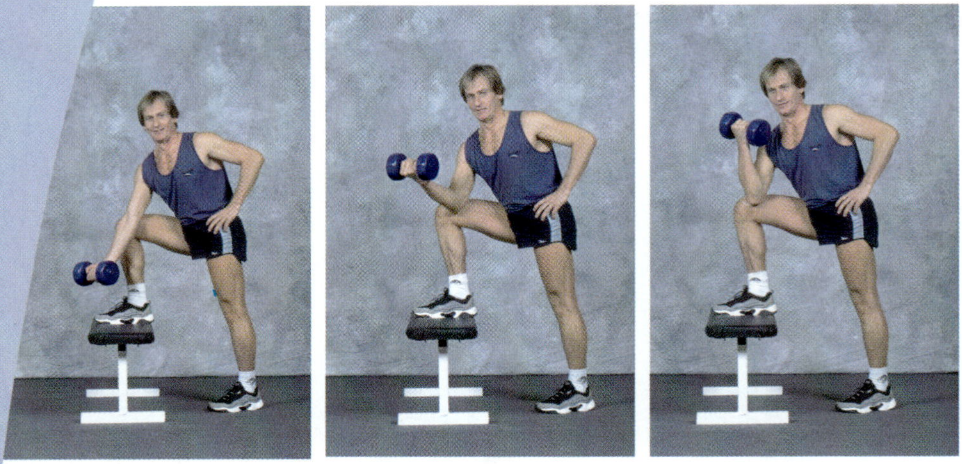

- **Autre position de base :** pied posé à plat sur le banc, cuisse proche de l'horizontale, placer son coude et son avant-bras en appui sur la face interne de la cuisse.

Ces mouvements déroulent bien les muscles sur leur amplitude maximale, et localisent le travail de musculation *(analytique)*.

AVANT-BRAS SUR BRAS AVEC BARRE

Avec barre, le travail est symétrique, et l'on peut utiliser des charges plus lourdes.

RÉALISATION

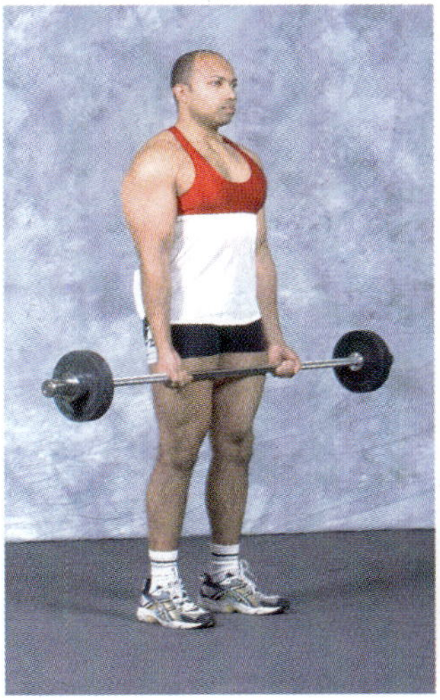

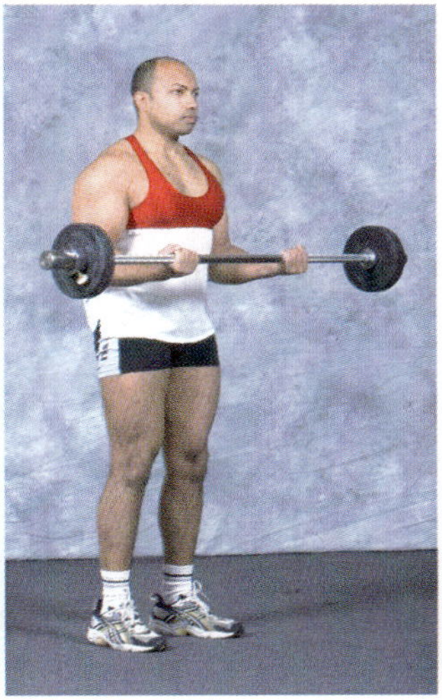

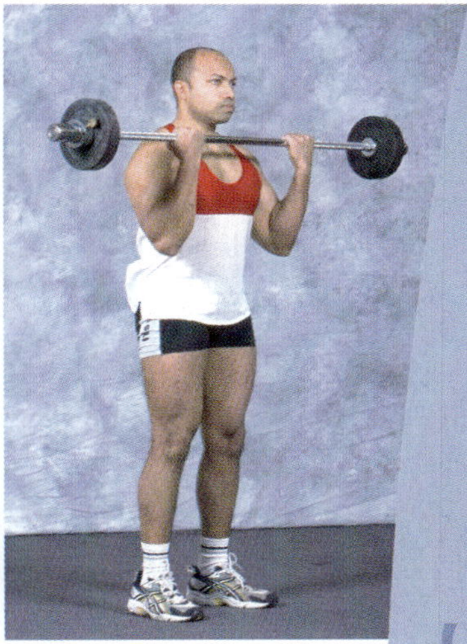

Les mains sont en supination *(paumes vers l'avant)*.

- **Position initiale :** debout corps droit, coudes au corps, bras allongés, barre au contact du haut des cuisses.
- **Action :** rapprocher la barre vers les épaules, par flexion des avant-bras sur les bras *(actif, mais sans compensations du corps)*.
- **Position finale :** en position de flexion complète, barre proche du thorax ou des épaules, mais sans bouger les coudes.

ÉVITER

- de lancer ou de propulser la barre *(par une aide du corps ou des jambes)*. Pas de "cambré", ni d'extension des jambes ;
- de raccourcir le mouvement *(amplitude maximale)*.

CONSEILS

- le mouvement débute en force, les coudes restant bien en contact avec le corps.

MOUVEMENTS ALTERNATIFS DE FLEXION-EXTENSION

Ces exercices permettent de travailler plus en rythme et en dynamisme, avec des répétitions plus nombreuses.

RÉALISATION

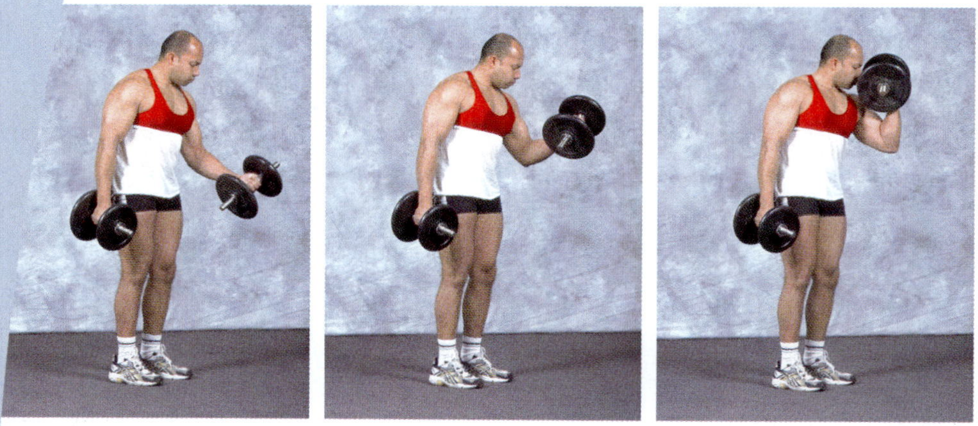

- **Position initiale :** debout corps droit, les coudes sont gardés proches du corps *(mais leur léger déplacement est inévitable).*
- **Action :** flexion alternée des avant-bras droit et gauche.
- **Position finale :** avant-bras en flexion complète, la main est proche de l'épaule correspondante.

ÉVITER

- les mouvements de balancement trop importants,
- les actions trop dynamiques de lancer de la charge et de compensation du corps *(avec aide des jambes).*

CONSEILS

- bien que dynamique, l'action doit rester localisée au niveau des muscles du bras,
- le corps doit se maintenir droit, sans prise d'élan ni bascule.

La prise de mains peut être variée :

- Départ mains en supination, arrivée en supination.
- Départ mains en position neutre, mains contre la cuisse.
- Arrivée mains en pronation en fin de mouvement, avec une rotation de l'avant-bras.

LA PRISE EN PRONATION

Sollicite plus fortement le muscle Brachial Antérieur (exclusivement fléchisseur).

RÉALISATION

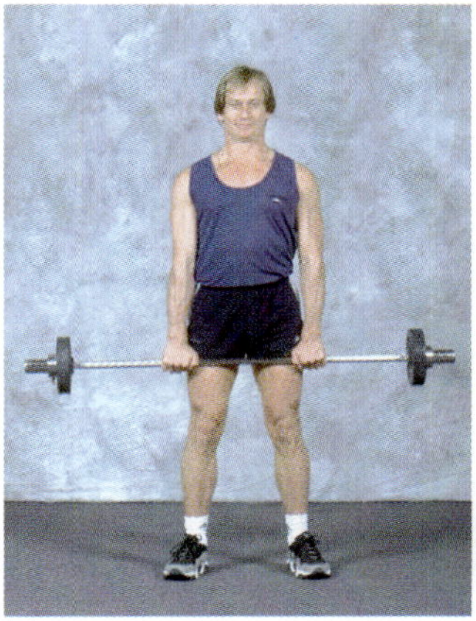
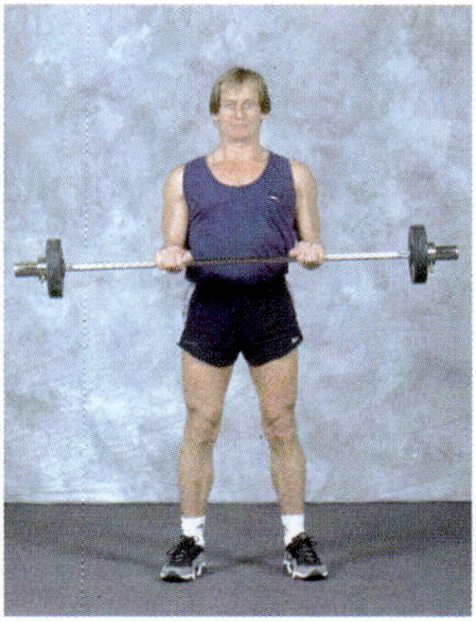
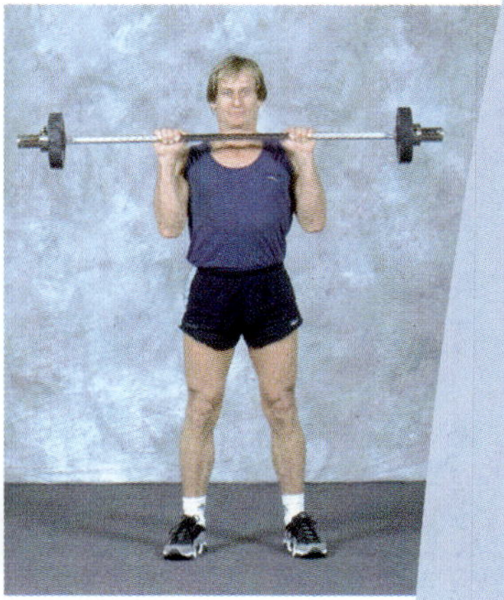

Les mains sont en pronation ***(paumes vers le bas ou l'arrière)*.**

- **Position initiale :** debout, corps droit, coudes collés contre le corps, les bras sont en extension *(à la verticale)*.
- **Action :** rapprocher l'avant-bras de l'épaule.
- **Positions finales :**
    - coudes proches du corps, mains proches des épaules,
    - en position de "verrouillage" d'épaulé : les coudes sont décollés du corps et levés vers le haut et l'avant, la barre arrive au contact des épaules.

Cette finition permet de solliciter la longue portion du Biceps Brachial *(fléchisseur du bras)*.

ÉVITER

- les mouvements de lancer et de compensation du corps.

CONSEILS

- cet exercice se réalise à un rythme contrôlé et sur une amplitude maximale *(pas de mouvement trop dynamique)*.

MOUVEMENTS ALTERNATIFS AVEC PRONATION

Sollicite les fléchisseurs et les muscles de la pronation de l'avant-bras.

RÉALISATION

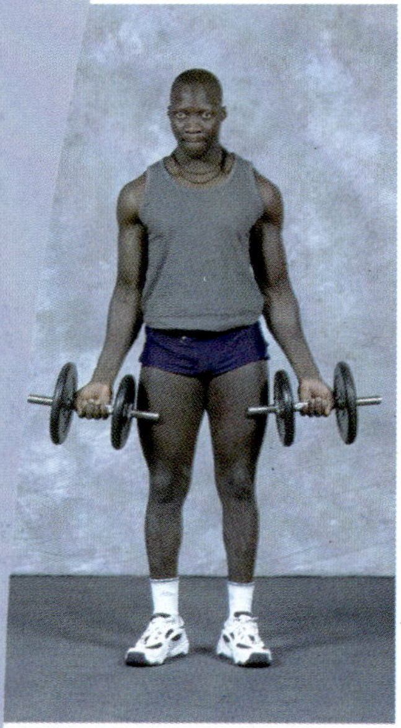

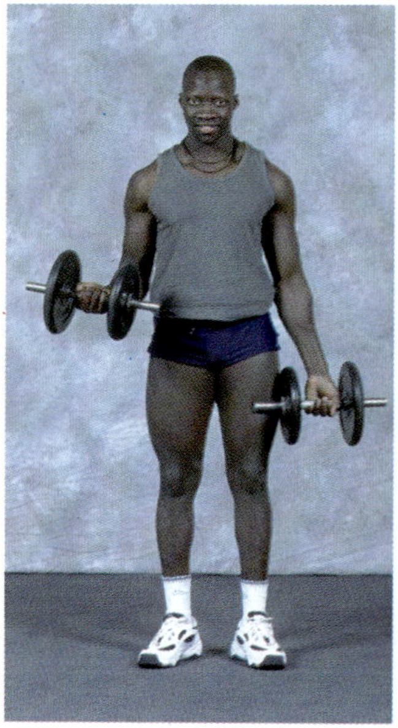

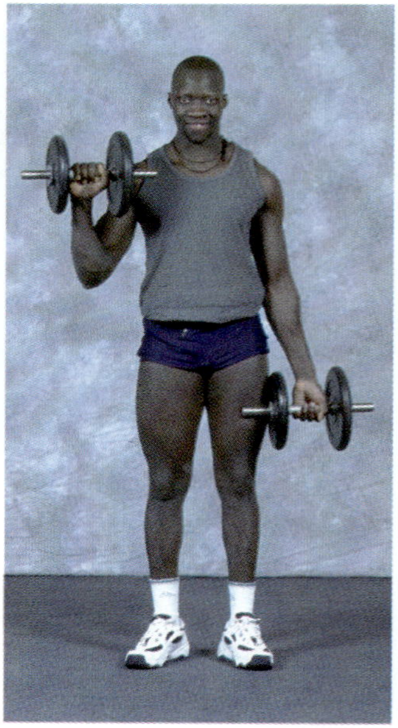

Terminer le mouvement avec pronation de l'avant-bras, paumes tournées vers l'avant au niveau des épaules.

ÉLÉVATION ANTÉRIEURE DU BRAS TENDU EN PRONATION

Sollicite le Biceps Brachial par l'action de sa longue portion, avec le Coraco-Brachial et le Deltoïde.

RÉALISATION

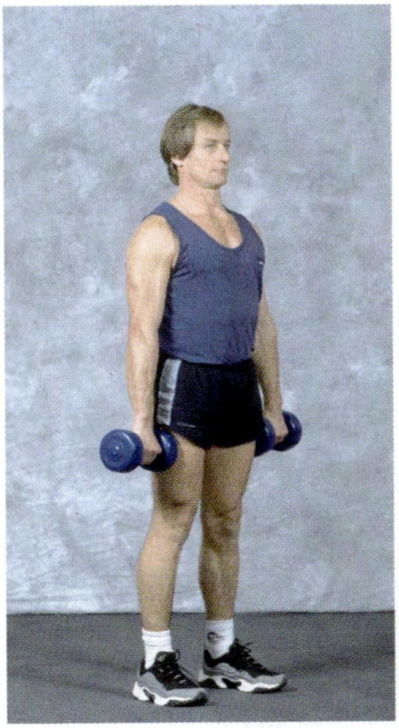

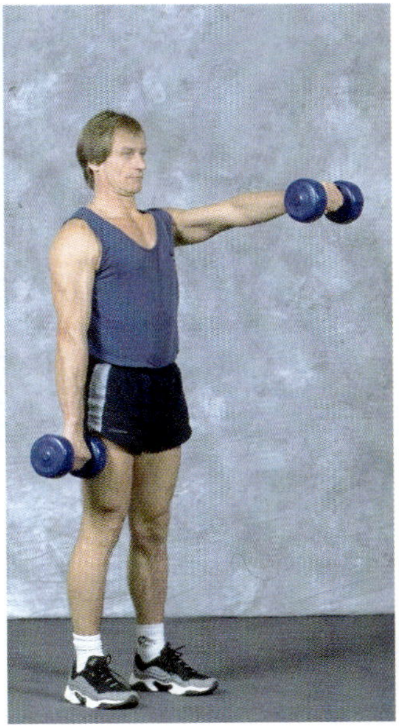

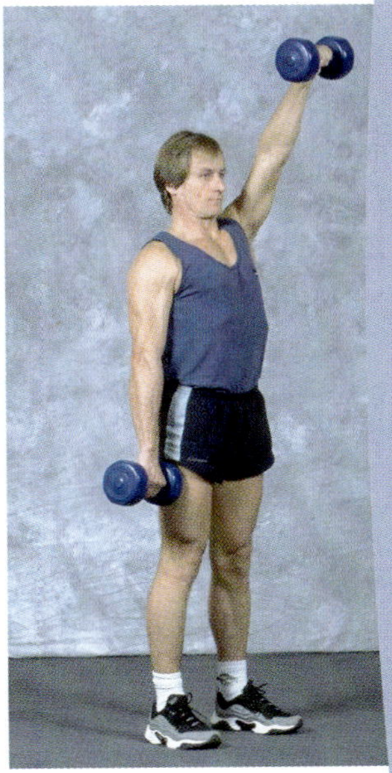

Stopper le mouvement à 150° d'élévation antérieure.

LE TRICEPS BRACHIAL

Muscle occupant la loge postérieure du bras, il permet l'éloignement de l'avant-bras sur le bras *(EXTENSION)*.

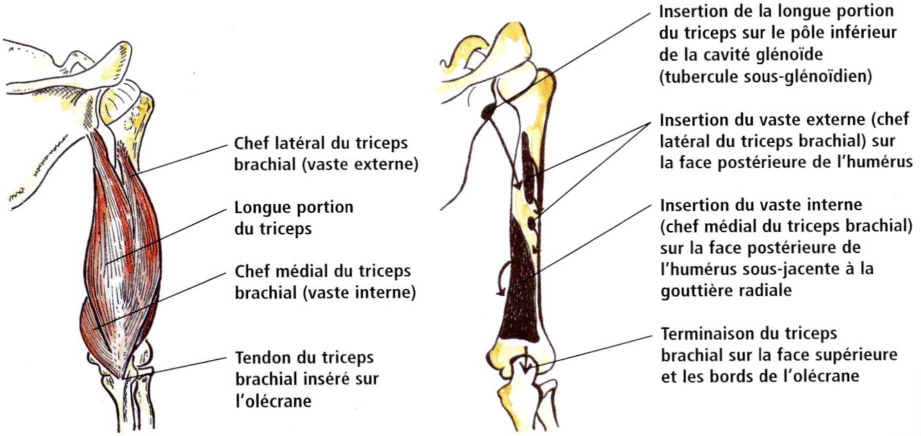

Il possède à son origine trois portions, avec trois chefs musculaires :

- **La longue portion :** sur le pôle inférieur de la cavité glénoïde *(sous la surface articulaire)* au niveau du tubercule sous-glénoïdien.
- **Le vaste externe :** sur la face postérieure de l'humérus, dans sa moitié supérieure.
- **Le vaste interne :** sur la face postérieure de l'humérus, sous la gouttière radiale.

Il se termine par un tendon commun, le tendon tricipital qui s'insère sur la partie postérieure de la face supérieure de l'olécrane et ses faces latérales.

ACTION : L' **EXTENSION** DE L'AVANT-BRAS SUR LE BRAS.

- Chaque chef du Triceps participe à l'extension du coude.
- La longue portion, véritable ligament actif, empêche la luxation de la tête humérale en avant et en dehors. Elle participe au maintien de la tête humérale dans la glène *(coaptation)*, particulièrement lors de la forte extension du coude. Elle participe également à la RÉTROPULSION du bras, et joue un rôle stabilisateur dans l'adduction du bras avec le coraco-brachial. Le maximum d'efficacité se situe de 20 à 30° de flexion du coude.

TRICEPS NUQUE

Sollicite le Triceps, avec le maximum de localisation (analytique).

RÉALISATION

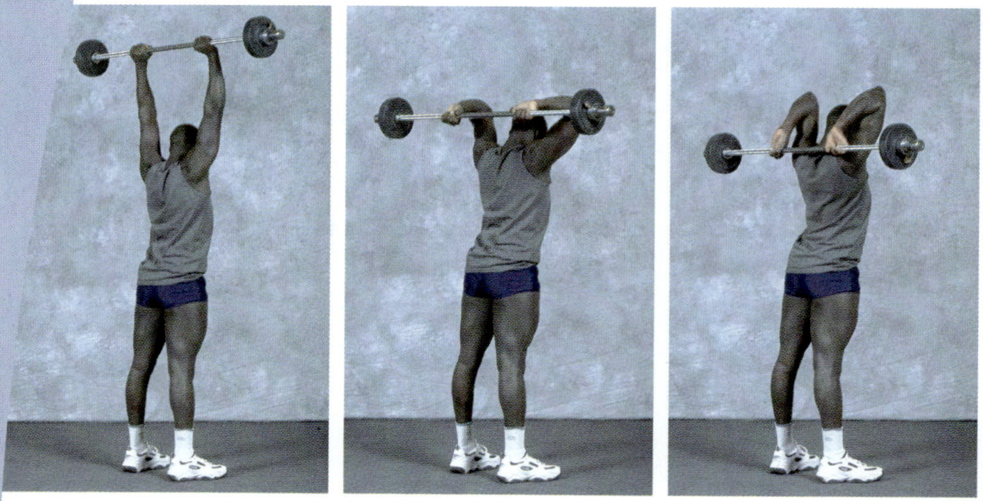

- **Position initiale :** corps droit vertical, les bras sont allongés en extension à la verticale.
- **Action préparatoire :** laisser se plier le coude pour descendre l'avant-bras en arrière *(le bras est immobilisé verticalement).*
- **Position intermédiaire :** les coudes sont fixés haut, alors que les avant-bras sont au maximum en arrière.
- **Action :** réaliser l'extension de l'avant-bras sur le bras.
- **Position finale :** revenir à la position d'extension *(initiale).*

ÉVITER

- les mouvements de compensation au niveau du dos,
- de rabaisser les coudes vers l'avant.

CONSEILS

- contrôler le mouvement, en particulier dans la phase préparatoire de descente de l'avant-bras vers l'arrière,
- le contrôle se réalise à partir des coudes.

Même exercice, mais assis *(dos droit)*.
On peut varier en mettant les mains en supination.

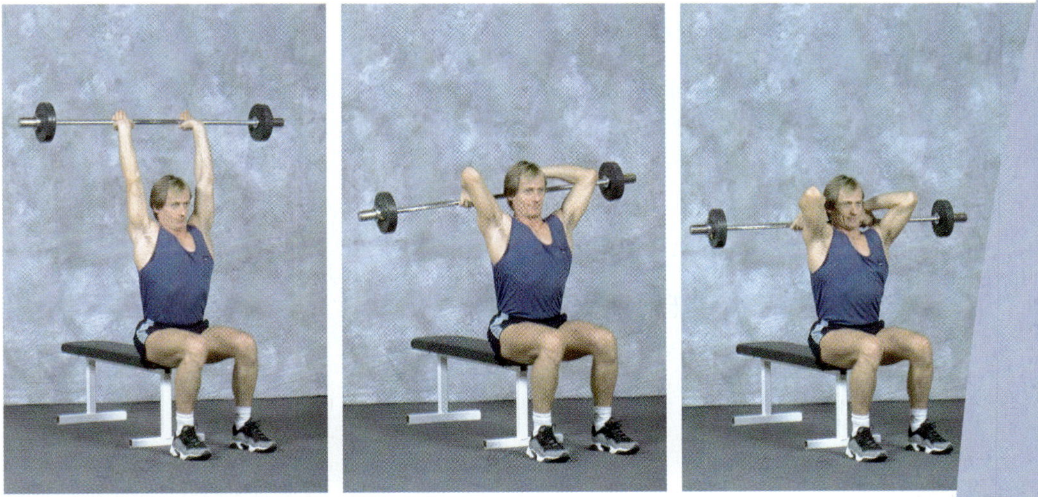

Même exercice, mais les mains sont côte à côte avec un haltère unique, en donc en prise neutre.
Il est de réalisation plus facile, mais il ne faut pas se cogner la tête avec l'haltère.

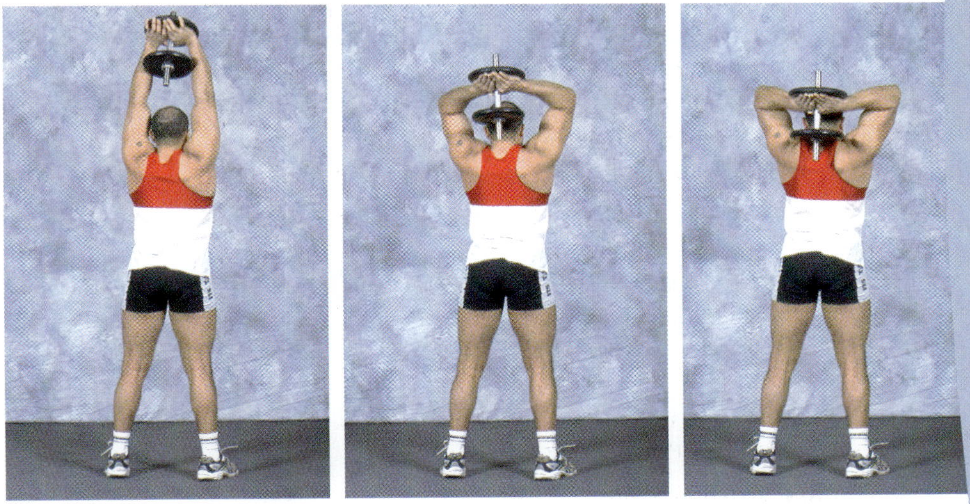

TRICEPS DEVANT

Sollicitation presque exclusive du Triceps.

RÉALISATION

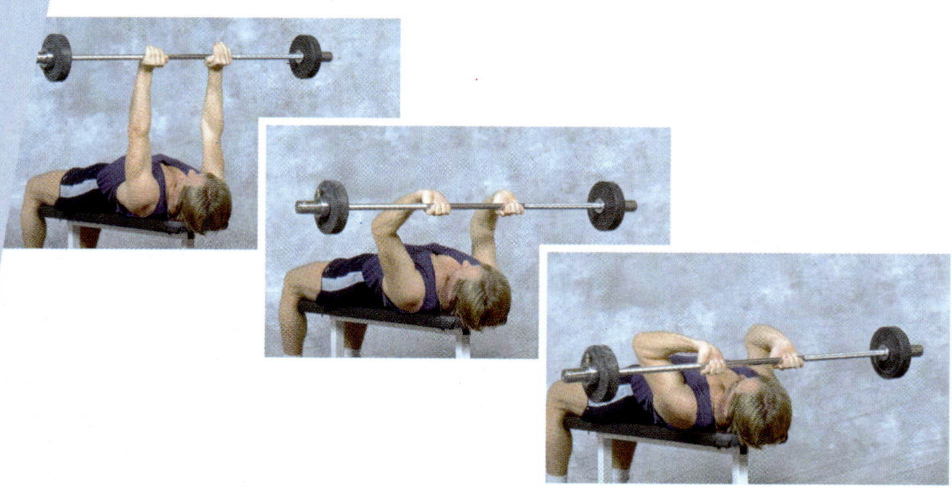

Les mains sont en pronation.

- **Position de base :** sur un banc, couché sur le dos, jambes fléchies pour conserver le dos collé au banc.
- **Position initiale :** bras tendus à la verticale.
- **Action préparatoire :** descente contrôlée de l'avant-bras en arrière, alors que le bras reste à la verticale.
- **Position intermédiaire :** la barre se situe au-dessus du front.
- **Action :** extension de l'avant-bras.
- **Position finale :** bras tendus à la verticale.

ÉVITER

- une descente rapide et non contrôlée, et de venir involontairement au contact du front,
- les mouvements de compensation.

CONSEILS

- le mouvement reste localisé à l'extension de l'avant-bras sur le bras *(bras fixé, proche de la verticale)*.

EXTENSION POSTÉRIEURE

Sollicitation active du Triceps (dans l'extension) et des Biceps (dans la flexion), sur une posture tonique de maintien du dos.

RÉALISATION

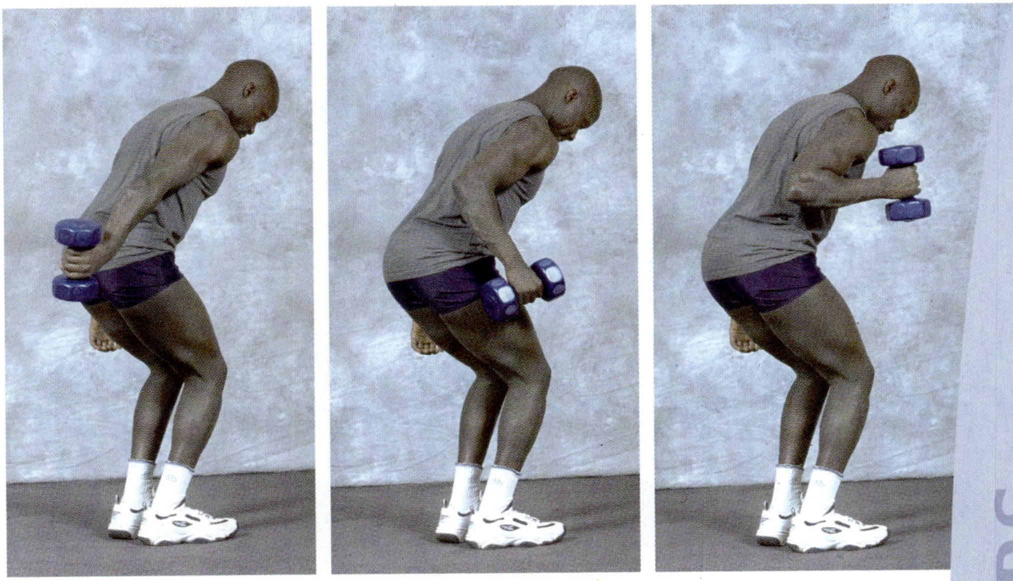

La prise de main est neutre ***(haltère dans un plan sagittal).***

- **Position de base :** dos plat fixé, légèrement incliné vers l'avant, jambes un peu fléchies *(pour diminuer la tension des muscles ischio-jambiers)*, bras le long du corps.
- **Position initiale :** avant-bras dans l'alignement du bras.
- **Action :** porter l'avant-bras vers l'avant et le haut *(en flexion)*, puis vers le bas et en arrière.
- Repasser par la position initiale, mais sans s'y arrêter.

ÉVITER

- de modifier la position de base qui doit être stable.

CONSEILS

- ne mobiliser que l'avant-bras.

LES DÉVELOPPÉS DEBOUT

Sollicitent le Triceps Brachial, et selon la position des coudes et des bras, feront également travailler le Deltoïde et les fixateurs de l'omoplate.

RÉALISATION

Développés symétriques avec haltères

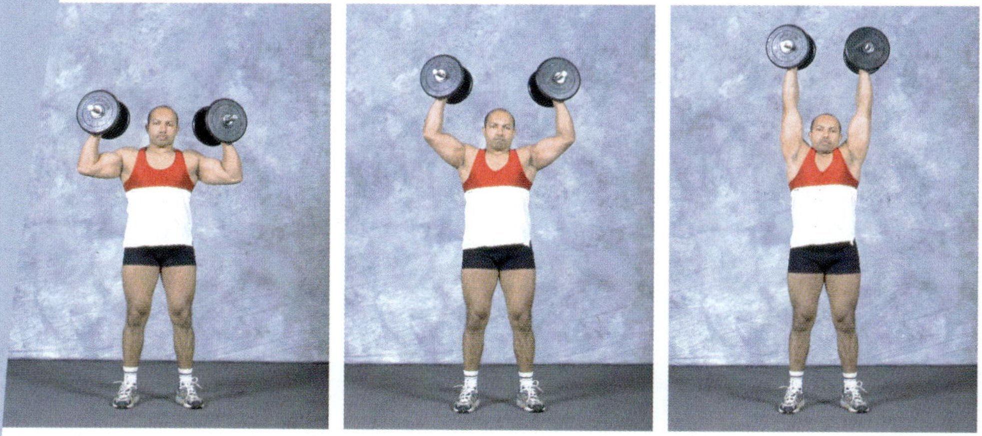

Les mains sont en prise neutre.

- **Position initiale :** mains aux épaules, coudes fléchis, bras écartés *(à 45° latéralement)* et en avant.
- **Action** : extension de l'avant-bras, en écartant les coudes sur le côté pendant la poussée vers le haut.
- **Position finale :** extension complète des bras, bras en alignement avec le dos à la verticale.

ÉVITER

- les mouvements de compensation du corps *("cambré")*,
- les impulsions au départ avec l'aide des jambes,
- de se pencher vers l'arrière en fin de mouvement *("sur le dos")*.

CONSEILS

- contrôler la position des coudes : au départ en avant, ils s'écartent pour venir dans un plan frontal et terminer en position d'extension verticale,
- terminer par une hyperextension des bras et des épaules vers le haut *("se grandir")*.

Développés alternés avec haltères

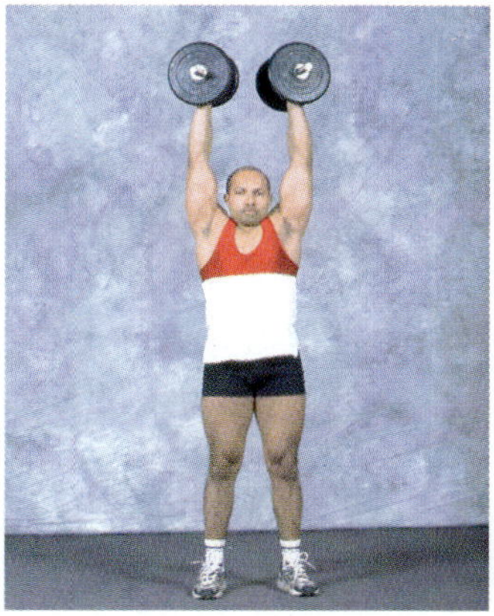

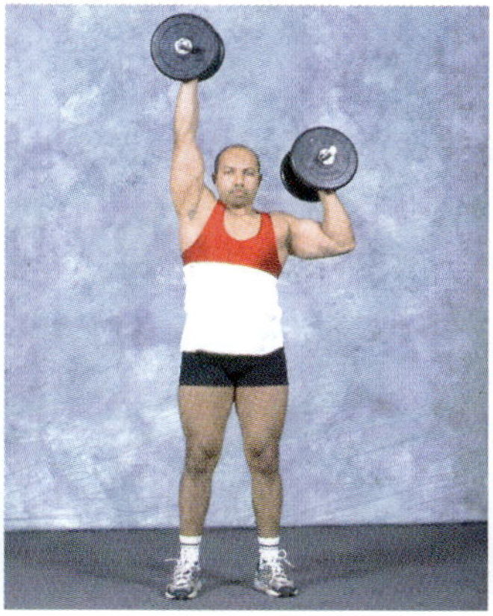

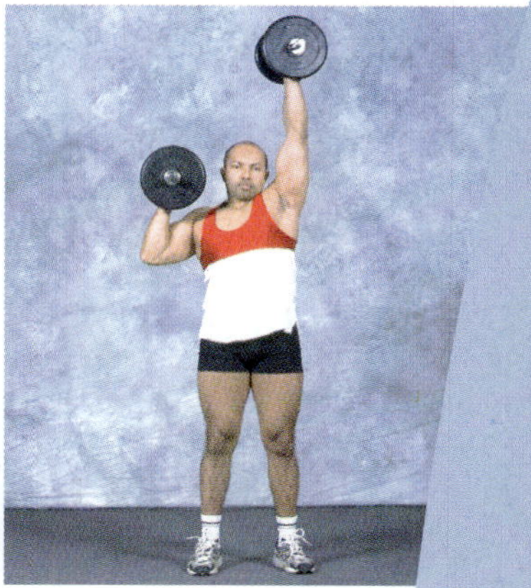

Développés symétriques avec barre

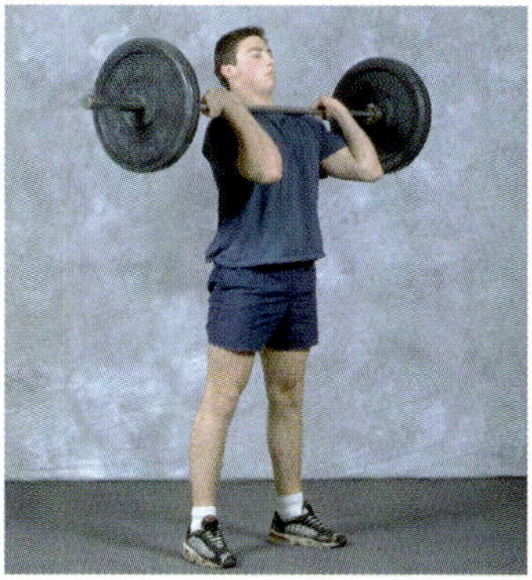

Les mains sont en prise pronation, de chaque côté des épaules.

- **Position initiale :** la barre repose sur les épaules, les coudes sont avancés et levés, plus écartés que les épaules, le corps droit.
- **Action :** poussée des bras vers le haut *(dans un plan frontal).*
- **Position finale :** en hyperextension des bras et des épaules.

ÉVITER

- toute compensation et aide du dos.

CONSEILS

- le mouvement se réalise en force *(développé en force)*, sans impulsions des jambes ou des épaules.

LES DÉVELOPPÉS ASSIS

Sollicitent le Triceps et le Deltoïde.

RÉALISATION

La position assise a pour intérêt de "bloquer" le bassin et de limiter les mouvements de compensation du corps. Il est plus difficile de "tricher" le mouvement, qui est alors mieux localisé.

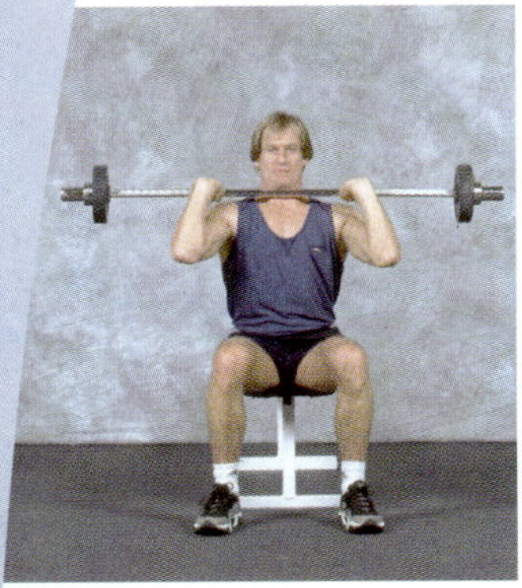

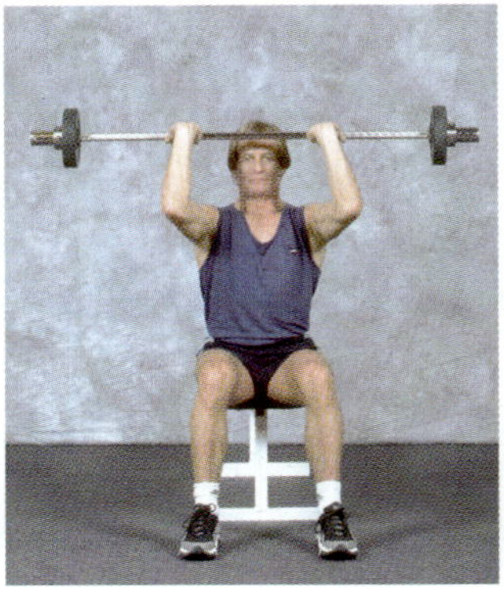

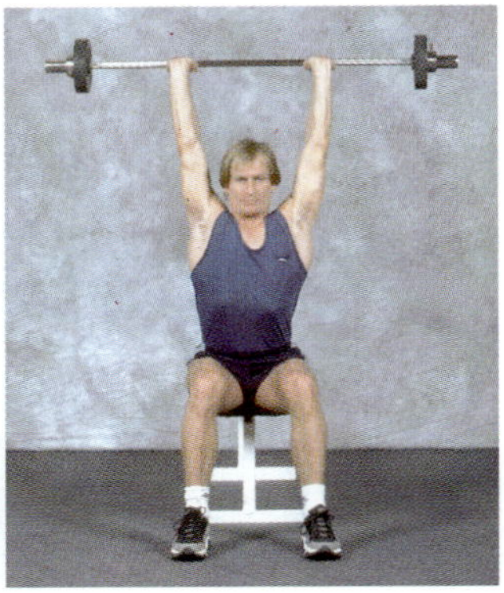

Les mains sont en pronation, écartées à la largeur des épaules.

- **Position initiale :** la barre repose sur les épaules, les coudes sont avancés vers l'avant et levés, ce qui place l'avant-bras en position de flexion complète.
- **Action :** développé des bras avec poussée de la charge au-dessus de la tête, à la verticale.
- **Position finale :** bras et épaules sont en hyperextension *("se grandir")* au-dessus de la tête *(voire de la nuque)*.

ÉVITER

- les compensations du dos *(limitées par la position assise)* et les inclinaisons du dos en arrière *(limitées par la nécessité de conserver l'équilibre, sinon chute en arrière)*.

CONSEILS

- développer en force *(sans rechercher d'impulsions au départ)*,
- la hauteur du banc doit permettre de placer les cuisses à un niveau horizontal, et la région lombaire doit s'approcher de la courbure en lordose physiologique : pas de banc trop bas qui arrondit les lombaires *(en cyphose)*, pas de banc trop haut qui accentue inutilement la cambrure *(en lordose)*.

LES DÉVELOPPÉS-COUCHÉS

Sollicitation du Triceps (plus ou moins importante selon la largeur des mains et la position des coudes), et des muscles Grand Pectoral et Deltoïde.

RÉALISATION

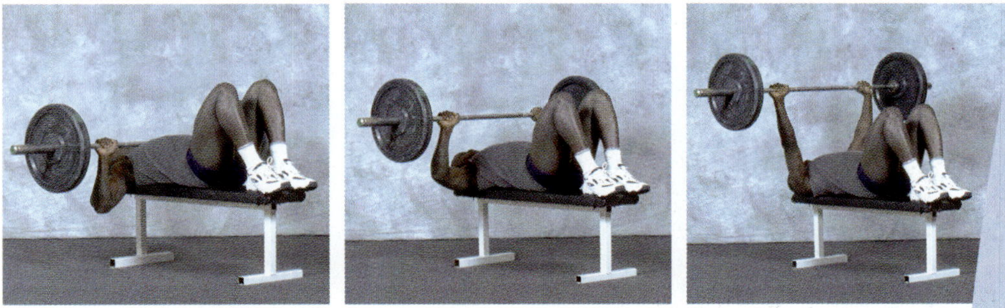

Les mains sont en pronation, avec un écartement légèrement supérieur à celui des épaules.

- **Position de base :** sur un banc, couché sur le dos, jambes fléchies, pieds posés à plat sur le banc ou sur un support surélevé de chaque côté du banc *(conserver le dos à plat)*.
- **Position initiale :** la barre est à bout de bras, dans un plan vertical au-dessus de la poitrine, soit un aide passe la barre, soit la barre est prise à partir de supports.
- **Action :** descendre la barre avec contrôle au niveau des muscles pectoraux *(entre les mamelons et le sternum)*, venir au contact de la poitrine *(mais sans "temps de ressort")*, et pousser activement la charge au-dessus de soi et légèrement vers l'arrière.
- **Position finale :** bras tendus au-dessus des épaules.

ÉVITER

- les mouvements de compensation : les cambrures accentuées de la région lombaire, le décollement des fesses, la poussée sur les jambes,
- les temps de ressort au niveau de la poitrine.

CONSEILS

- respecter le rythme : à vitesse contrôlée de la descente de la barre, à vitesse rapide au début de la phase de poussée. Cet exercice permet de réaliser des charges maximales.

Le développé en prise serrée des mains sollicite de façon plus exclusive le Triceps *(beaucoup moins le Grand Pectoral et le Deltoïde)*, mais cet exercice se trouve limité dans les charges.

Pour accentuer encore plus le travail du Triceps, descendre les coudes vers l'avant, le bras s'approchant de l'horizontale.

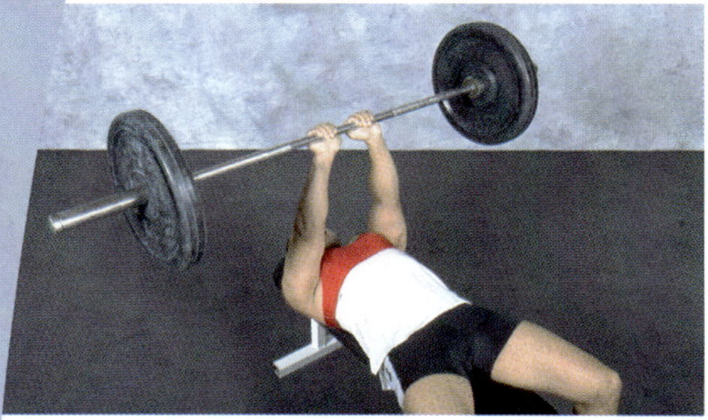

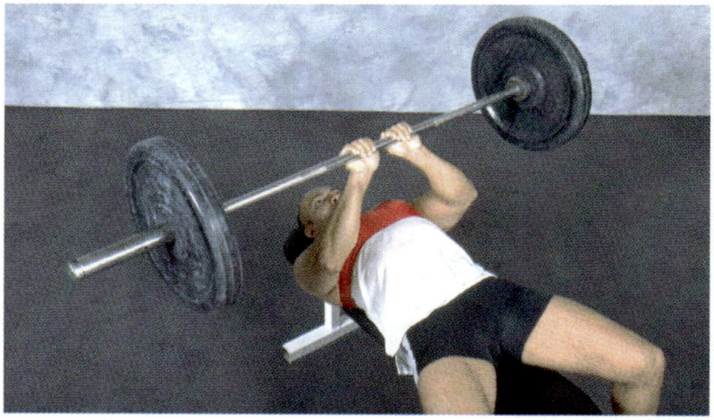

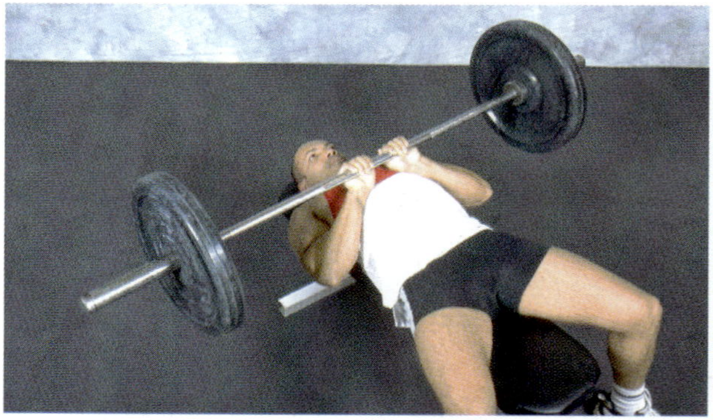

LES POMPES

RÉALISATION

Sans matériel, on peut utiliser le poids du corps en variant la difficulté selon l'effet de la pesanteur. On peut choisir ces exercices pour "engorger" le muscle et faire du volume.

LES POMPES AVANT MAINS SERRÉES

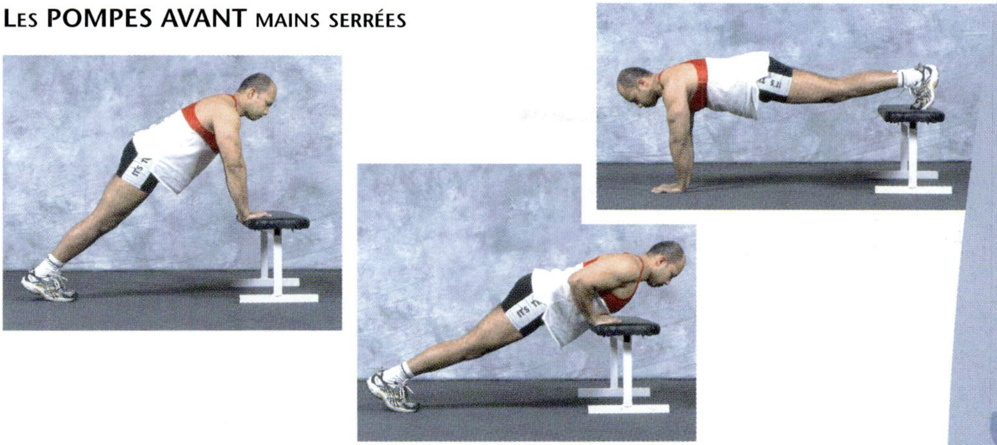

LES POMPES ARRIÈRE

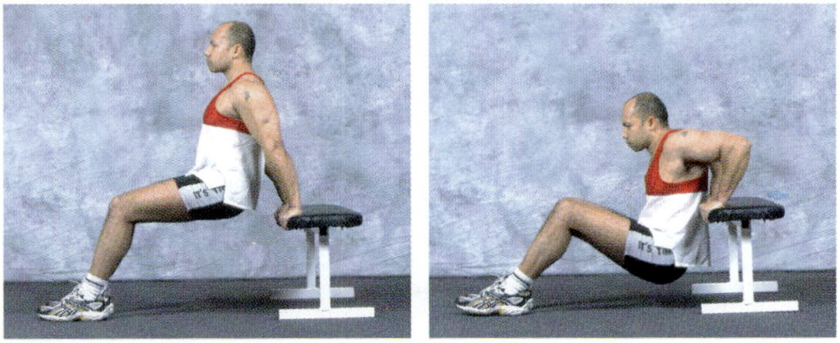

Cet exercice sollicite bien le Triceps, ainsi que le faisceau postérieur du Deltoïde et le Grand Dorsal.

CONSEILS

- maîtriser la position du corps "gainé" qui doit rester tonique,
- contrôler la position de descente, et pousser activement.

LES PRINCIPAUX MUSCLES DU DOS

De nombreux muscles servent à maintenir la position des vertèbres en statique érigée "droite" *(avec les courbures physiologiques de la colonne vertébrale)*, permettant la station debout avec la cyphose dorsale et la lordose lombaire.
En musculation, les positions avec une inclinaison du dos en avant sollicitent d'autant ces muscles, qui jouent un rôle de maintien et de protection des structures articulaires du dos *(prévention du dos)*.

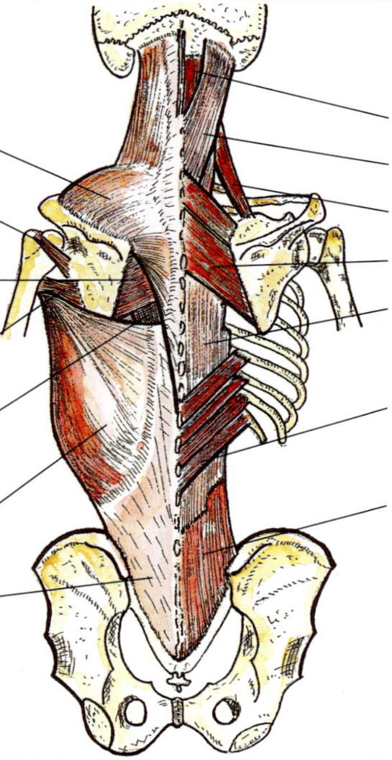

Transversaux épineux

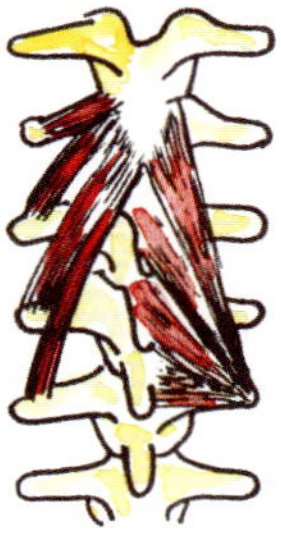

Les muscles de la région postérieure du dos se disposent selon quatre plans, de profond à superficiel :

- **les muscles SPINAUX** *(extenseurs de la colonne vertébrale)* :
  - masse commune, transversaire épineux, long dorsal,
  - sacro-lombaire, épi-épineux, inter-épineux ;
- **les muscles petits dentelés** *(respiratoires accessoires)*,
- **le RHOMBOÏDE,**
- **le GRAND DORSAL et le TRAPÈZE.**

LA RÉGION LOMBAIRE

Outre les muscles de maintien du rachis, plusieurs muscles puissants renforcent le dos pour former la "masse sacro-lombaire".

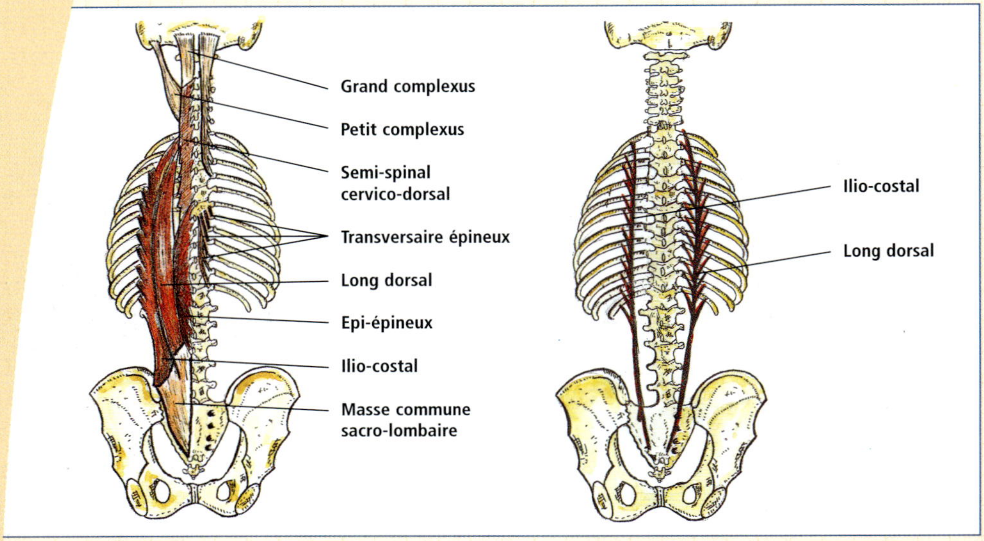

LA MASSE SACRO-LOMBAIRE

Particulièrement épaisse et charnue, elle occupe presque entièrement la gouttière vertébrale, entre les transverses et les épineuses. Indivise en bas, où elle siège dans l'espace compris entre la crête sacrée et la partie postérieure de la crête iliaque, la masse sacro-lombaire se subdivise dans la région lombaire en deux muscles : le Long Dorsal et l'Ilio-Costal.

- **Tendon commun d'origine :** sur la crête sacrée, les tubercules sacrés postéro-internes, le 1/5 postérieur de la crête iliaque et la tubérosité iliaque
- **Long Dorsal :** volumineux en bas, il va se prolonger au niveau du dos. Il se subdivise en toute une série de faisceaux qui se fixent :
  - en dedans, sur les tubercules des vertèbres lombaires,
  - en dehors, sur les apophyses transverses.
- **Ilio-Costal :** issu de la partie externe du tendon commun, il recouvre d'abord le Long Dorsal, puis s'en dégage latéralement pour se terminer par plusieurs faisceaux sur l'arc postérieur des neuf dernières côtes.

REMONTÉE DU DOS

Sollicite tous les muscles profonds du dos (tonification) et la masse Sacro-lombaire.

RÉALISATION

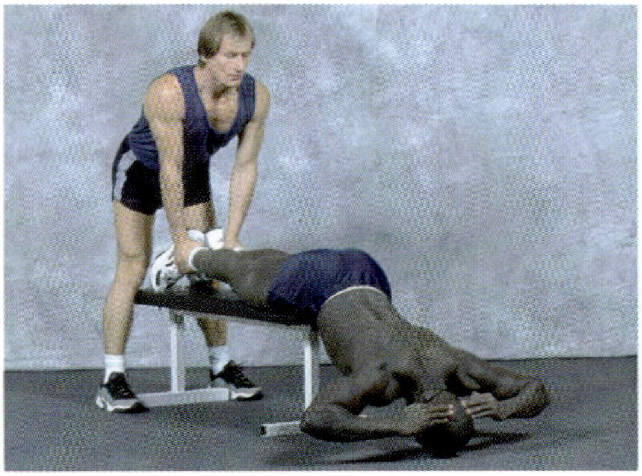
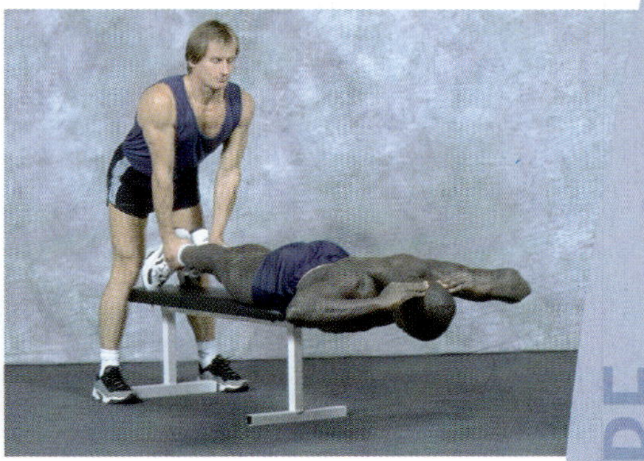

- **Position de base :** les jambes du sujet sont allongées sur un banc *(maintenues par un aide)*, le buste est dans le vide.
- **Position initiale :** le dos est placé en position horizontale, en conservant les courbures normales de la colonne vertébrale.
- **Action :** descente contrôlée du buste vers le bas,
  - – soit en gardant le dos fixé "droit" *(sollicitation tonique)*,
  - – soit en arrondissant le dos *(sollicitation active des muscles extenseurs du dos)*,
  - – remontée du dos pour retrouver la position de départ.
- **Position finale :** le dos est plat *(en extension)* à l'horizontale.

ÉVITER

- de monter le plus haut possible, une lordose accentuée au niveau lombaire est toujours déconseillée *(pour les disques intervertébraux)*, mais cela aurait pour conséquence de tonifier les muscles en "raccourcissement", avec l'inconvénient d'une posture constante en hyperlordose lombaire,
- des mouvements trop brusques ou rapides sont inutiles. Ce sont surtout des muscles de maintien *(force lente)*.

CONSEILS

- pour varier la difficulté, les bras peuvent se placer le long du corps *(plus facile)*, ou derrière la nuque *(plus difficile)*, ou en tenant une charge...

INCLINAISON DU DOS VERS L'AVANT

Sollicitation plus localisée de la masse Sacro-lombaire.

RÉALISATION

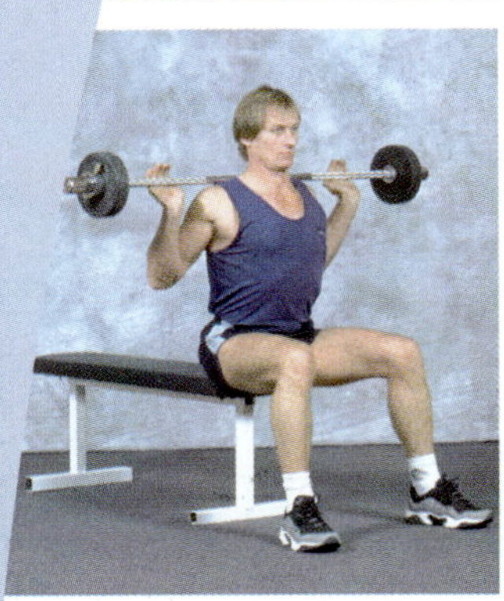

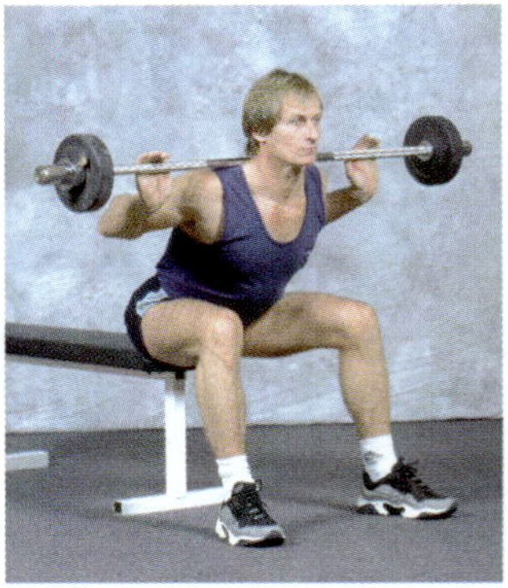

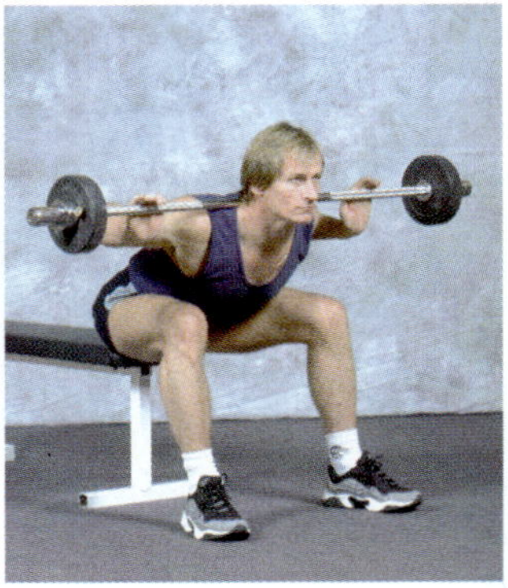

- **Position de base :** assis en bout de banc, la barre reposant sur les muscles trapèzes *(pas sur les cervicales)*, en prise de mains assez large.
- **Position initiale :** dos plat vertical.
- **Action :** inclinaison du dos vers l'avant d'environ 45°, puis remonter à la position de départ.

ÉVITER

- une descente rapide et un mauvais contrôle du dos,
- d'arrondir le dos, qui doit rester fixe *(tonification)*,
- de poser la barre sur les cervicales *(traumatisant)*.

CONSEILS

- incliner le buste en conservant la position du dos,
- s'arrêter vers 45° pour éviter une cyphose de la région lombaire,
- les charges utilisées doivent toujours permettre de contrôler la bonne réalisation du mouvement.

INCLINAISON DU DOS EN POSITION DEBOUT

Sollicitation des muscles postérieurs du dos et des muscles Grands Fessiers.

RÉALISATION

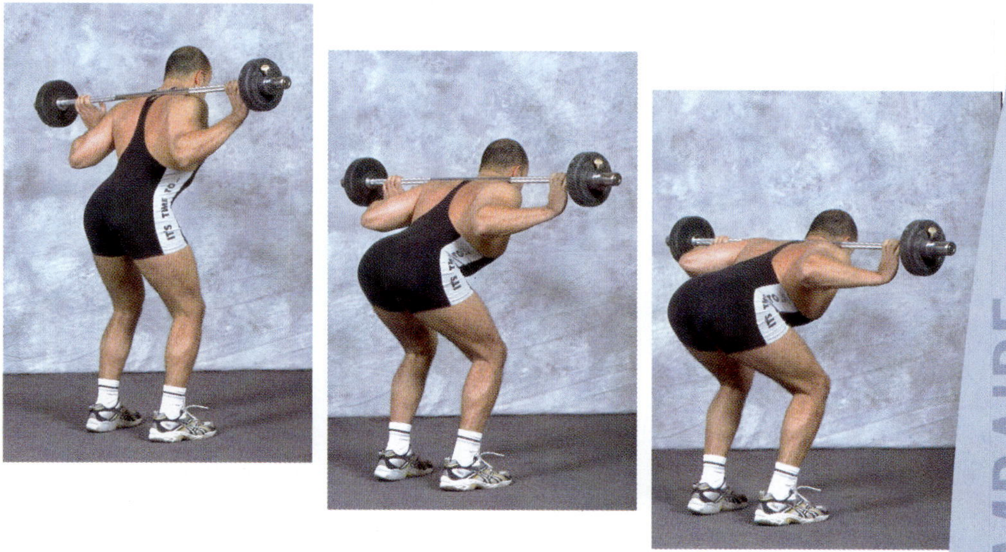

- **Position de base :** debout, la barre repose sur les trapèzes, mains assez larges *(selon souplesse)*, les genoux sont légèrement fléchis *(pour diminuer la tension des muscles ischio-jambiers)* afin de permettre une descente plus basse du buste en conservant la région lombaire en lordose.
- **Position initiale :** dos "fixé" vertical.
- **Action :** incliner le dos en avant de façon contrôlée, le plus bas possible tant que la région lombaire est en lordose *(variable selon les sujets, de 50 à 90°)*, et remonter.
- **Position finale :** dos "fixé" vertical.

ÉVITER

- un relâchement de la région lombaire et du dos,

CONSEILS

- cet exercice, bien réalisé, permet d'utiliser des charges relativement importantes *(sportifs de force)*.

SOULEVÉ DE TERRE

Sollicitation de la masse Sacro-lombaire et des muscles du dos, mais aussi des muscles extenseurs des membres inférieurs, en particulier des Grands Fessiers.

RÉALISATION

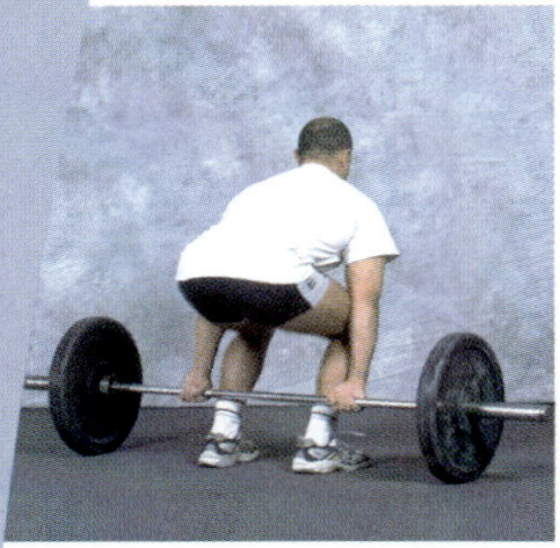

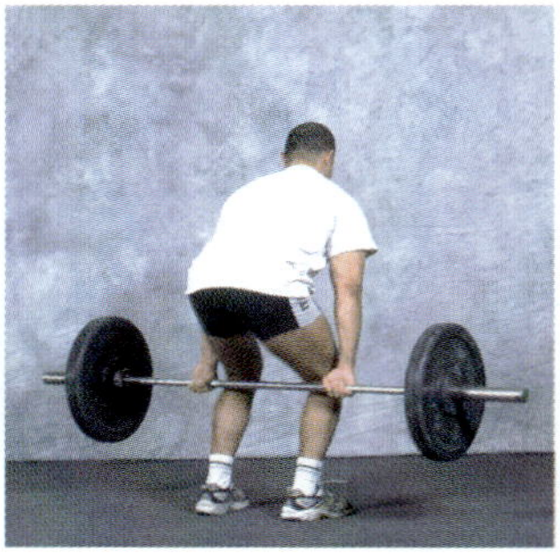

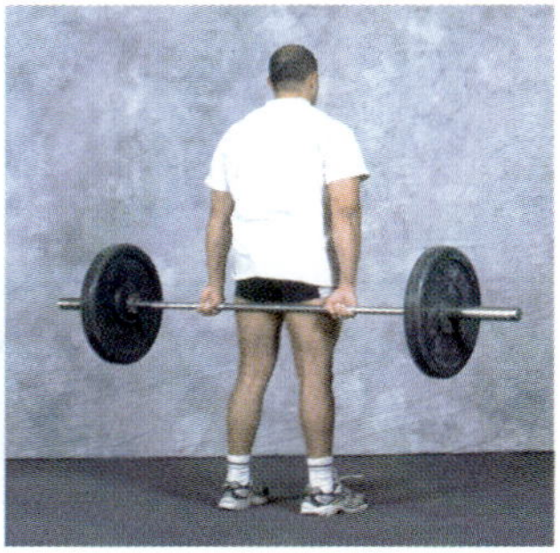

Les mains sont en pronation.

- **Position initiale :** les jambes sont fléchies, le dos est incliné vers l'avant et conservé "plat" et tonique, les épaules sont légèrement avancées *(en avant du plan vertical de la barre)*.
- **Action :** tendre les jambes et redresser le buste, en conservant le dos "fixé".
- **Position finale :** corps droit, les bras allongés, la barre est au contact des cuisses.

Deux positions sont possibles, avec des hauteurs variables :

- barre placée en arrière des jambes *(au contact des mollets)*,
- barre en avant des jambes *(au contact des tibias)*.

ÉVITER

- une mauvaise position de départ *(dos "rond", jambes tendues, bras fléchis)*, il faut utiliser un minimum les jambes,
- une action des bras *(ils doivent rester allongés)*.

CONSEILS

- cet exercice permet de réaliser des charges très lourdes *(sollicitation importante des muscles du dos)*, mais il est impératif de contrôler la position du dos *(en particulier de conserver la lordose lombaire)*.

LA RÉGION DORSALE

Outre les muscles de maintien du rachis, plusieurs muscles interviennent à distance, et en particulier le muscle Rhomboïde qui joue un rôle de fixation de l'omoplate contre le rachis.

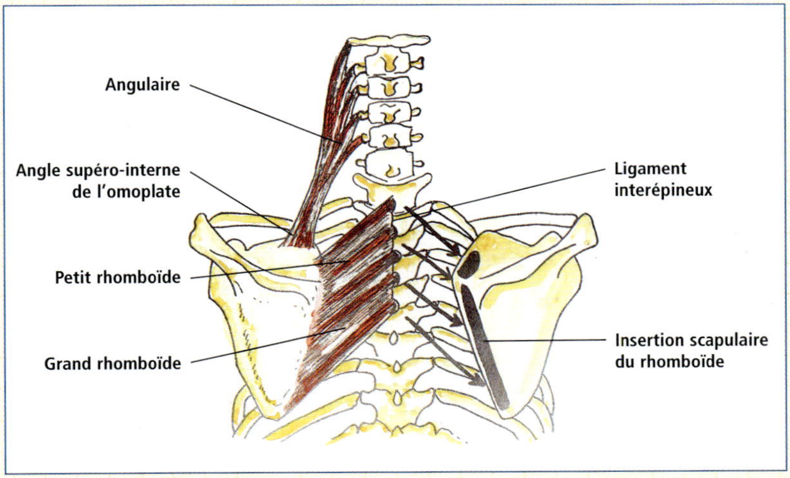

RHOMBOÏDE

- **Origine :** sur les apophyses épineuses de C7 et D1 *(Petit Rhomboïde)*, sur le ligament cervical postérieur, sur les apophyses épineuses de D2 à D5 *(Grand Rhomboïde)*.
- **Terminaison :** sur le bord spinal de l'omoplate *(du dessus de l'épine jusqu'à l'angle inférieur)*.

Il élève l'angle interne de l'omoplate tout en l'attirant en dedans *(ADDUCTION de l'omoplate)* par un mouvement de rotation tel que son angle inférieur se rapproche plus de l'axe médian que l'angle interne.

Il joue également un rôle stabilisateur synergique des mouvements de l'épaule pour :

- **la rotation externe** du bras *(sous-épineux, petit rond)*,
- **l'adduction** *(grand rond)*,
- **la rétropulsion** *(grand dorsal, grand rond, deltoïde postérieur)*.

Avec le faisceau moyen du trapèze, le RHOMBOÏDE peut être considéré comme "fixateur de l'omoplate".

N.B. : C = cervicale, D = dorsale.

TIRAGES POSTÉRIEURS

Sollicitation des Rhomboïdes, des muscles postérieurs de la région Dorsale, du faisceau postérieur du Deltoïde.

RÉALISATION

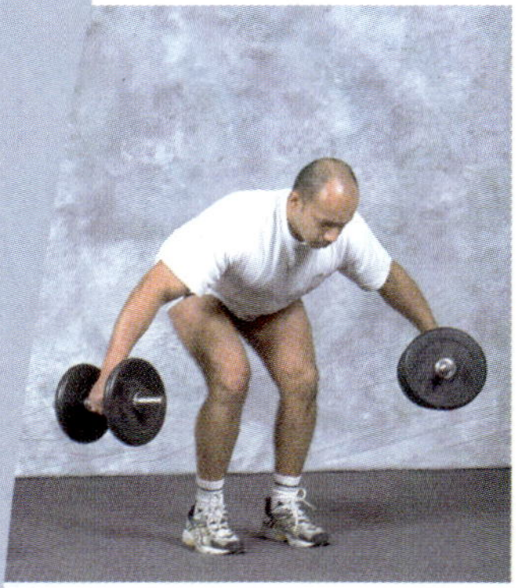

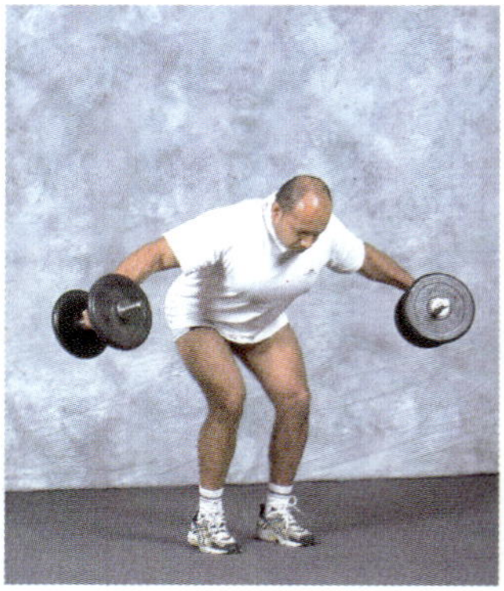

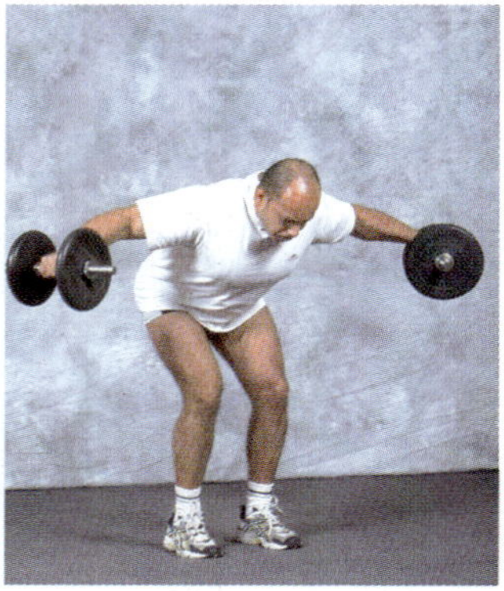

Les mains sont en pronation, paumes face à face.

- **Position initiale :** jambes très légèrement fléchies, dos incliné vers l'avant *(aux alentours de 45°)*, bras allongés sous le niveau des épaules *(les laisser pendre)*.
- **Action :** réaliser une élévation latérale et postérieure des bras vers le haut *(le plus haut possible)*, les coudes peuvent se fléchir légèrement.
- **Position finale :** les bras viennent en alignement avec le dos, cette position difficile ne peut se maintenir, et les bras redescendent à la position initiale.

ÉVITER

- d'arrondir la région lombaire *(les lombaires sont fixées)*,
- de lancer trop le mouvement, c'est un mouvement en force.

CONSEILS

- bien lever les coudes vers le haut et l'arrière,
- contrôler relativement la descente pour ne pas taper les haltères *(surtout les doigts)*. Lors de cette élévation, les omoplates exécutent un mouvement "en sonnette" *(rotation et bascule)* qui rapproche le bord spinal de l'omoplate du rachis.

On peut varier les positions de base.

EN POSITION DEBOUT

RÉALISATION

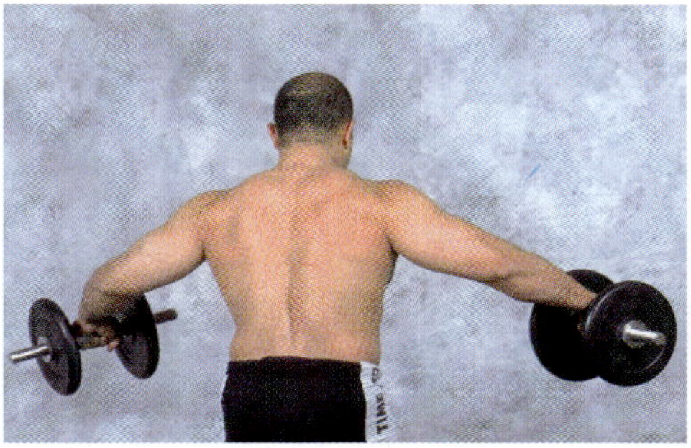

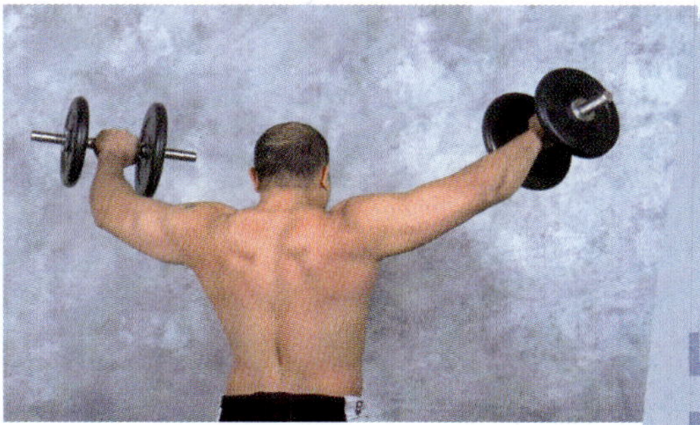

Sollicitation beaucoup plus importante du faisceau postérieur du Deltoïde.

EN POSITION INCLINÉE VERS L'AVANT

RÉALISATION

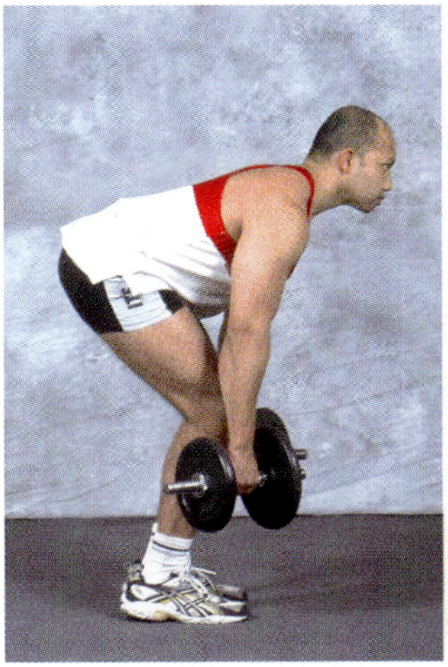

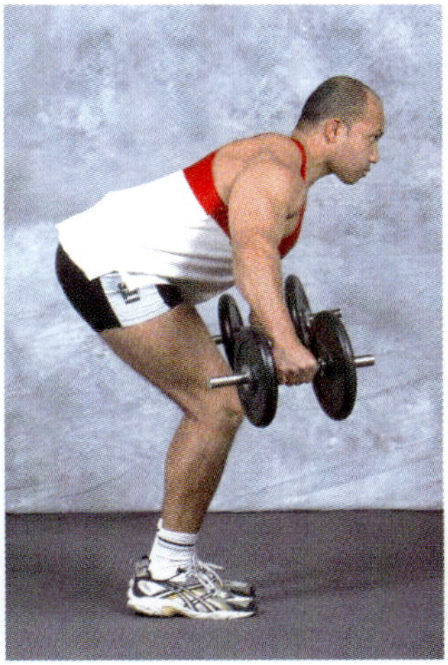

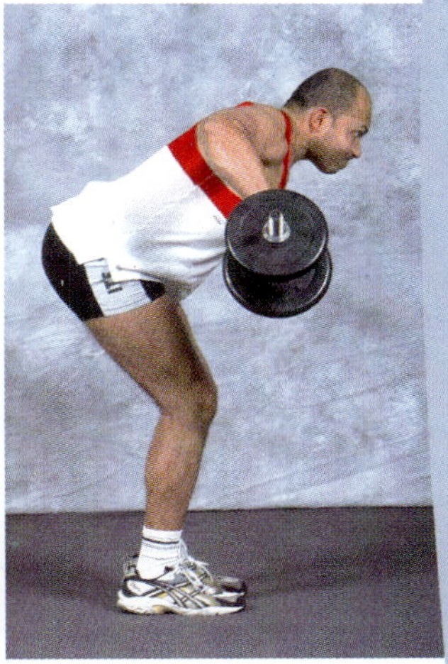

Sollicitation de l'ensemble des muscles postérieurs du dos.

LES DÉVELOPPÉS NUQUE

Sollicitation des Rhomboïdes, mais aussi des Triceps et des faisceaux postérieurs du Deltoïde.

DÉVELOPPÉ DEBOUT

RÉALISATION

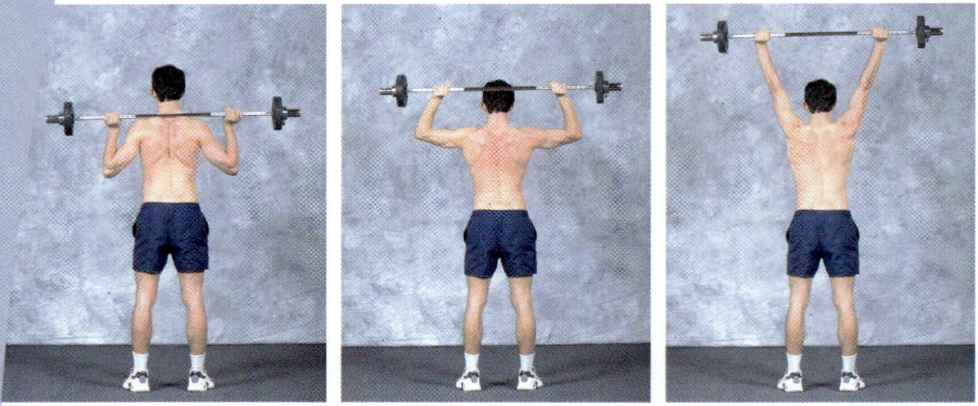

- **Position initiale :** mains en pronation, avec un écartement supérieur à celui des épaules *(selon la souplesse de chacun)*, la barre est posée sur les muscles trapèzes, les avant-bras proches de la verticale.
- **Action :** pousser la barre vers le haut et légèrement en arrière.
- **Position finale :** bras allongés en extension maximale *("se grandir" sous la charge, et monter les épaules)* au-dessus de la nuque.

ÉVITER

- tout mouvement de lancer *(pas de propulsion des jambes)*,
- de terminer le mouvement vers l'avant, ou de compenser du dos en s'inclinant vers l'arrière,
- de compenser au niveau de la région lombaire.

CONSEILS

- c'est un mouvement en force *(contrôlé)*,
- si la position est inconfortable *(au départ et à l'arrivée)*, c'est probablement que la souplesse articulaire est limitée, il faut alors augmenter la largeur de prise des mains *(en compensation)*.

Développé assis

RÉALISATION

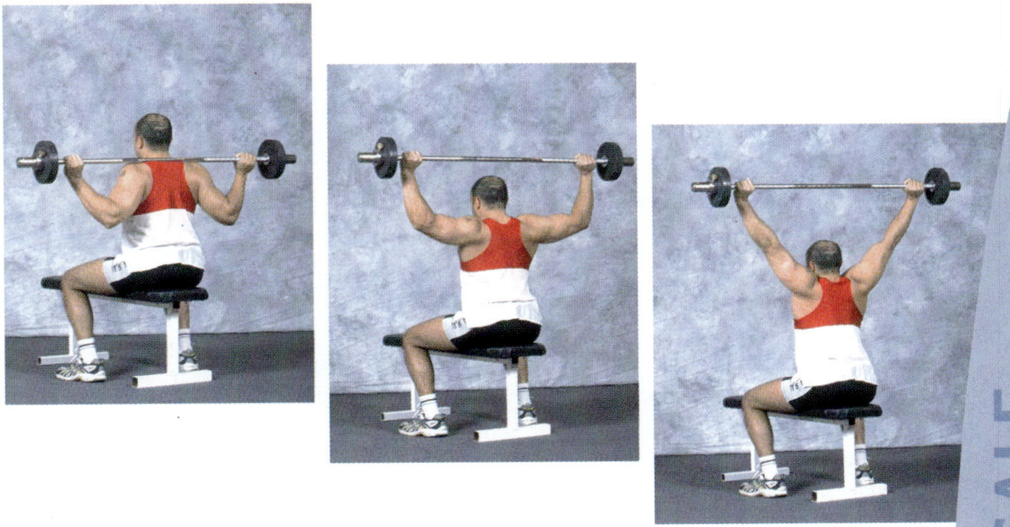

- **Position de base :** assis sur un banc, à son extrémité, avec les pieds en retrait sous le banc, les cuisses proches de l'horizontale *(ou inclinées vers le bas)* de façon à obtenir une position de la région lombaire en lordose physiologique.
- Même mouvement que debout.

CONSEILS

- écarter un peu plus les mains, et pousser les coudes un peu plus en arrière,
- en haut, pousser la barre un peu plus en arrière *("engager les épaules")*.

Dans cet exercice, la compensation possible au niveau lombaire est nécessairement réduite *(bassin "bloqué")*, encore faut-il conserver l'équilibre. La position est souvent considérée comme plus confortable.

Cet exercice est particulièrement recommandé :

- aux jeunes et adolescents qui ont tendance à avoir un "dos voûté" avec des omoplates "décollées",
- aux adultes qui souffrent de douleurs dorsales de par leur position assise *(devant un ordinateur...)*.

LE GRAND DORSAL

Muscle large et superficiel du dos, dessinant un "V" recherché pour son aspect esthétique d'athlète, le Grand Dorsal permet de rapprocher le bras de l'axe du corps *(ADDUCTEUR et ROTATEUR INTERNE du bras).*

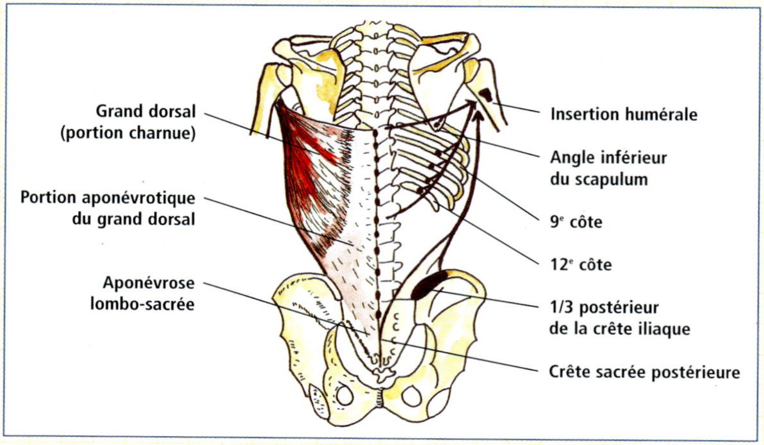

Son origine est très étendue :

- par l'aponévrose lombo-sacrée :
  - sur les apophyses épineuses des 6 dernières vertèbres dorsales, des 5 vertèbres lombaires, des vertèbres sacrées,
  - sur la partie postérieure de la crête iliaque *(externe),*
- par des fibres charnues :
  - sur les 3 ou 4 dernières côtes,
  - l'angle inférieur de l'omoplate.

À sa terminaison, il s'insère sur l'humérus *(à son tiers supérieur, sur le fond de la gouttière bicipitale).*

Lors du point fixe au bassin :

- les fibres supérieures exercent une RÉTROPULSION, ADDUCTION, ROTATION INTERNE du bras,
- les fibres inférieures et externes abaissent le moignon de l'épaule et inclinent latéralement le tronc,
- l'action bilatérale provoque l'EXTENSION du rachis.

Lors du point fixe à l'humérus : il entraîne l'ascension du thorax, c'est le "muscle du grimper".

TRACTION D'UN BRAS

Sollicitation du Grand Dorsal (analytique) et du faisceau postérieur du Deltoïde.

RÉALISATION

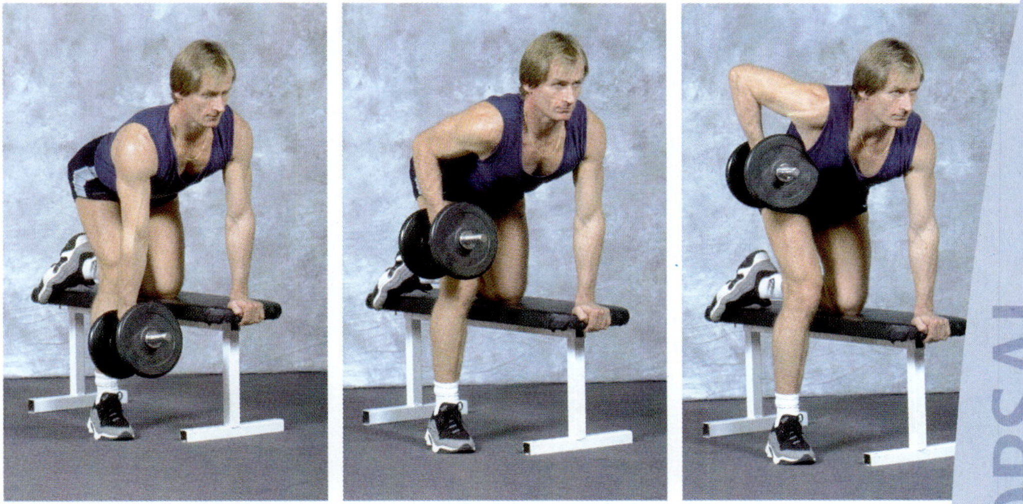

La main est en position neutre.

› **Position de base :** jambe droite en appui au sol, jambe gauche fléchie en appui sur un banc, bras gauche en appui sur le banc, le dos est fixé incliné en avant.

› **Position initiale :** le bras droit est allongé à la verticale, il pend à partir de l'épaule.

› **Action :** lever le coude vers le haut en dépassant le niveau de l'épaule, l'avant-bras reste proche d'une ligne verticale.

› **Position finale :** l'haltère est arrivé sous l'aisselle.

ÉVITER

› les mouvements du corps, en particulier en torsion,

› les mouvements brusques et saccadés.

CONSEILS

› conserver la position de base pour ne bouger que le bras actif,

› utiliser l'amplitude maximale *(bras allongé, coude levé)*.

TRACTION DES DEUX BRAS

Sollicitation des deux muscles Grand Dorsal, des muscles posturaux du dos et du faisceau postérieur du Deltoïde.

RÉALISATION

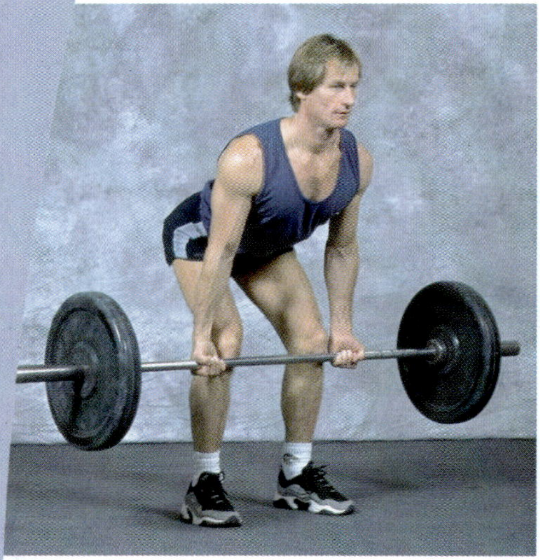

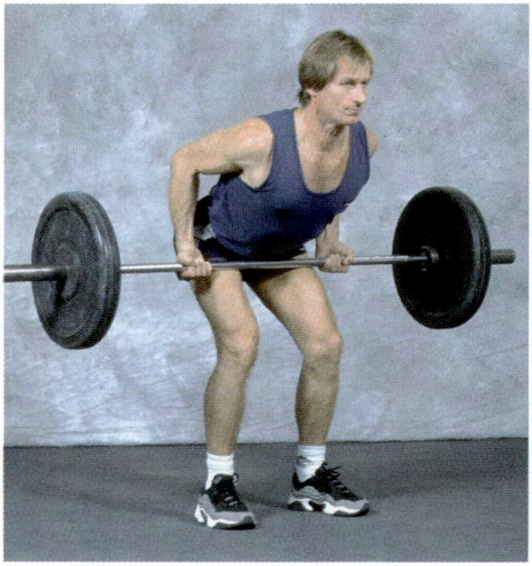

Les mains sont en supination.

- **Position de base :** dos plat incliné vers l'avant, jambes un peu fléchies, les épaules sont avancées par rapport aux genoux.
- **Position initiale :** les bras sont allongés en avant des rotules.
- **Action :** tirer la barre vers le nombril *(en haut et en arrière)*.
- **Position finale :** venir au contact du nombril.

ÉVITER

- les modifications de la position de base *(fixité)*,
- les tractions avec des bras fléchis et contractés.

CONSEILS

- utiliser l'amplitude maximale *(bien allonger les bras et bien venir au contact du corps)*,
- utiliser des charges assez lourdes, mais à condition de ne pas modifier la position du dos.

L'exercice peut s'effectuer mains en pronation.

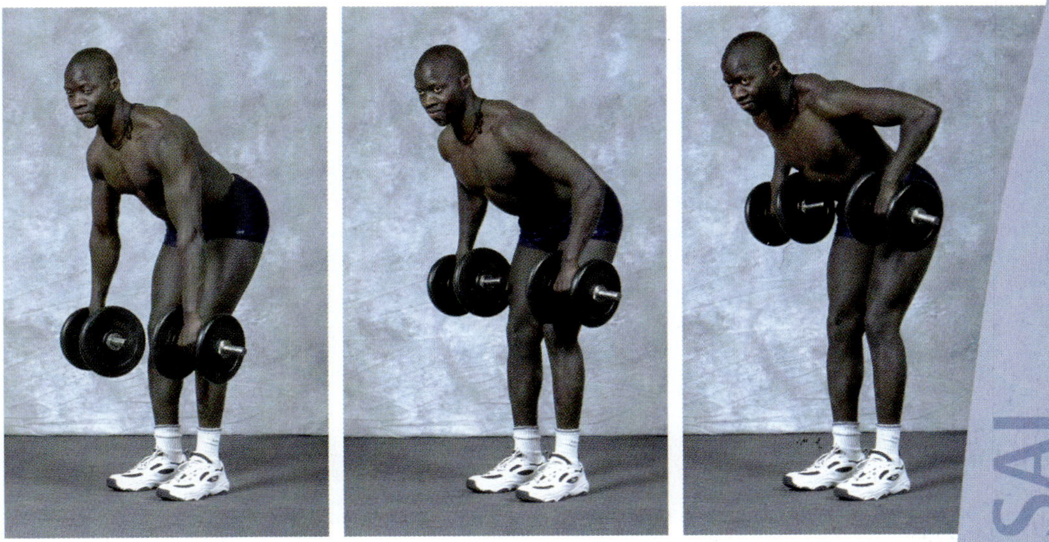

Le maintien de la position statique du dos incliné en avant sollicite les muscles profonds *(en tonification)*, alors que l'action de traction sollicite de façon active le Grand Dorsal.

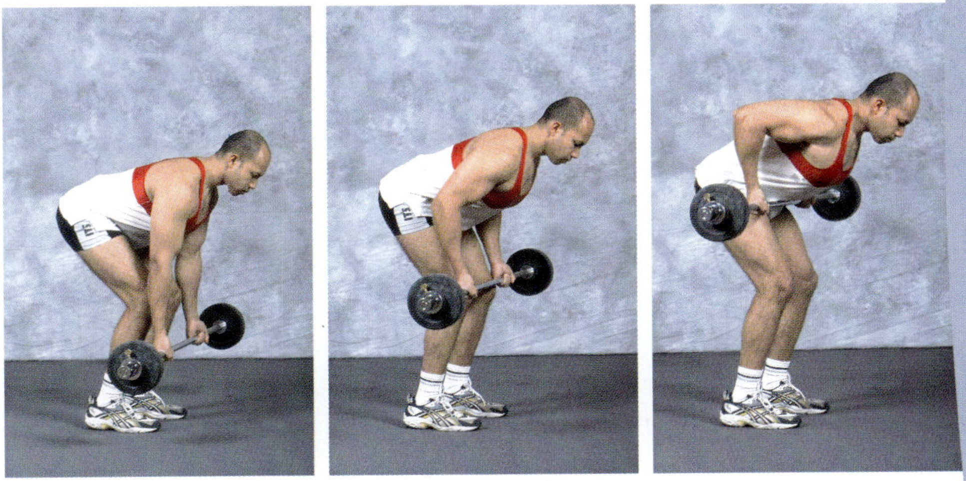

Cet exercice se révèle l'un des plus complets pour muscler le dos.

LES TRACTIONS A LA BARRE FIXE

Sollicitation des muscles Grands Dorsaux.

RÉALISATION

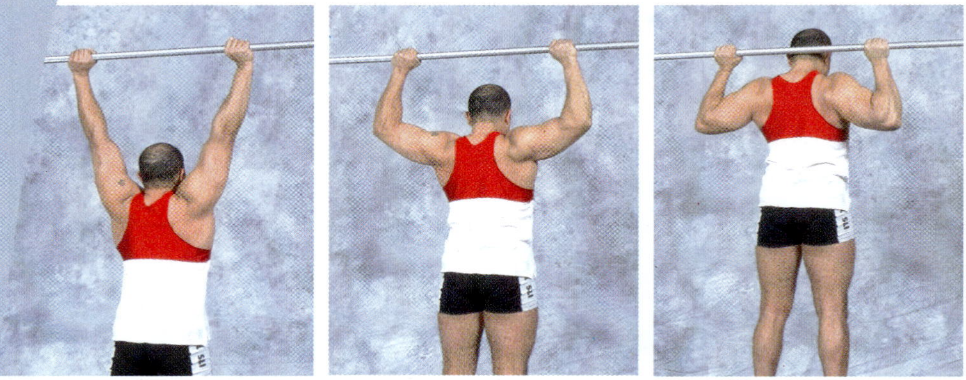

Les mains peuvent se positionner en pronation ou en supination.

- **Position initiale :** le corps est suspendu à la barre, verticalement.
- **Action :** réaliser la traction des bras *(élévation des bras vers la barre)* à son maximum.
- **Position finale :** au contact de la barre,
  - soit la partie antérieure des épaules *(devant)*,
  - soit la partie postérieure des épaules *(nuque)*.

ÉVITER

- une position "cambrée" de la région lombaire, au début du mouvement *(les pieds en arrière du plan vertical de la barre)*.

CONSEILS

- placer les pieds en avant du plan vertical de la barre *(un léger "carpé" du corps)*, de façon à conserver la région lombaire en rectitude *(voire en cyphose)*,
- préférer la prise des mains en pronation pour les tractions nuque, la prise des mains en supination pour les tractions devant.

Cet exercice peut être varié dans la difficulté :

- en posant les pieds sur un banc ou avec un aide *(plus facile)*,
- en lestant les pieds ou le bassin avec une charge *(plus difficile)*.

LE TRAPÈZE

Muscle large et superficiel de la région dorsale et du cou, formant un cou trapu, muscle puissant, il permet l'élévation de l'épaule.

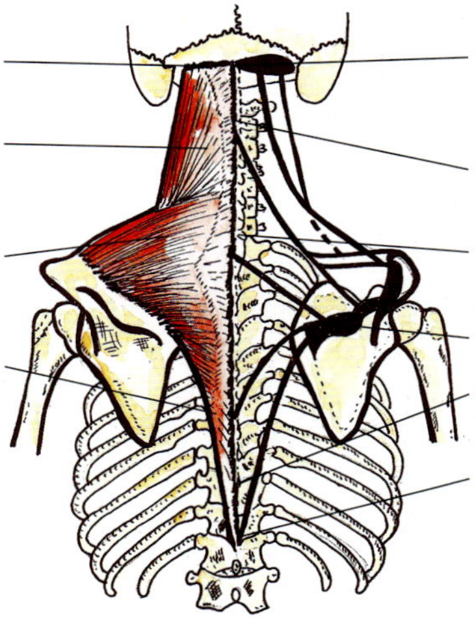

On lui distingue trois faisceaux :

FAISCEAU SUPÉRIEUR :

- **Origine :** sur la protubérance occipitale, le tiers interne de la ligne courbe occipitale supérieure, le ligament cervical postérieur, l'apophyse épineuse des deux premières vertèbres cervicales.
- **Terminaison :** sur le tiers externe de la face supérieure et du bord postérieur de la clavicule, l'articulation acromio-claviculaire.

FAISCEAU MOYEN :

- **Origine :** sur les apophyses épineuses de l'axis et de la quatrième dorsale, les ligaments cervical postérieur et surépineux.
- **Terminaison :** sur le versant supérieur du bord postérieur de l'épine de l'omoplate, le bord interne de l'acromion.

FAISCEAU INFÉRIEUR :

- **Origine :** sur les apophyses épineuses de la cinquième à la dixième vertèbre dorsale, le ligament surépineux.
- **Terminaison :** sur le tubercule trapézien du bord postérieur de l'épine de l'omoplate.

ÉLÉVATION DE L'ÉPAULE

- Le faisceau supérieur, par contraction bilatérale, assure l'extension de la tête et la partie supérieure du rachis cervical,
- le faisceau moyen, par sa partie supérieure, assure l'élévation du moignon de l'épaule *(point fixe au rachis cervical)*, par sa partie inférieure il attire l'omoplate en dedans *(ADDUCTION de l'omoplate)*,
- le faisceau inférieur abaisse et attire l'omoplate.

RÉALISATION

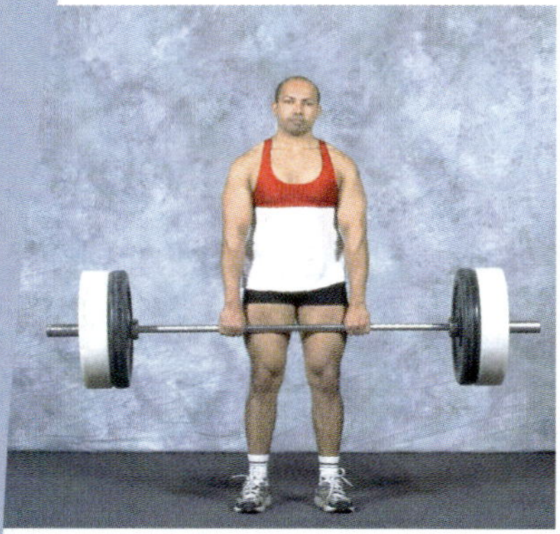

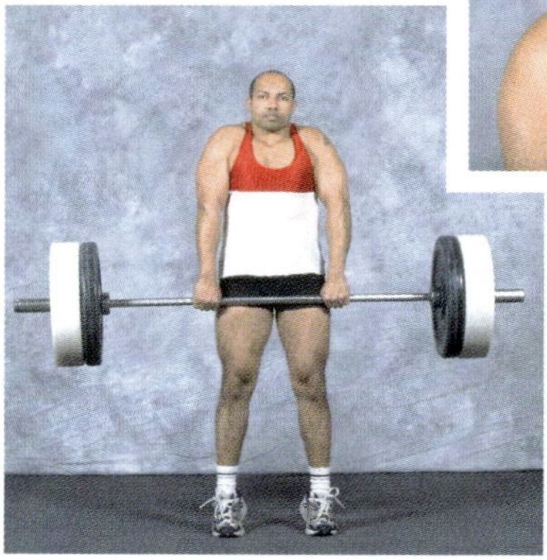

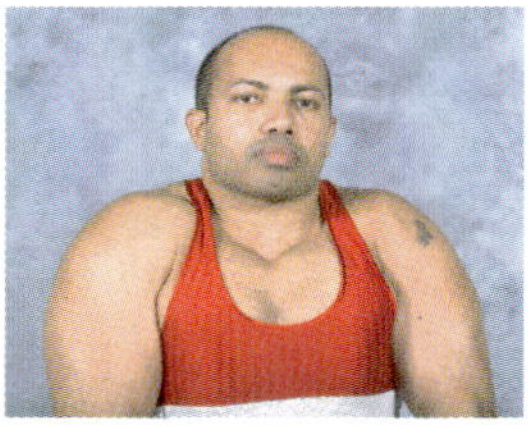

La prise des mains est en pronation.

- **Position initiale :** en position debout, corps droit et en appui sur l'avant du pied, bras allongés et décontractés, épaules abaissées *(basses)*.
- **Action :** élévation puissante des épaules vers le haut.

ÉVITER

- de se pencher vers l'arrière, de se porter sur les talons,
- de crisper les bras, d'arrondir la région dorsale.

CONSEILS

- maintenir les épaules vers l'avant,
- commencer le mouvement par un lever sur l'avant des pieds, puis enchaîner le haussement des épaules.

HAUSSEMENT À PARTIR DE LA POSITION D'HALTÉROPHILIE

Sollicitation importante des Trapèzes, des muscles de maintien du dos, des Grands Fessiers.

RÉALISATION

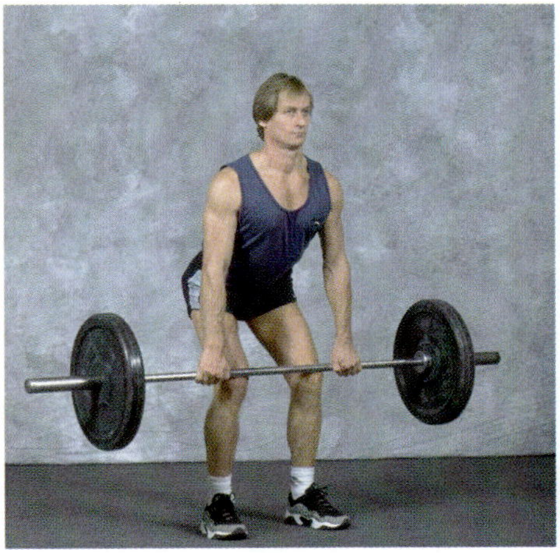
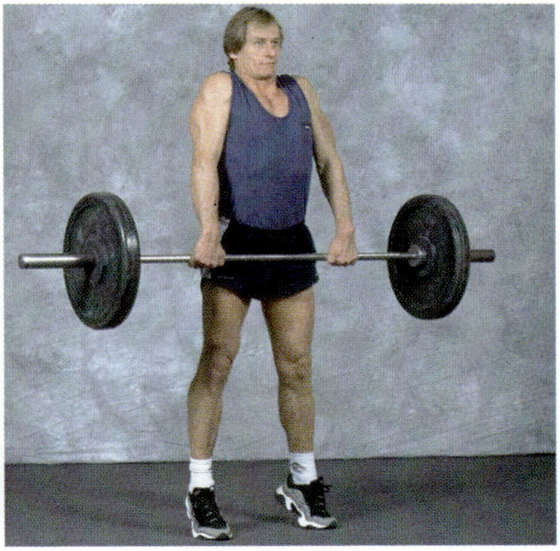

- **Position initiale :** dos plat fixé et légèrement incliné en avant, jambes un peu fléchies, barre posée sur le début des cuisses *(au-dessus de la rotule)*, bras allongés et décontractés, les épaules sont en avant du plan vertical passant par la barre.
- **Action :** extension du corps *(jambes et dos)*, puis haussement violent et puissant des épaules au maximum vers le haut.
- **Position finale :** corps droit, épaules haussées et en avant, poids du corps sur l'avant des pieds *(voire talons décollés)*.

ÉVITER

- les actions du dos et des épaules vers l'arrière.

CONSEILS

- bien conserver le poids du corps sur l'avant des pieds,
- commencer par l'action d'extension des genoux et des hanches, ce qui procure une accélération à la barre, et enchaîner le haussement puissant des épaules.

Cet exercice permet l'utilisation de charges lourdes, sollicitant d'autant plus efficacement les trapèzes *(muscles puissants)*.

LES PRINCIPAUX MUSCLES DE L'ABDOMEN

L'abdomen, compris entre le thorax et le bassin, présente un ensemble de formations musculaires qui complète le cadre osseux, et le transforme en une cavité presque entièrement close.

GRAND DROIT

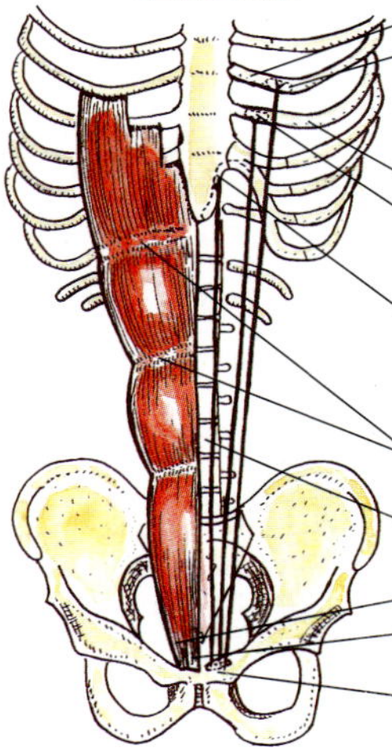

GRAND OBLIQUE

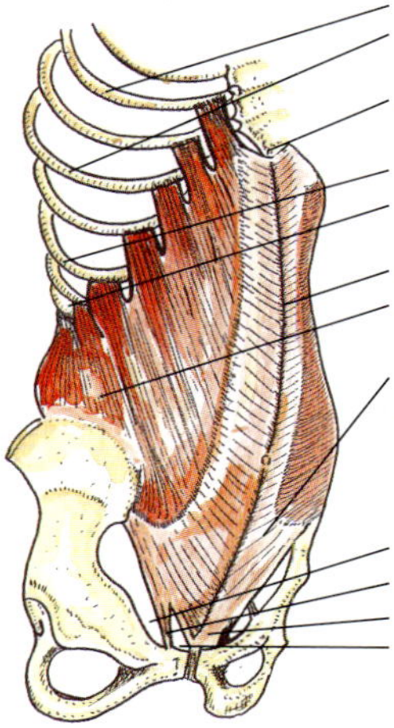

PETIT OBLIQUE

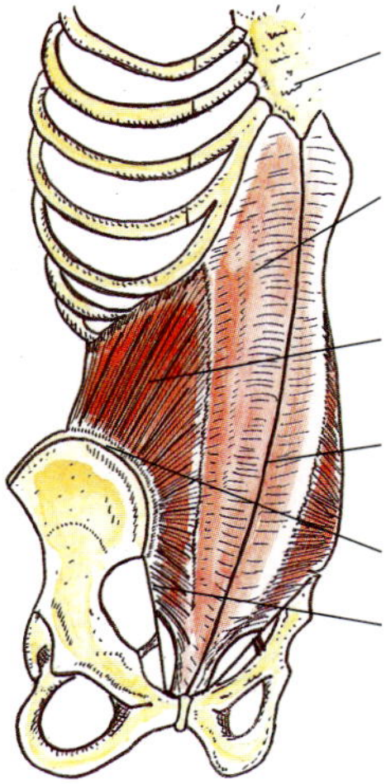

TRANSVERSE

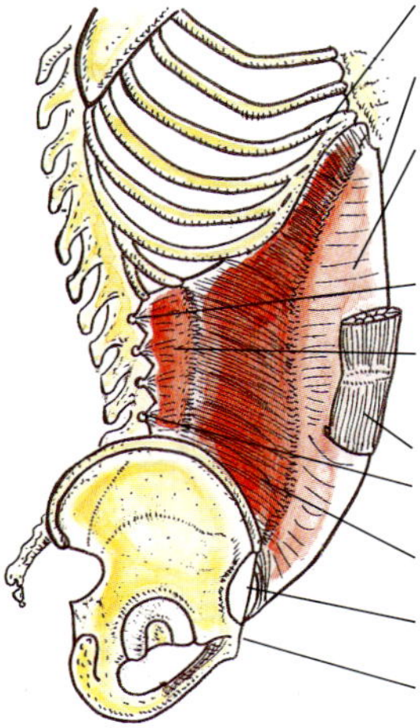

MUSCLES DE L'ABDOMEN

CADRE OSSEUX

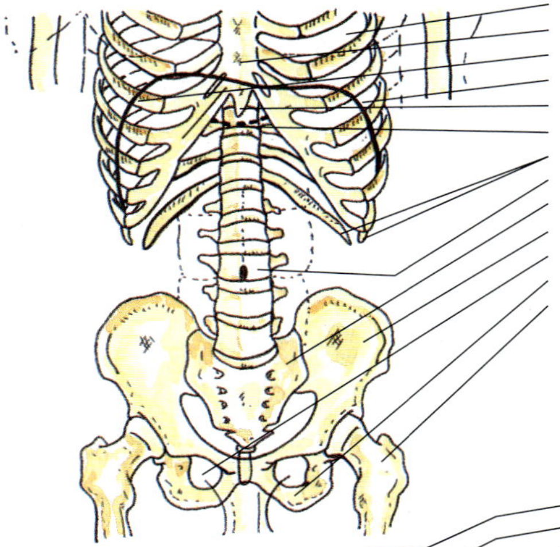

MUSCLES (COUPE HORIZONTALE)

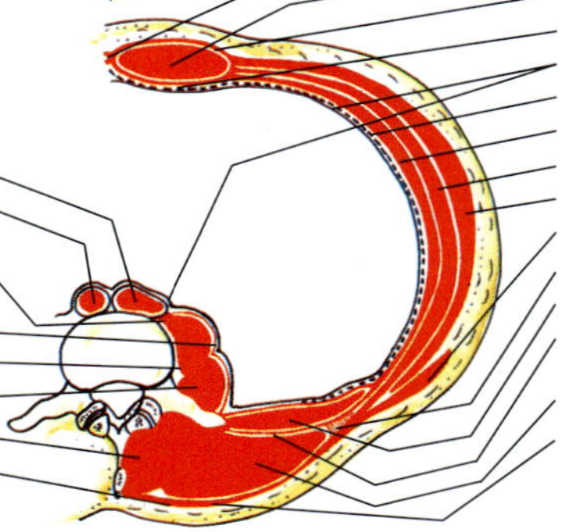

LES PAROIS DE L'ABDOMEN :

› **En arrière :**

– les MUSCLES SPINAUX,

– le PSOAS, qui descend vers la racine de la cuisse,

– le CARRÉ DES LOMBES, tendu de la crête iliaque au rebord costal,

› **Latéralement, les 3 muscles larges et superposés :**

– le GRAND OBLIQUE,

– le PETIT OBLIQUE,

– le TRANSVERSE,

qui forment une sangle,

› **En avant :**

– le GRAND DROIT, qui renforce la sangle et forme une solide barrière musculaire.

LES ABDOMINAUX

Globalement les muscles larges de la paroi abdominale sont tendus des dernières côtes et de l'appendice xiphoïde vers le bas en direction du pubis et de la crête iliaque. Avec leurs aponévroses, ils réalisent une véritable SANGLE ABDOMINALE.

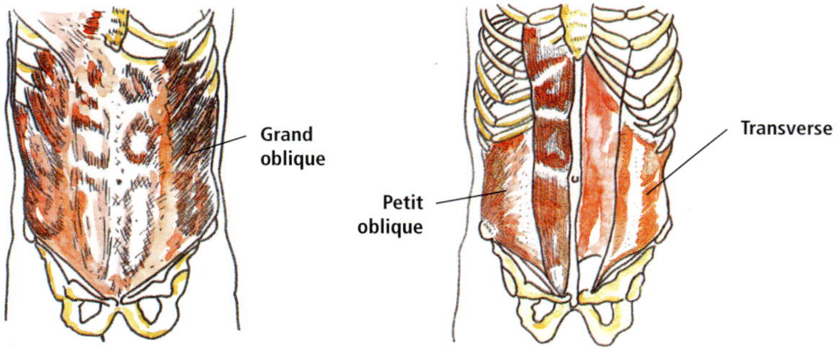

PLAN SUPERFICIEL — PLAN PROFOND

Les muscles larges *(au nombre de trois de chaque côté)* forment trois minces couches musculaires superposées de la profondeur à la surface :

- **Transverse :** sur les cartilages costaux *(7,8,9)*, les côtes *(10,11,12)*, l'apophyse transverse de D12,
- **Petit oblique :** sur le bord inférieur des 3 dernières côtes,
- **Grand oblique :** sur les 7 dernières côtes.

En bas, ils se fixent sur la crête iliaque, l'épine iliaque antérieure et supérieure, l'arcade crurale. C'est la GAINE ABDOMINALE.

Le GRAND OBLIQUE, en contraction unilatérale, avec un travail synergique du PETIT OBLIQUE opposé, produit une FLEXION du tronc avec INCLINAISON et ROTATION de la partie supérieure du tronc vers le côté opposé. En contraction bilatérale, les Grands Obliques participent à la FLEXION du tronc.

Le GRAND DROIT est un muscle volumineux, rubané, tendu verticalement du rebord thoracique au pubis. Son corps musculaire charnu est interrompu par une série d'intersections tendineuses *(3 ou 4 en moyenne)*, ce qui dessine son aspect "en tablettes de chocolat". Lors du point fixe au bassin, il réalise la FLEXION antérieure du tronc. Il intervient en fin de mouvement et contribue à redresser la lordose lombaire.

POSITIONS DE BASE

EN APPUI SUR LES COUDES

RÉALISATION

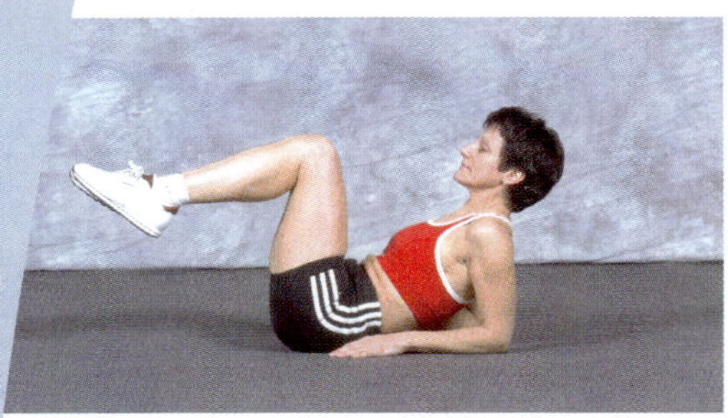

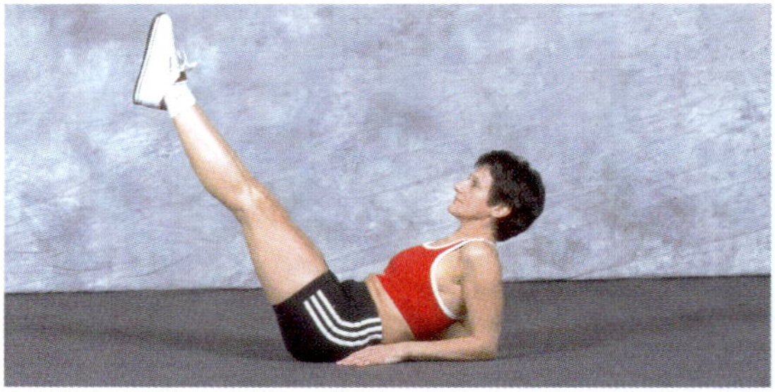

En appui sur les fesses *(au niveau des ischions)*, le buste est penché en arrière. L'équilibre est maintenu par un appui sur les coudes et les avant-bras, mains posées à plat au sol. Le bras est proche de la verticale. Cette position est confortable. Elle permet la mobilisation des jambes *(en groupé, en carpé, en ciseaux...)*.

RESPECTER

- la position de la région lombaire légèrement arrondie *(en cyphose)*, le ventre est alors rentré,
- la position initiale des jambes à 45° par rapport à l'horizontale.

ÉVITER

- une position "cambrée" de la région lombaire,
- une descente des jambes *(des cuisses)* en dessous de 45°. Cela permet d'éviter les tractions du muscle Psoas Iliaque sur les vertèbres lombaires, pouvant entraîner une accentuation de la lordose lombaire *(source d'éventuelles douleurs)*.

SUR LE DOS, JAMBES FLÉCHIES

RÉALISATION

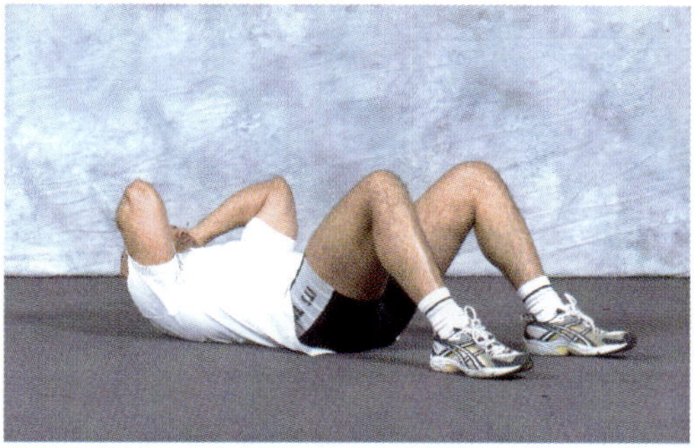

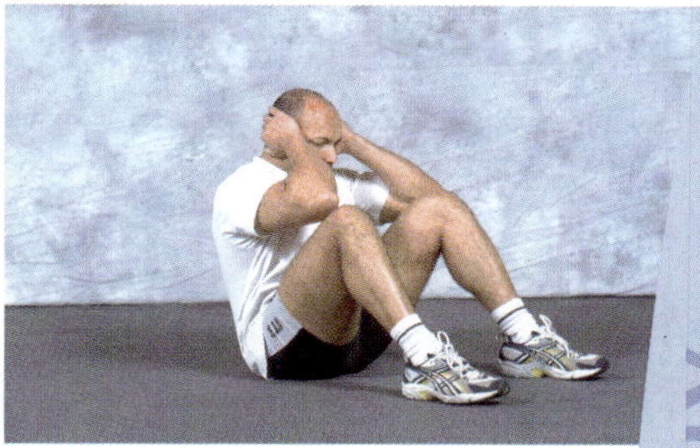

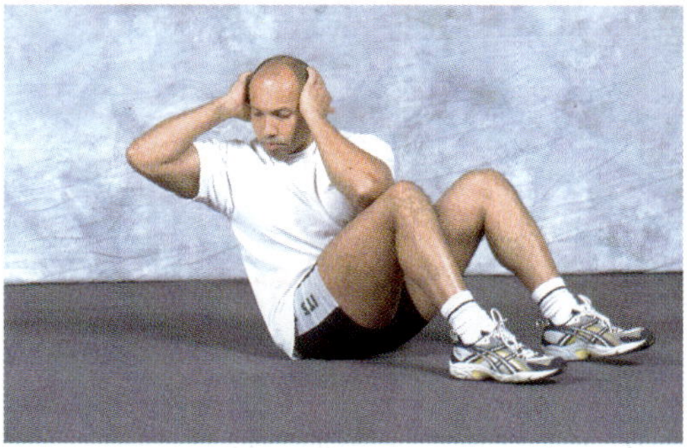

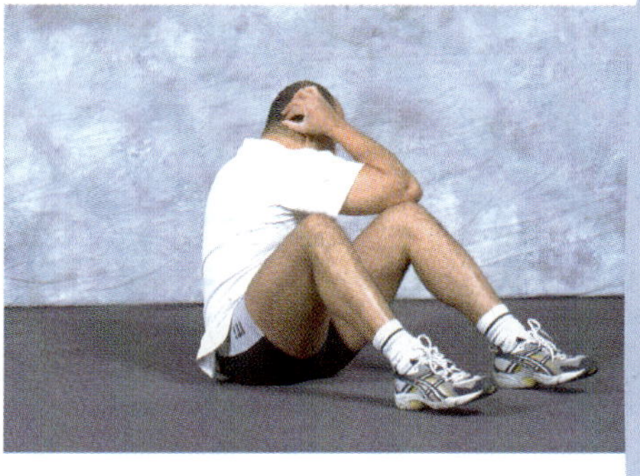

Couché sur le dos

Les jambes sont fléchies de façon que la cuisse fasse un angle d'au moins 45° avec le sol. Par cette position, il s'agit de diminuer la tension au niveau des muscles ISCHIO-JAMBIERS *(face postérieure de la cuisse)*, et de diminuer l'action du muscle PSOAS ILIAQUE.

Volontairement, les pieds n'ont aucun support *(barre ou maintien)* de façon à localiser l'action sur les abdominaux, et à supprimer les actions supplémentaires comme celles de la longue portion du QUADRICEPS et du PSOAS.

Cet exercice mobilise le buste en flexion *(travail du GRAND DROIT et des GRANDS OBLIQUES)* en rotation *(travail des OBLIQUES)*.

SUR LE DOS, AVEC PIEDS SURÉLEVÉS

RÉALISATION

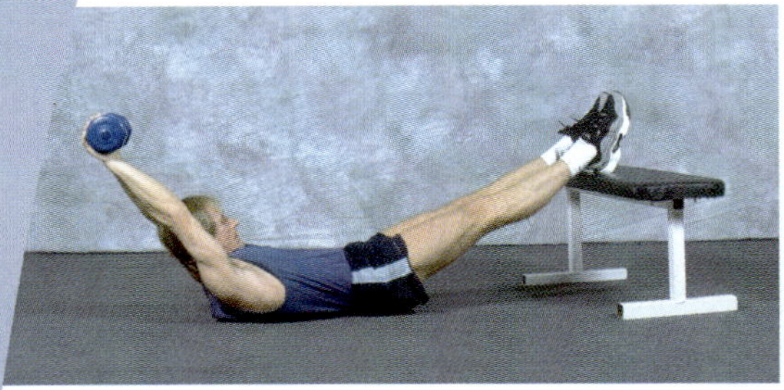

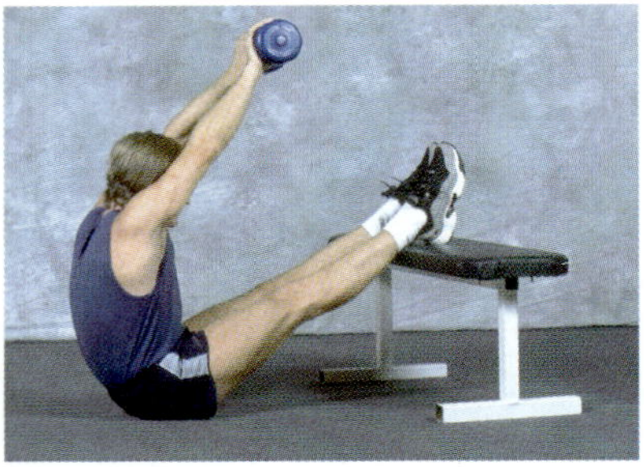

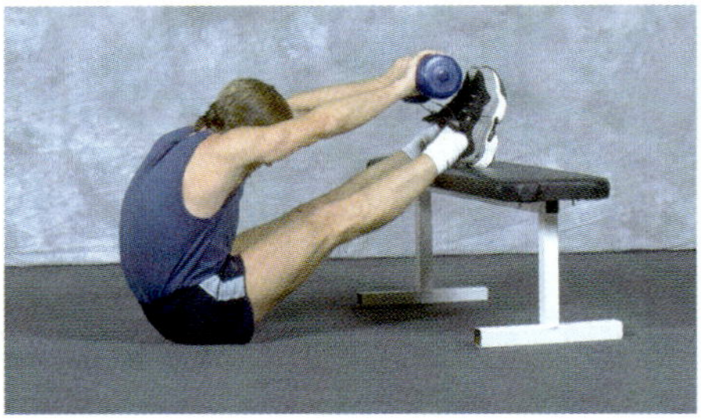

Couché sur le dos.

Les jambes sont tendues, les pieds surélevés en appui sur un banc. L'angle des cuisses est proche ou supérieur à 45° par rapport au sol. Au départ, la région lombaire est plaquée contre le sol et s'arrondit au cours de la montée. Cela évite les mouvements de lordose de la région lombaire.

Les jambes peuvent également reposer sur le banc *(selon la hauteur de ce dernier)*, ce qui importe c'est la position des cuisses.

Il est préférable que les bras soient placés au-dessus de soi *(et non pas en arrière, au sol)*, toujours pour éviter un début du mouvement par une tension du muscle PSOAS et une accentuation de la lordose lombaire.

ÉVITER

- de redescendre la tête et les bras en arrière contre le sol,
- de commencer le mouvement brusquement, ce qui importe c'est le milieu et la fin du mouvement.

Cet exercice permet de mobiliser le buste en flexion et/ou en rotation.

SUR UN BANC, AVEC AIDE

RÉALISATION

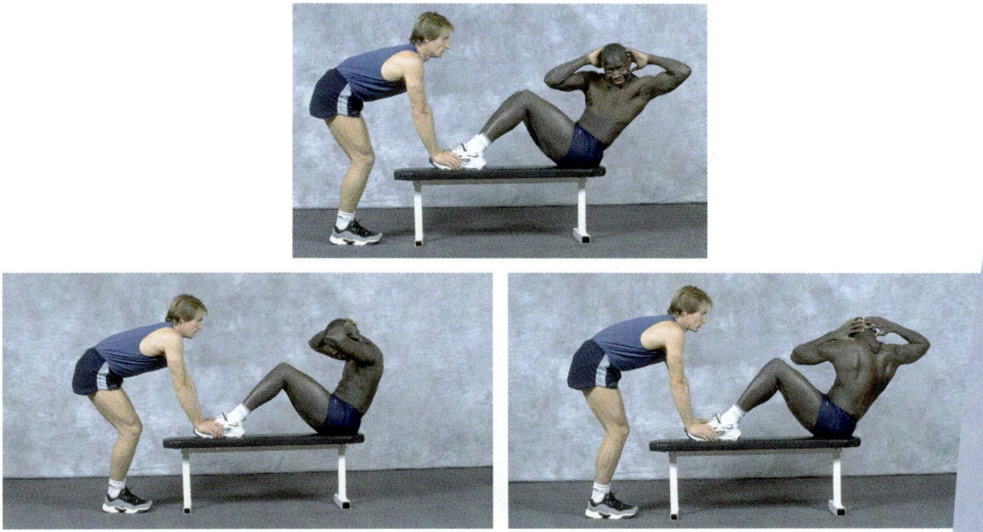

Le sujet est assis à l'extrémité du banc.
Les jambes sont fléchies, de telle sorte que les cuisses forment un angle supérieur à 45° avec le banc. Les pieds sont maintenus par un aide, qui appuie assez fortement *(ou qui s'assoit sur les pieds).*
Dans cet exercice, le buste se situe dans le vide, ce qui utilise l'effet de la pesanteur, et qui permet de descendre en dessous de l'horizontale *(avec les précautions nécessaires).*

Grâce à l'aide et à la fixation des pieds, il est possible d'augmenter la difficulté :
- en prenant dans les mains un haltère *(ou un disque)* que l'on place sur la poitrine,
- en allongeant les bras tendus en arrière,
- en prenant dans les mains une charge *(haltère ou disque)* que l'on maintient au niveau de la nuque.

Cet exercice permet de réaliser des charges assez lourdes, permettant une musculation plus puissante des abdominaux, mais d'autres muscles sont sollicités *(PSOAS ILIAQUE, longue portion du QUADRICEPS).*

REDRESSEMENT DU BUSTE

Sollicitation du Grand Droit et des Obliques, en tonification courte.

RÉALISATION

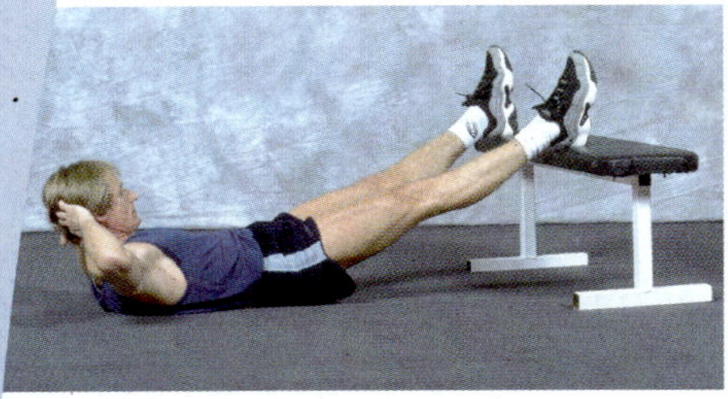

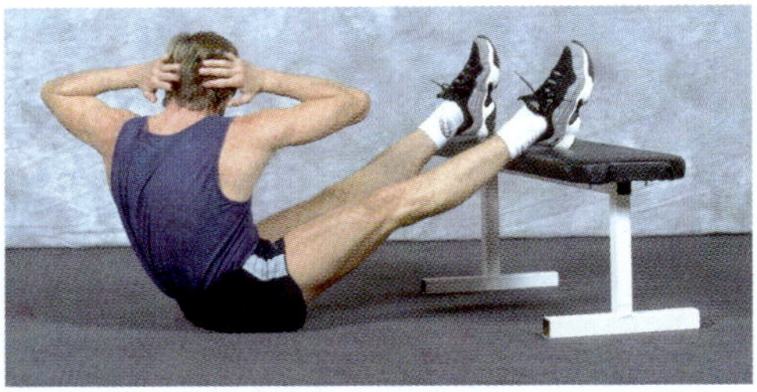

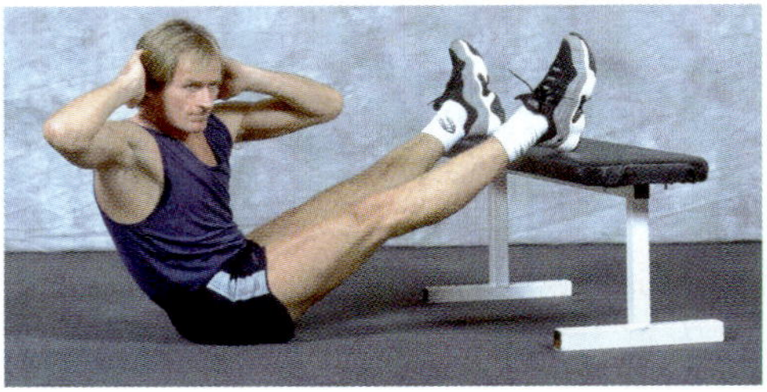

- **Position initiale :** mains placées derrière la nuque *(sans tirer sur la nuque)*, en appui sur les fesses. Le dos est décollé du sol, incliné à 45° vers l'arrière, avec une région lombaire arrondie *(en cyphose)*.
- **Action :** monter en approchant le ventre des cuisses,
  – une fois dans l'axe,
  – une fois avec une rotation à droite,
  – une fois avec une rotation à gauche.
- **Revenir à la position initiale** *(en contrôlant le retour)*.

ÉVITER

- de redescendre le dos au contact du sol,
- de creuser le dos *(lombaire, dorsal)*,
- de décoller les pieds du banc.

CONSEILS

- l'amplitude du mouvement est volontairement courte, se situant autour des 45° par rapport à l'horizontale.

REDRESSEMENT DU BUSTE

Sollicitation plus accentuée sur les Obliques.

RÉALISATION

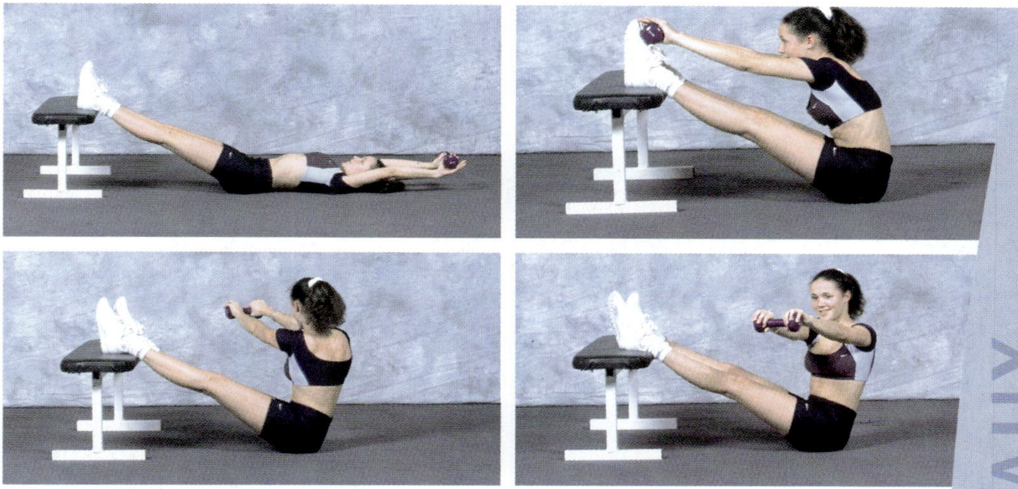

- **Position initiale :** bras allongés en tenant un haltère dans les mains *(ou un dans chaque main)*. Le dos *(lombaire et dorsal)* est en contact avec le sol, mais les épaules et la tête sont décollées.
- **Action :** lancer les mains et les haltères, alternativement,
  - vers les pieds, en "carpé du corps" à son maximum,
  - vers l'extérieur de la cuisse gauche *(rotation)*,
  - vers l'extérieur de la cuisse droite *(rotation)*.
- **Revenir à chaque fois à la position initiale** *(en contrôlant le retour et la position de départ)*.

ÉVITER

- de revenir trop brusquement et de redresser les épaules et la tête en arrière,
- de toucher le sol avec les bras,
- de lancer les haltères tenus dans les mains.

CONSEILS

- revenir poser la région dorsale arrondie au contact du sol,
- réaliser une rotation maximale *(sollicitation des Obliques)*.

TRAVAIL DU GRAND DROIT

SANS CHARGE

RÉALISATION

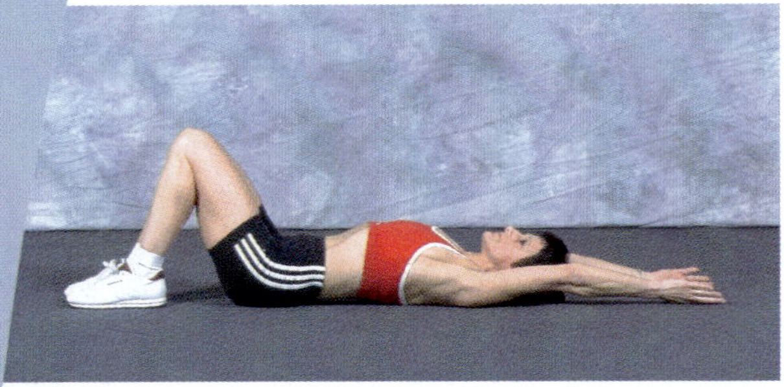

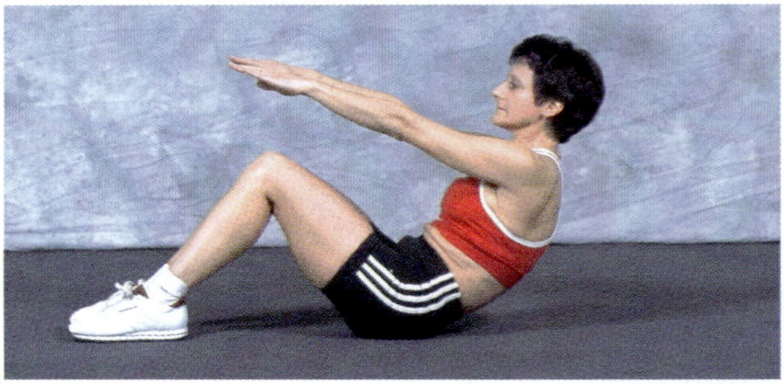

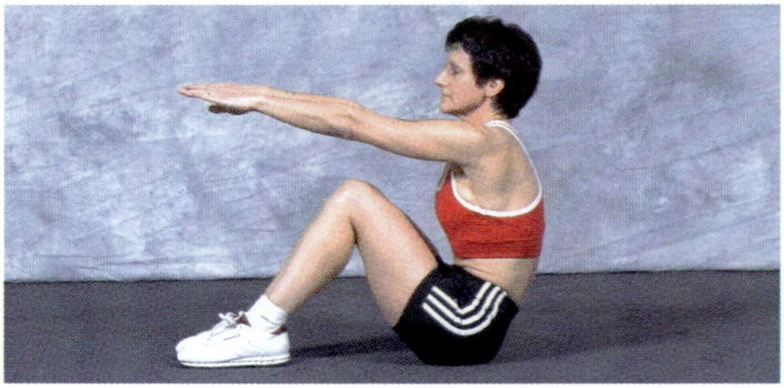

Exercice de difficulté : facile.

- **Position initiale :** bras allongés au sol, jambes fléchies.
- **Action :** lancer les bras pour aider à approcher le ventre des cuisses fléchies, puis essayer de redescendre lentement en rentrant le ventre et en expirant par la bouche.

AVEC CHARGE

RÉALISATION

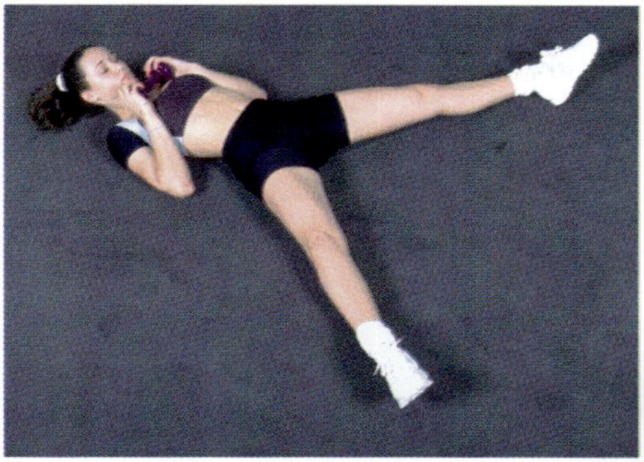

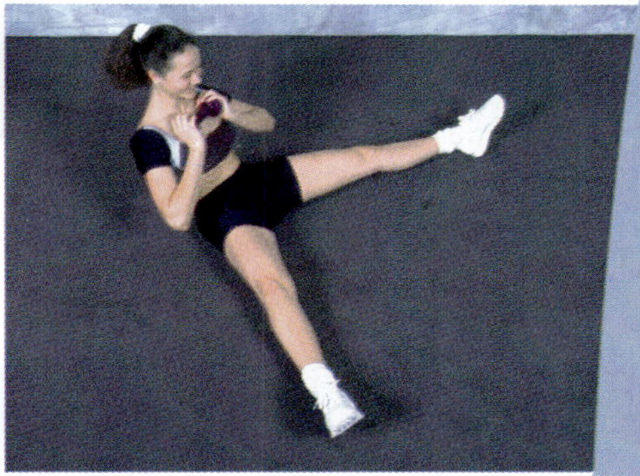

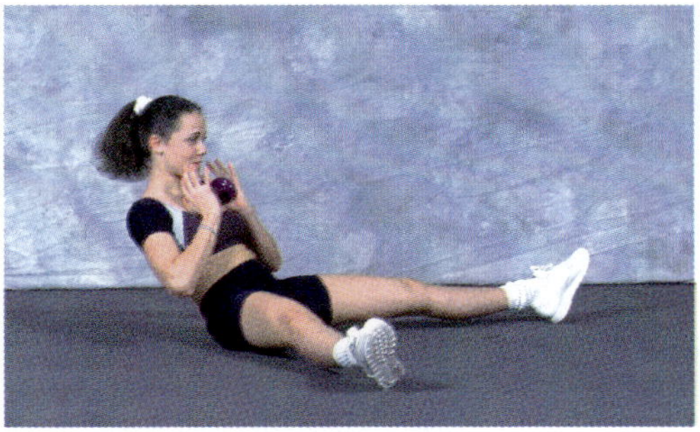

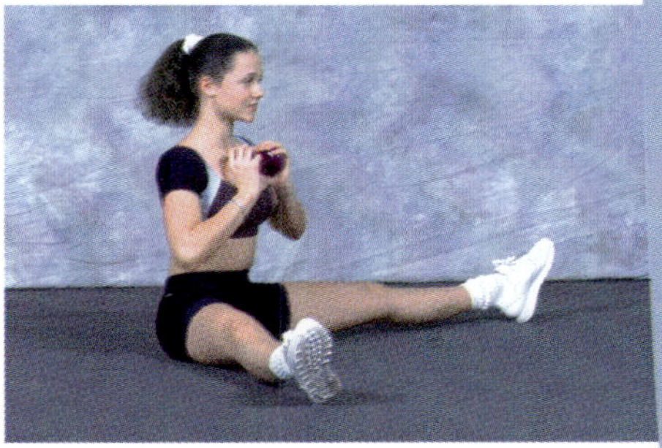

Exercice de difficulté : moyen.

Même exercice, mais placer un poids au niveau de la poitrine.
Les jambes peuvent être écartées.

SUR BANC, AVEC AIDE *(ET CHARGE)*

RÉALISATION

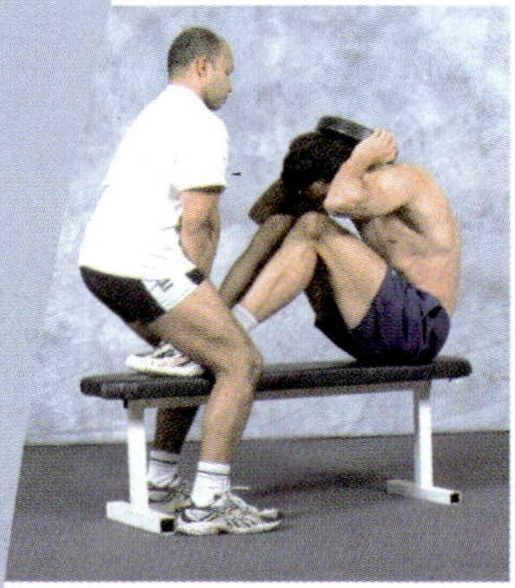

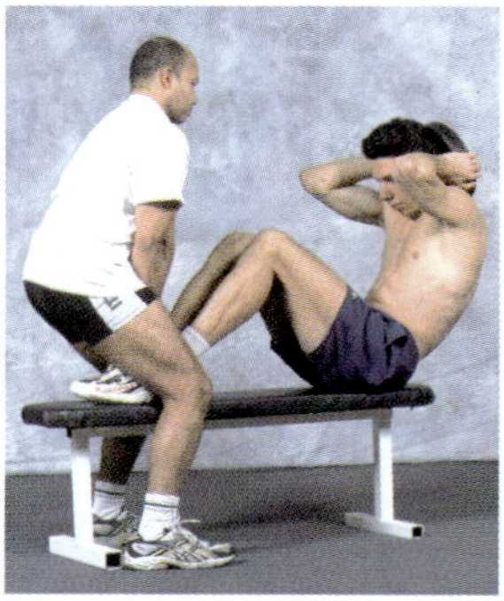

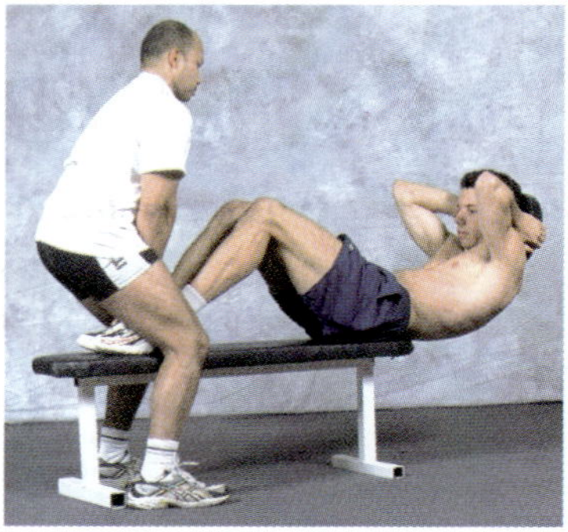

Exercice de difficulté : difficile.

Pour augmenter la difficulté :

- placer les mains derrière la nuque,
- placer les mains devant la poitrine en tenant un haltère *(ou un disque pouvant aller de 2,5 kg à 20 kg...)*.

ÉVITER

- de tirer trop fortement sur la nuque en flexion *(il est inutile de se faire mal au cou)*,
- de relâcher le dos et de creuser la région lombaire.

CONSEILS

- malgré la charge importante, il est nécessaire de conserver un dos en position de cyphose *(lombaire et dorsale)*.

Cet exercice sollicite fortement le Grand Droit et le Grand Oblique, mais aussi le Psoas.

TRAVAIL DES OBLIQUES EN ROTATION

RÉALISATION

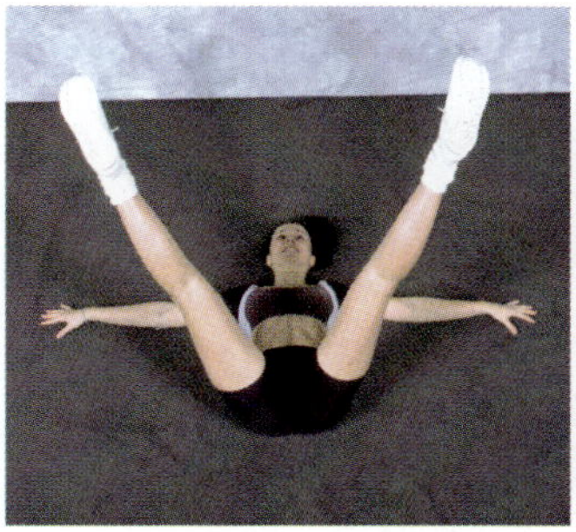

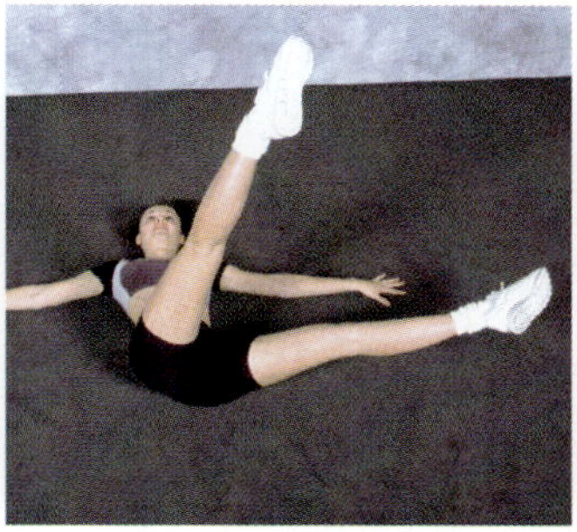

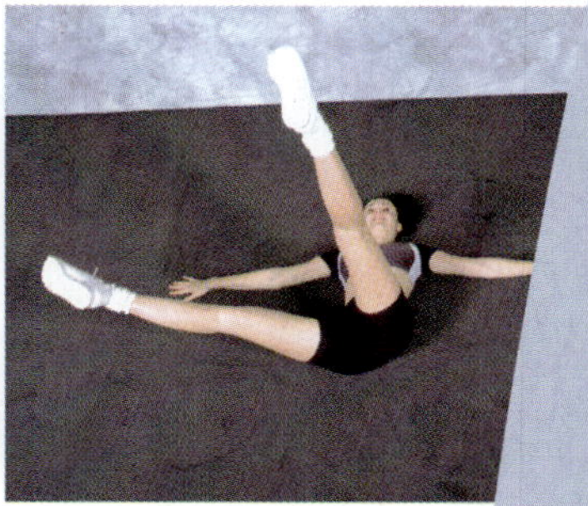

Exercice de difficulté : facile.

- **Position initiale :** à plat dos, les bras sont écartés latéralement, paumes au sol, afin de conserver l'équilibre latéralement. Les jambes sont levées proche de la verticale, et en écart latéral.
- **Action :** balancer les jambes dans un plan frontal, de droite à gauche, en conservant l'écart.

Exercices de difficulté : moyen.

EXEMPLE 1 :

- **Position initiale :** identique à la précédente sauf que les jambes sont serrées.
- **Action :** descendre les jambes latéralement, mais il faut s'arrêter avant de toucher le sol *(environ à un angle de 20-30°)*.

EXEMPLE 2 :

- **Position initiale :** jambes serrées à la verticale.
- **Action :** réaliser des cercles avec les jambes, mais toujours en restant les pieds à 20 cm *(grands cercles)* au-dessus du sol, ou à 30-40 cm *(petits cercles)*.

ÉVITER

- de creuser la région lombaire,
- de décoller les épaules du sol.

Ces exercices simples doivent néanmoins être maîtrisés, car une lordose de la région lombaire associée à une torsion peut provoquer un conflit discal *(et éventuellement un lumbago)*.

RÉALISATION

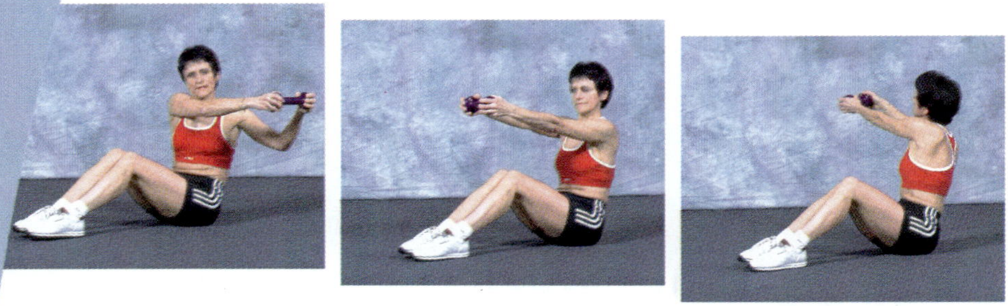

Exercice de difficulté : moyen.

- **Position initiale :** jambes fléchies, dos à plat *(ou décollé)* du sol.
- **Action :** monter le buste incliné à environ 45°, et réaliser une rotation du tronc à droite, puis à gauche.

La position permet de fixer le bassin et limite les effets de rotation exagérés au niveau de la colonne vertébrale lombaire.

RÉALISATION

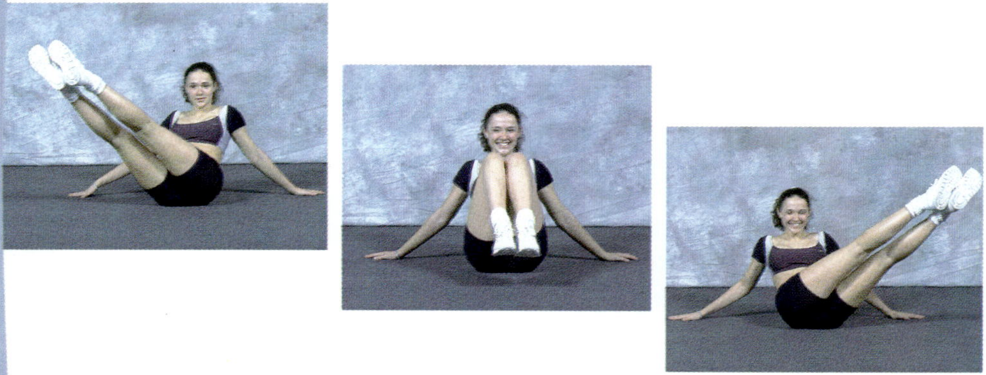

Exercice de difficulté : moyen.

- **Position initiale :** assis corps tendu ou en appui sur les coudes, les jambes sont groupées devant soi, pieds décollés du sol.
- **Action :** étendre les jambes avec un déplacement latéral à droite, revenir à la position initiale, puis étendre les jambes à gauche, et ainsi de suite.

TRAVAIL DES OBLIQUES EN INCLINAISON LATÉRALE

RÉALISATION

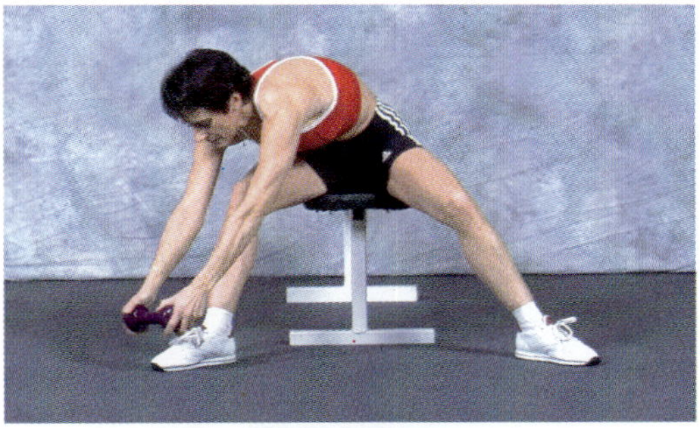

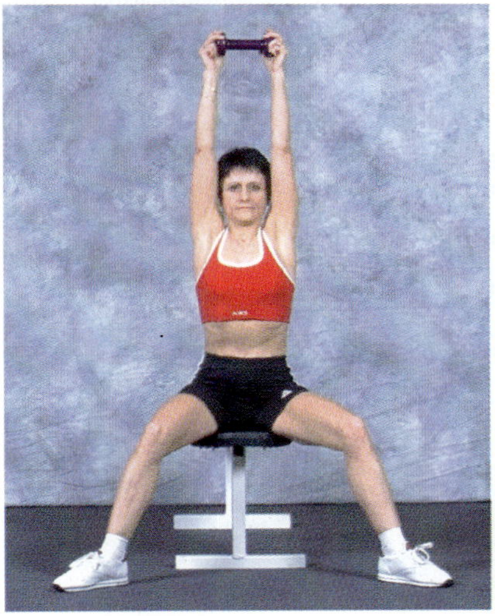

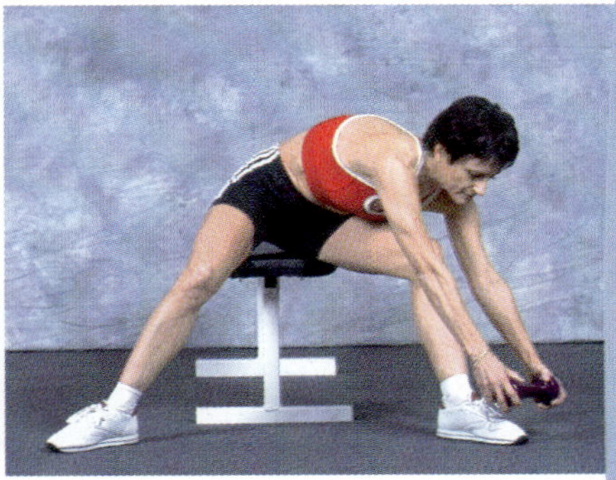

Exercice de difficulté : facile.

- **Position initiale :** assis en travers d'un banc, dos droit, bras en extension au dessus de la tête *(mains avec haltères)*.
- **Action :** amener les mains dans un plan frontal jusqu'au niveau des pieds *(inclinaison latérale du buste)* à droite, puis revenir à la position initiale, et même action à gauche.

Cet exercice sollicite également les muscles intercostaux *(en ouvrant le gril costal)*.

RÉALISATION

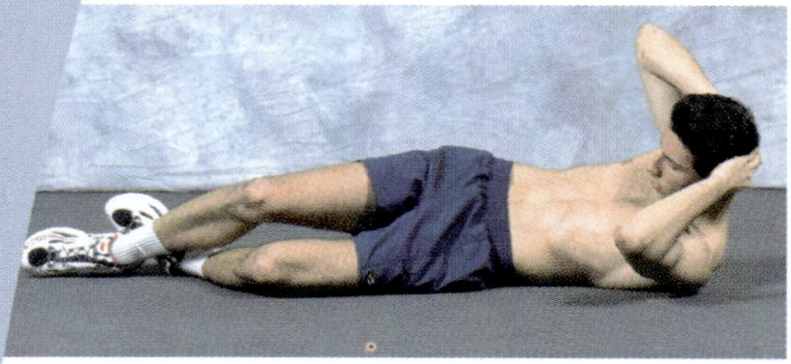

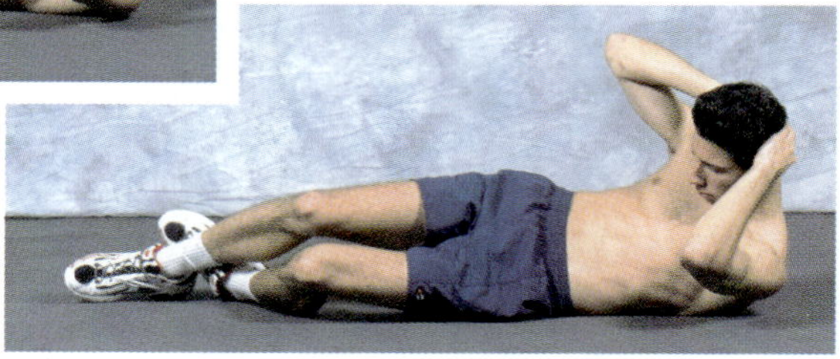

Exercice de difficulté : moyen.

› **Position initiale :** couché sur le côté gauche, jambes fléchies *(pieds croisés)*, épaule gauche en contact avec le sol, mains derrière la nuque.
› **Action :** approcher l'épaule droite vers la hanche droite.
C'est un mouvement de faible amplitude *(plus statique)*.

RÉALISATION

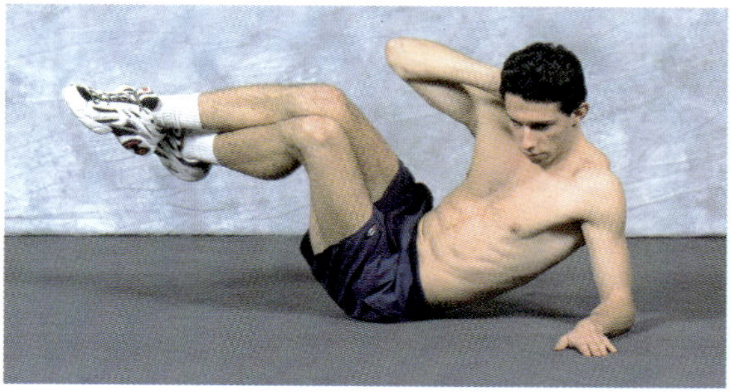

Exercice un peu plus difficile.

› **Position initiale :** décoller les jambes, pieds croisés, en restant en appui latéral sur le coude et l'avant-bras.
› **Action :** rapprocher le coude droit du genou gauche.

LE PSOAS-ILIAQUE

Le muscle PSOAS *(de la cavité abdominale)* formant la paroi lombaire antérieure, descend dans le canal iliaque pour se réunir au muscle ILIAQUE, et se terminer à la partie supérieure de la tête du fémur, permettant l'élévation de la cuisse vers le bassin *(FLEXION de la cuisse)*.

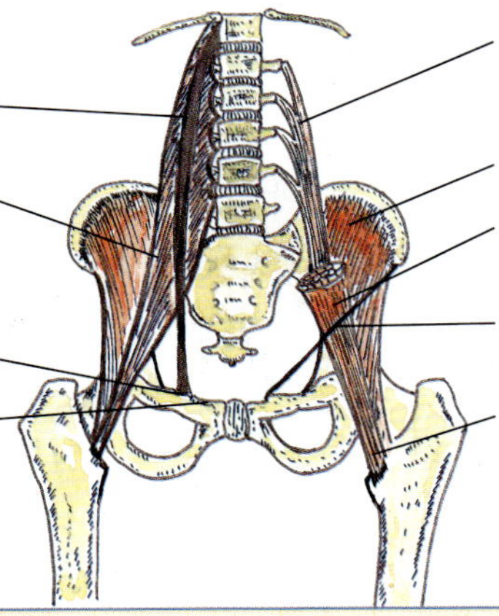

PSOAS

À son origine, il s'insère au niveau des vertèbres lombaires :

- sur les faces latérales des corps vertébraux de D12 à L5,
- sur les faces latérales des disques intervertébraux,
- sur les arcades fibreuses réunissant les insertions,
- sur les apophyses costiformes des 4 premières vertèbres lombaires.

Il se termine au sommet du petit trochanter, où on lui rattache le Petit Psoas.

ILIAQUE

À son origine, il s'insère au niveau de la fosse iliaque :

- sur les deux tiers supérieurs de la fosse iliaque interne,
- sur la moitié supérieure de la symphyse sacro-iliaque.

Il se termine avec le Psoas.

Lors du point fixe au tronc, ils fléchissent la cuisse sur le bassin.

Lors du point fixe au fémur, le PSOAS attire les vertèbres lombaires en avant. Cette action bilatérale favorise une HYPERLORDOSE du rachis lombaire.

N.B. : L = lombaire

LEVER D'UNE JAMBE

Sollicitation du Psoas-iliaque, et en fin d'élévation de la longue portion du Quadriceps.

RÉALISATION

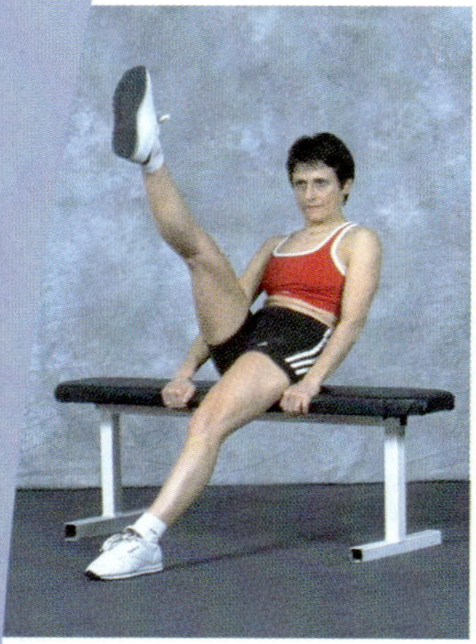

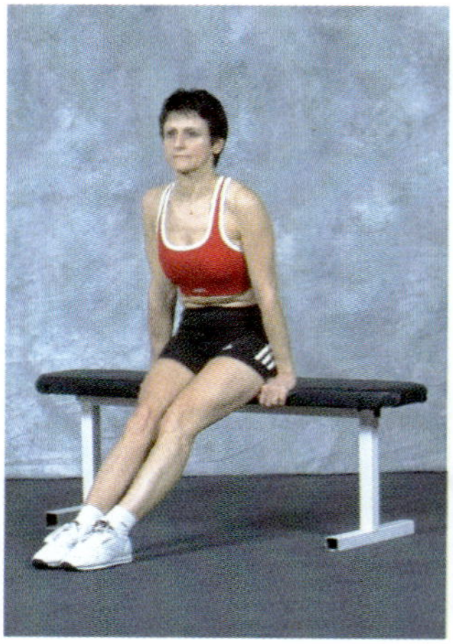

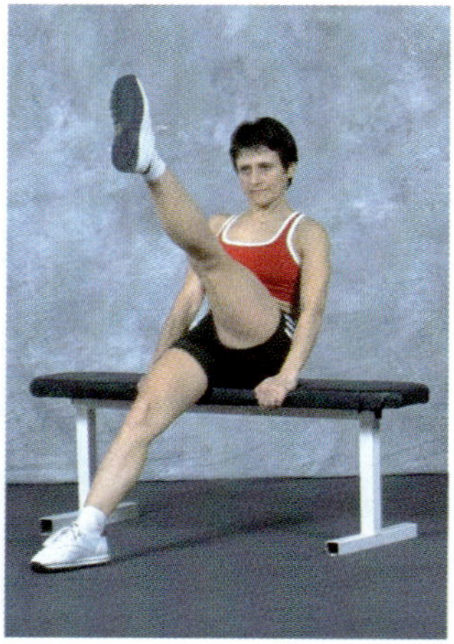

- **Position initiale :** corps droit *(soutenu à une barre, les bras en appui sur un banc...)*.
- **Action :** lever une jambe vers l'avant et le haut.
- **Retour à la position initiale**, et lever l'autre jambe.

ÉVITER

- de creuser la région lombaire, surtout si le mouvement est lancé, brusque et d'amplitude maximale.

CONSEILS

- pour faciliter le mouvement, on peut fléchir la jambe d'appui,
- conserver la région lombaire en cyphose, pour cela orienter le bassin en basculant la crête iliaque vers l'arrière et le pubis vers l'avant *(rétroversion du bassin)*,
- si les muscles ischio-jambiers ne sont pas très souples, fléchir la jambe libre au cours de la montée.

Pour augmenter la difficulté, on leste les pieds avec des bracelets, des semelles de plomb...

LES "CARPÉS DU CORPS"

C'est l'action synergique de lever les deux jambes ensemble et de rapprocher le buste des cuisses. Sollicitation des muscles Abdominaux et du Psoas-iliaque.

RÉALISATION

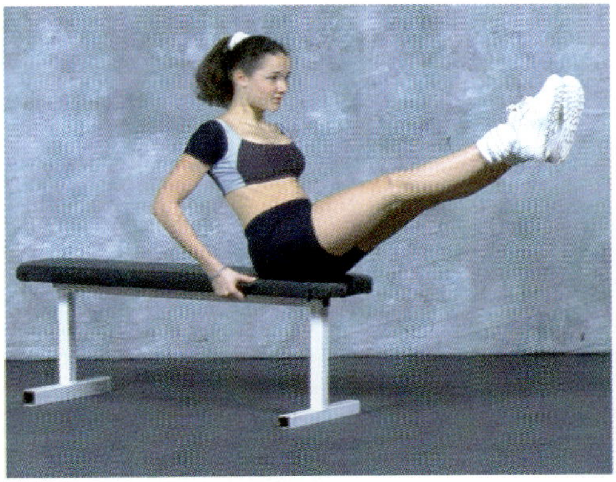

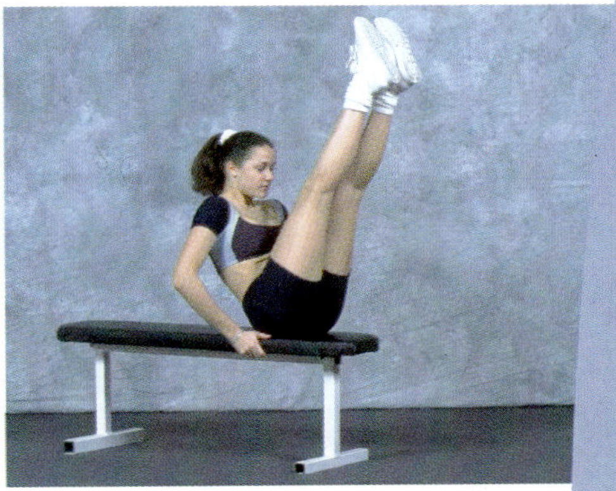

- **Position initiale :** assis sur un banc à son extrémité, en appui sur les mains placées en arrière des fesses, les jambes sont tendues et serrées.
- **Action :** élévation des jambes, tout en approchant le buste vers les cuisses *(dynamique)*, puis revenir à la position initiale.

ÉVITER

- de descendre les jambes trop bas *(rester toujours un peu en flexion de hanche)*.

CONSEILS

- conserver la région lombaire en cyphose,
- le bassin est placé en rétroversion,
- expirer activement à chaque position de carpé, en essayant de rentrer le ventre.

C'est un mouvement dynamique qui sollicite toute la région abdominale *(avec efficacité)*.

LE GAINAGE DU CORPS

Le terme "gainage" du corps, issu du milieu sportif, illustre la fonction de maintien de la région abdominale, comme le ferait une "gaine".
Les muscles de l'abdomen sont sollicités en STATIQUE *(maintien de postures)*.

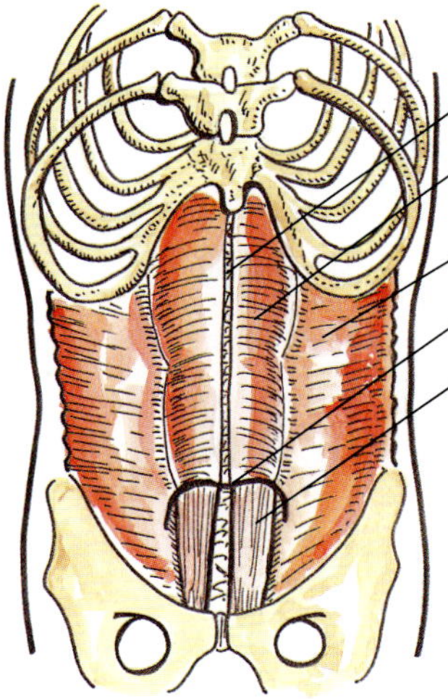

VUE ENDO-PARIÉTALE DES APONÉVROSES

VUE POSTÉRO-LATÉRALE DROITE DU TRONC

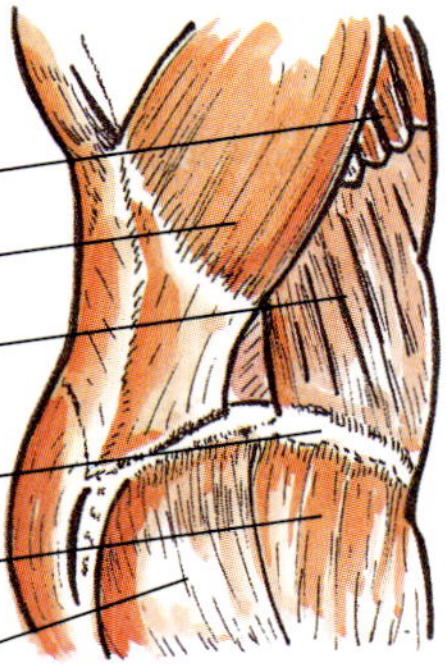

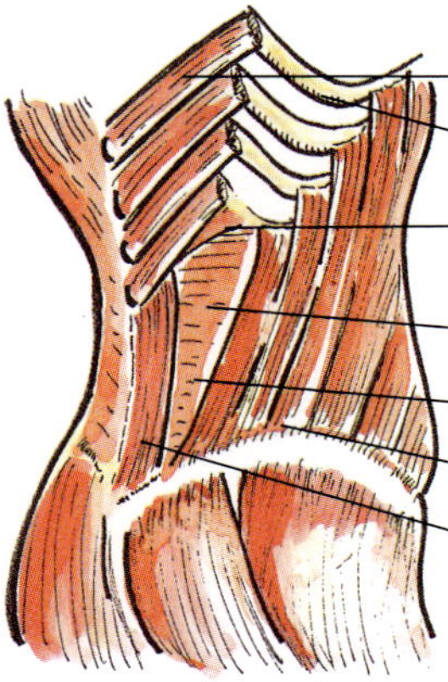

VUE POSTÉRO-LATÉRALE DROITE DU TRONC

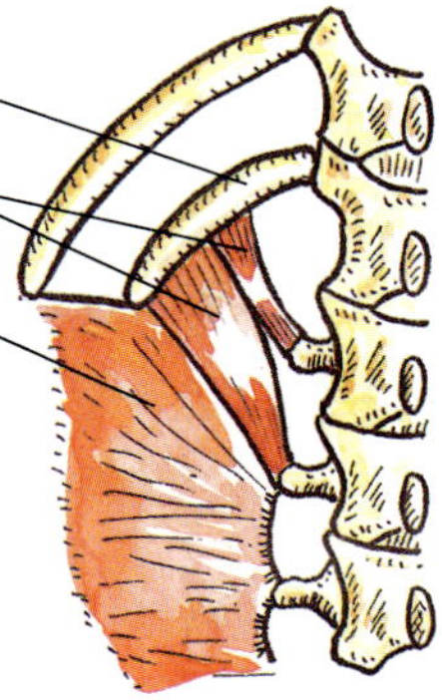

VUE DU LIGAMENT LOMBO-COSTAL

COUPE HORIZONTALE DE L'ABDOMEN MONTRANT LES MUSCLES DE LA PAROI.

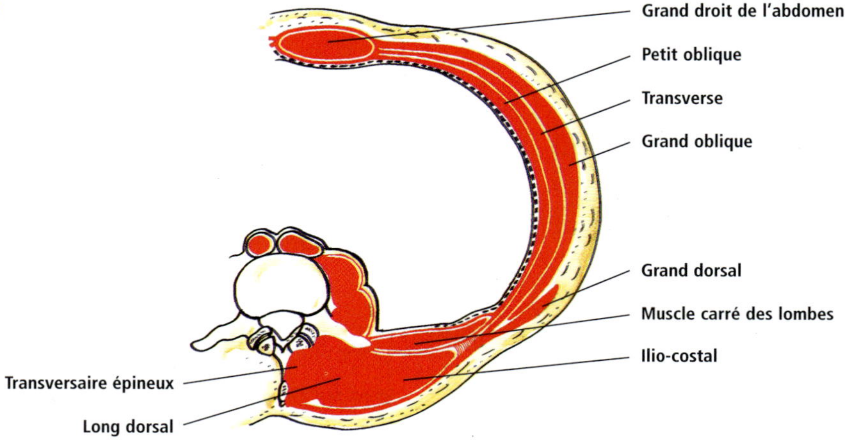

SCHÉMA MONTRANT LA DIRECTION DES FIBRES DES PRINCIPAUX MUSCLES DE LA PAROI ANTÉRO-LATÉRALE DE L'ABDOMEN.

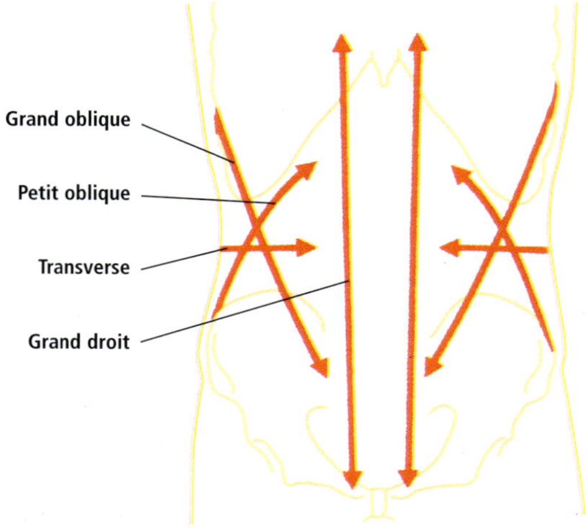

MAINTIEN DE LA POSITION CORPS "GAINÉ"

MONTÉE ET DESCENTE DU BASSIN

RÉALISATION

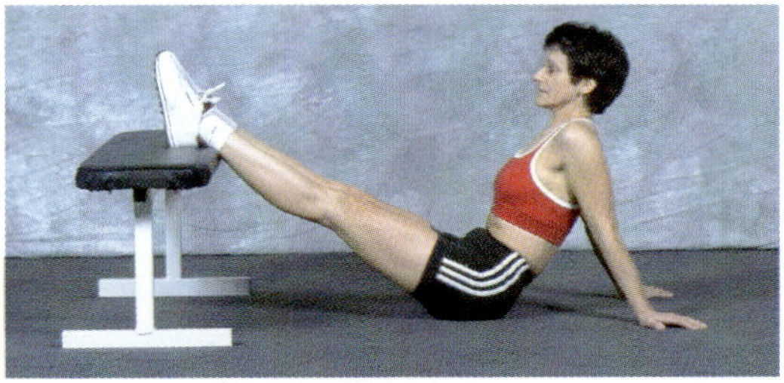

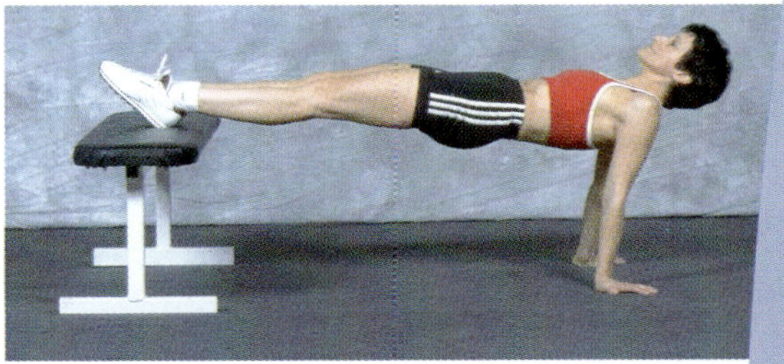

LA MONTÉE EN POSITION "CHANDELLE"

RÉALISATION

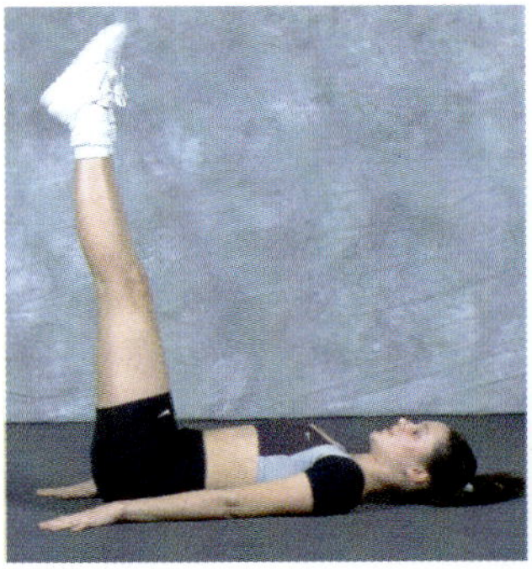

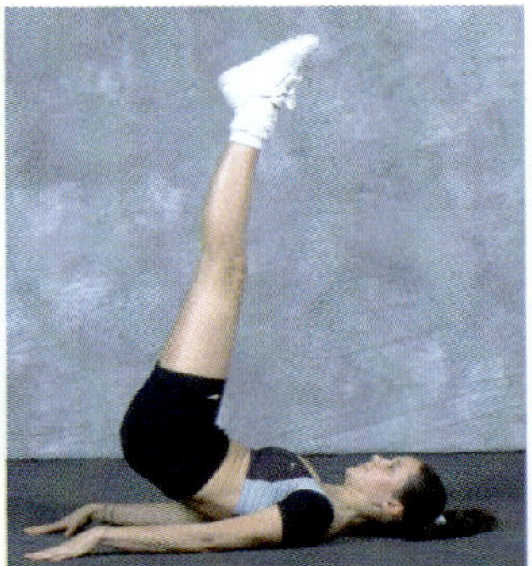

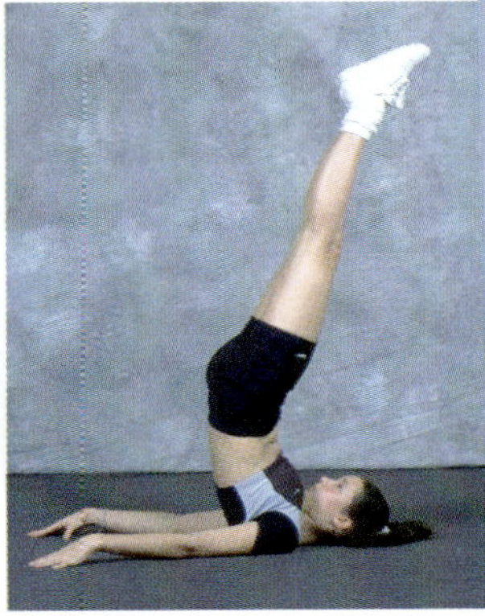

LE GAINAGE DES MUSCLES POSTÉRIEURS

RÉALISATION

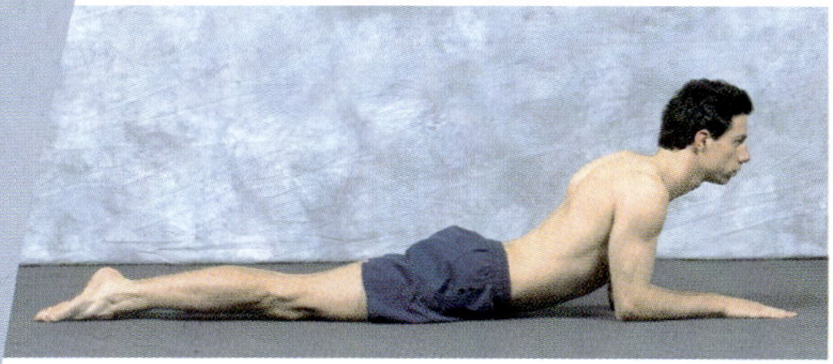

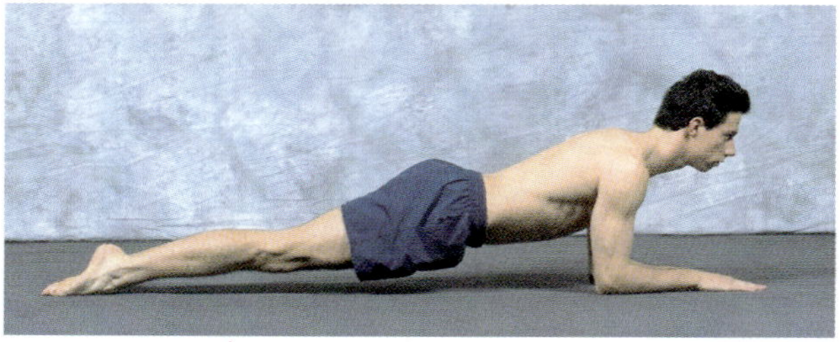

LE GAINAGE DES MUSCLES ANTÉRIEURS

RÉALISATION

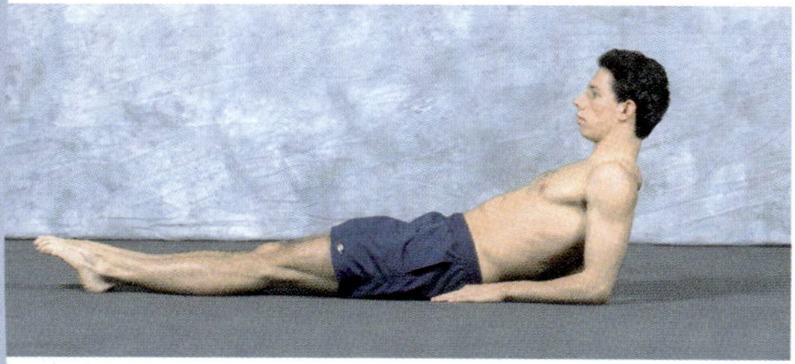

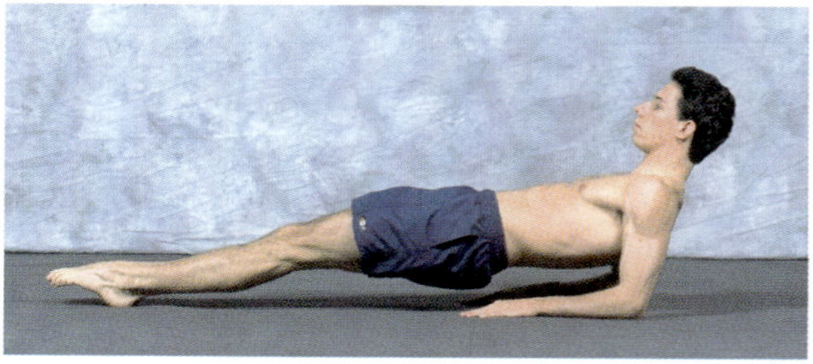

GAINAGE ET ABDOMINAUX

RÉALISATION

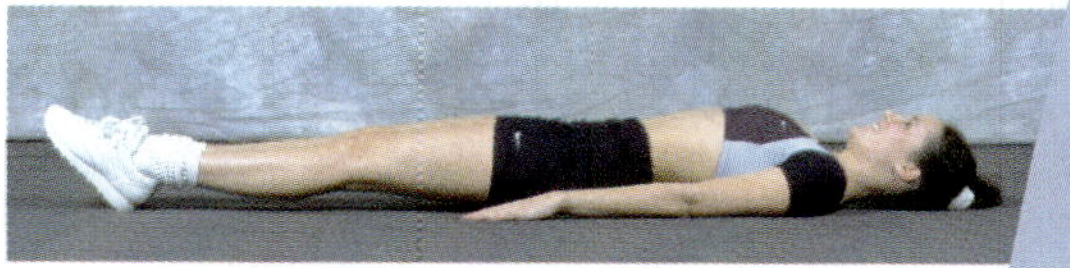

La position couchée sur le dos est à éviter, ou nécessite le contrôle de la position de son bassin. De cette position, le début du mouvement d'élévation des jambes commence par la mise en action du PSOAS, qui tire sur la face antérieure des vertèbres lombaires. Cette hyperlordose lombaire peut s'éviter en contrôlant son bassin, que l'on place et maintient en rétroversion. On peut s'aider par le placement des mains sous les fesses, à leur partie supérieure.

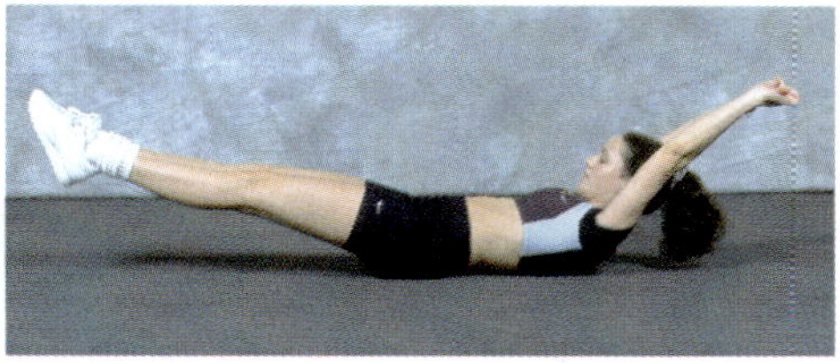

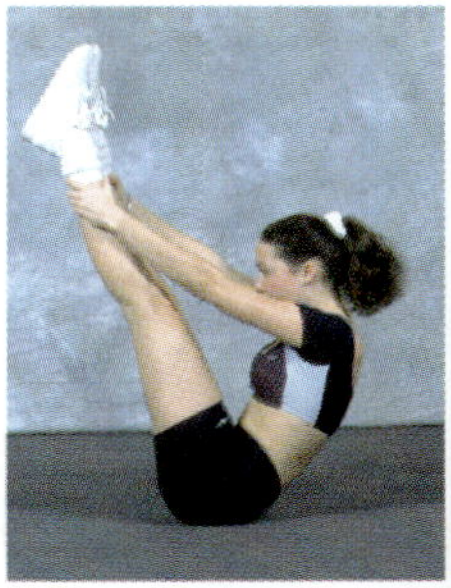

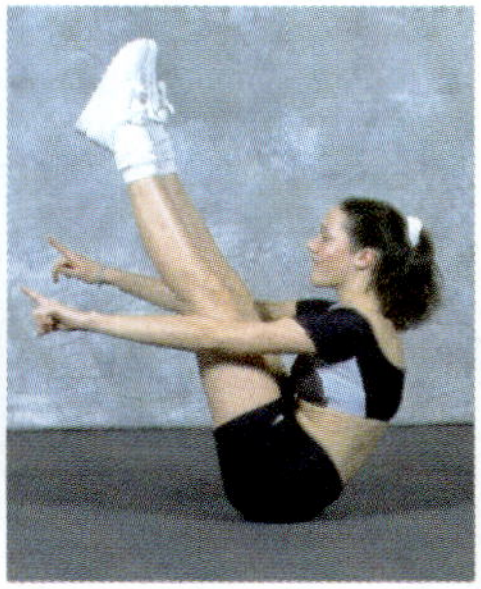

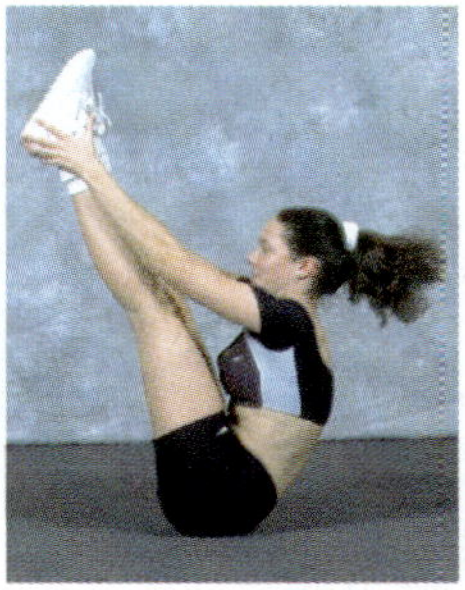

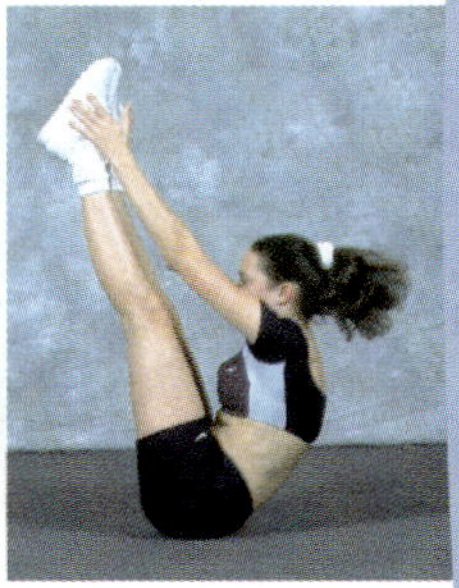

- **Position initiale :** décoller les cuisses du sol *(10 à 20°)*, ainsi que les épaules et les bras, maintenir la position *(gainage statique)*.
- **Action :** monter activement en essayant de toucher les chevilles avec les mains, *("carpé du corps")*.
- **Contrôler lentement la descente** pour revenir à la position initiale de léger carpé *(gainage et renforcement lent)*.

RÉALISATION

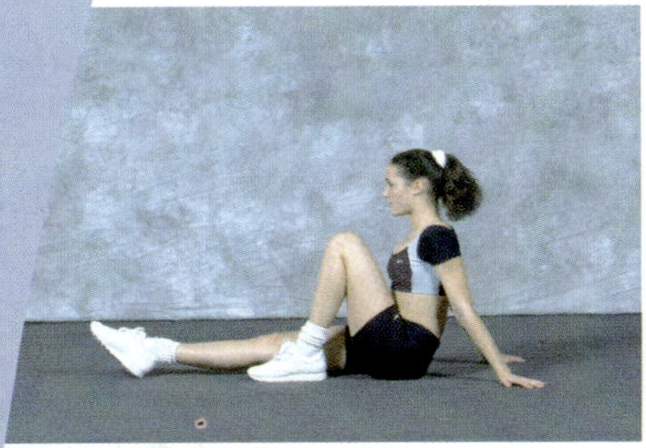

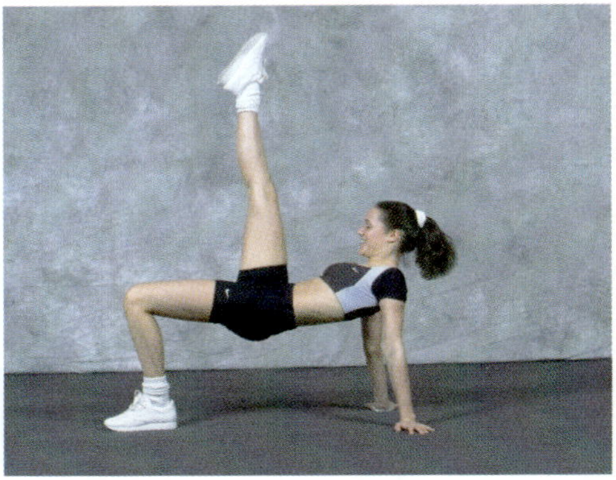

Exercice de difficulté : facile.

- **Position initiale :** assis, jambe droite allongée, jambe gauche fléchie le pied en appui au sol, le buste incliné en arrière et en appui sur les deux bras.
- **Action :** monter le ventre en poussant sur la jambe fléchie et en montant la jambe tendue, et pousser l'ensemble vers le haut.

RÉALISATION

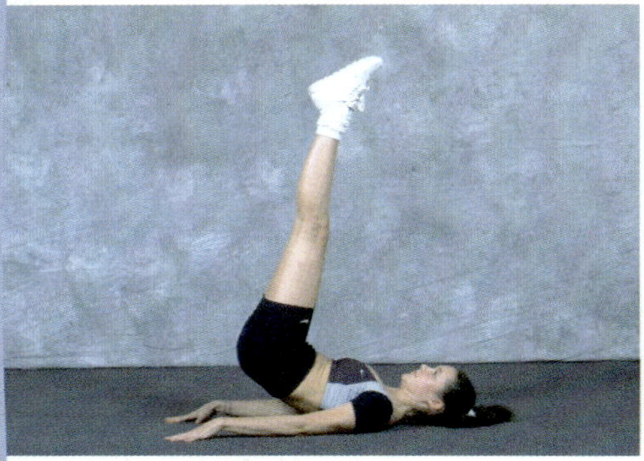

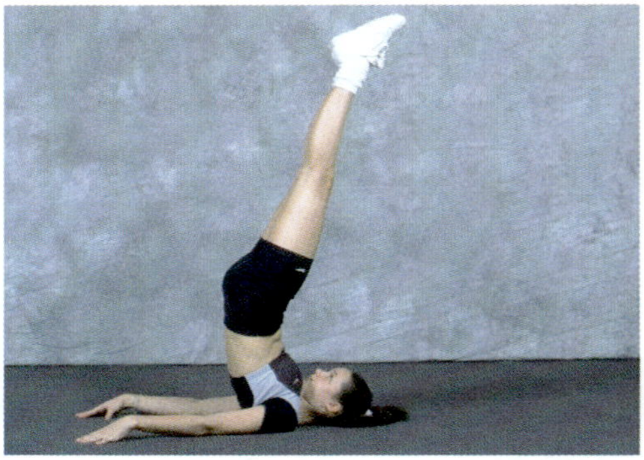

Exercice de difficulté : moyen.

- **Position initiale :** monter en chandelle et tenir la position,
- **Action :** descendre les jambes,
  – soit fléchies groupées, en rapprochant les genoux du front,
  – soit tendues carpées, en rapprochant les pieds du sol,
- **Revenir à la position de chandelle.**

RÉALISATION

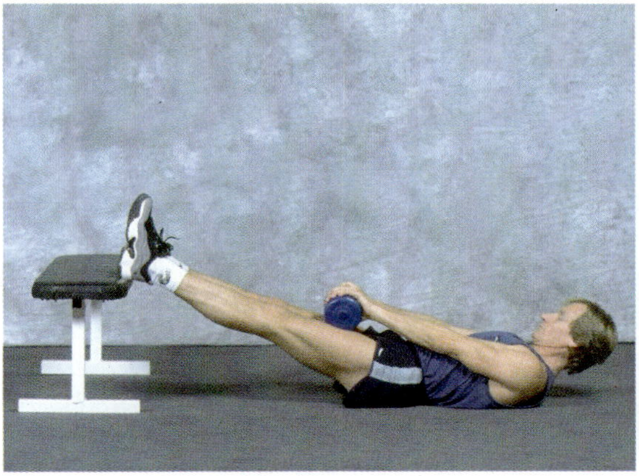

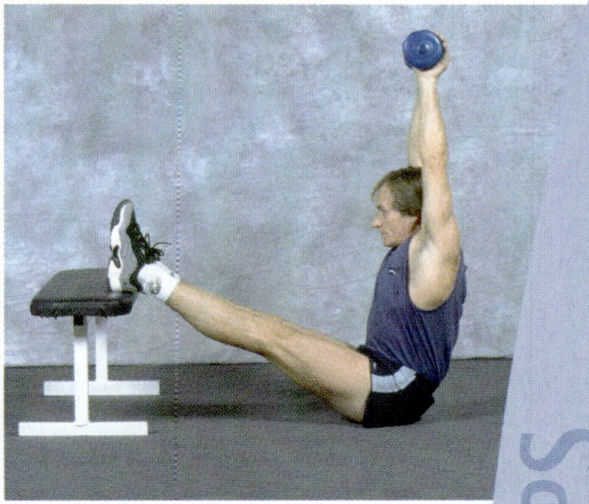

Exercices plus difficiles.

- **Position initiale :** sur le dos avec pieds surélevés.
- **Action :** redresser le corps *(abdominaux)*, et en fin de mouvement monter les bras en arrière de la nuque et se grandir au maximum, tout en rentrant le ventre, essayer de conserver la position.

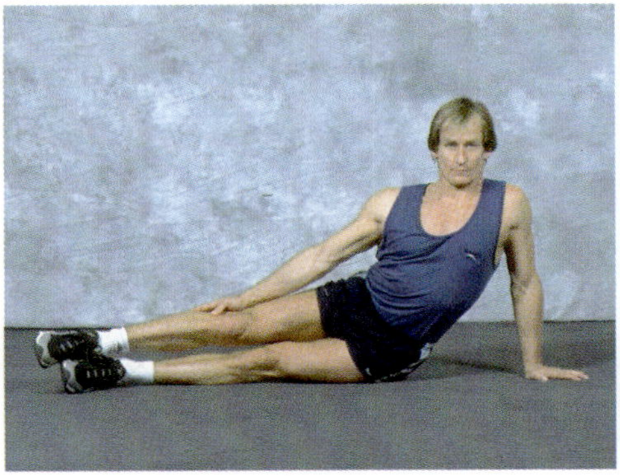

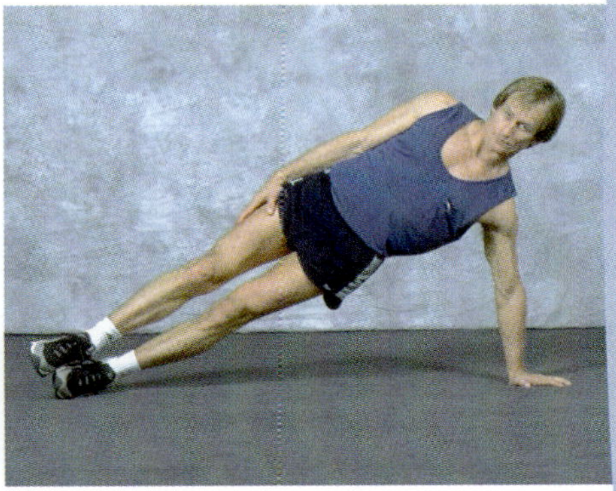

- **Position initiale :** assis, jambes allongées au sol sur le côté, bras d'appui proche de la verticale *(buste incliné)*.
- **Action :** redresser latéralement le corps pour le rendre droit tonique, et maintenir la position.
- **Revenir à la position initiale** *(descente contrôlée)*.

ENCHAÎNEMENT

RÉALISATION

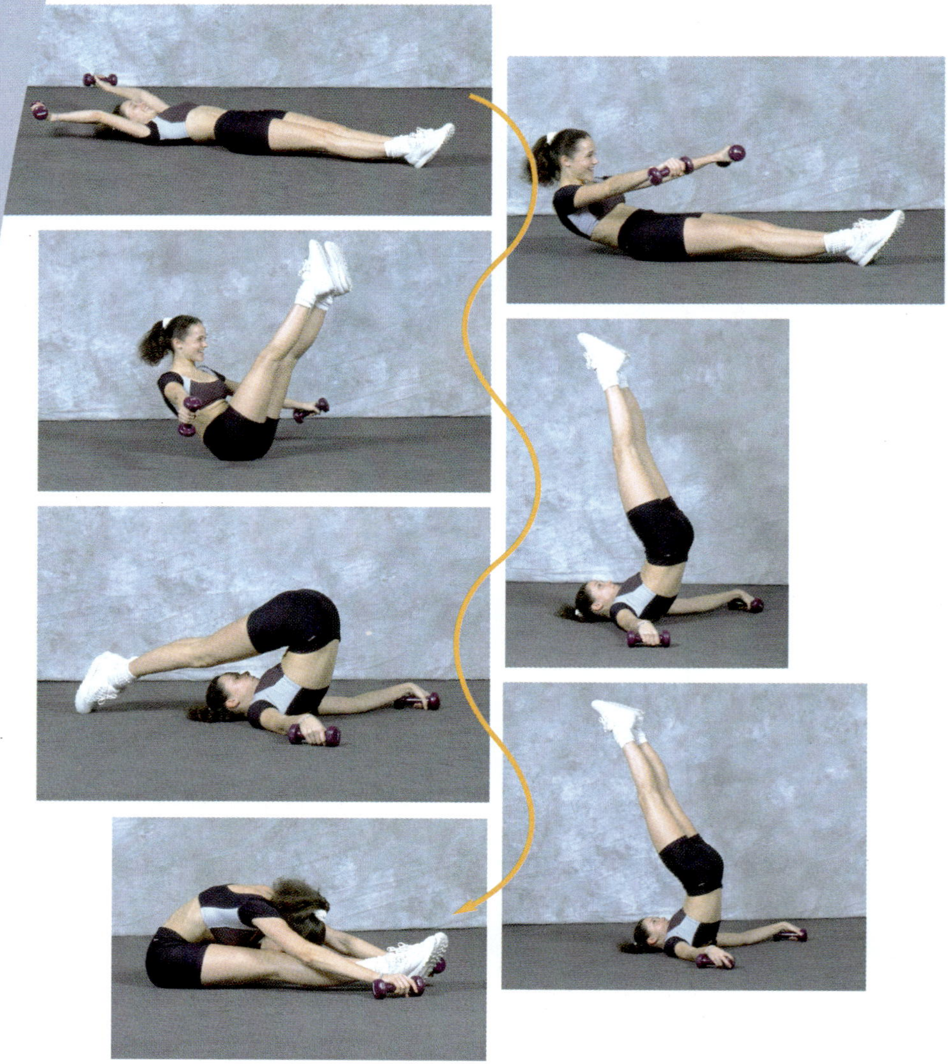

Action des bras et carpé du corps, montée en chandelle, carpé en arrière, chandelle, souplesse en avant.

LES FESSIERS

Muscle épais, charnu et puissant, formant le galbe de la fesse, le GRAND FESSIER permet de porter la cuisse en arrière *(EXTENSION)*.
Le MOYEN FESSIER permet l'élévation latérale de la cuisse *(ABDUCTION)*.

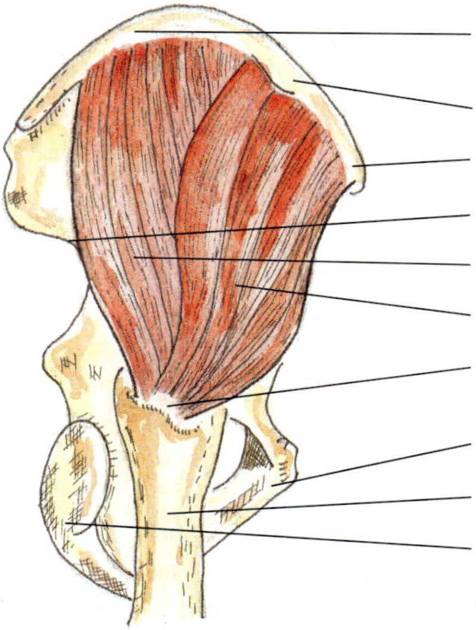

VUE LATÉRALE

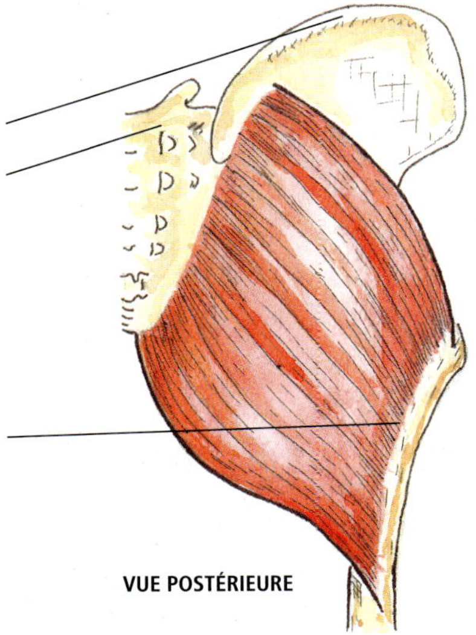

VUE POSTÉRIEURE

LES FESSIERS

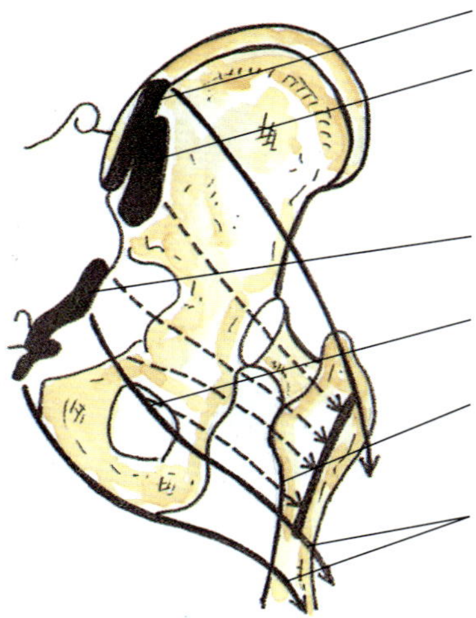

GRAND FESSIER

À son origine, il s'insère sur deux plans :

- **Superficiel :** sur la crête et les tubercules postéro-internes du sacrum, sur le tiers postérieur de la crête iliaque, sur l'aponévrose des fessiers.
- **Profond :** sur le champ postérieur de la fosse iliaque externe, sur le bord latéral du sacrum et les tubercules postéro-externes, sur les ligaments ilio-sacrés, sur la face postérieure du coccyx, sur la face postérieure du grand ligament sacro-iliaque.

Il se termine en deux plans :

- **Superficiel :** sur le bord supérieur du fascia lata.
- **Profond :** sur la branche de trifurcation de la ligne âpre, sur la cloison intermusculaire externe.

Son action complète :

- EXTENSION de la cuisse sur le bassin.
- ROTATEUR EXTERNE de la cuisse.
- RÉTROVERSION du bassin.

C'est le muscle extenseur le plus puissant du membre inférieur. Son action est importante dans le saut, la course, c'est le muscle principal de la "détente verticale" en sport.

ÉLÉVATION POSTÉRIEURE D'UNE JAMBE

Sollicite le muscle Grand Fessier.

RÉALISATION

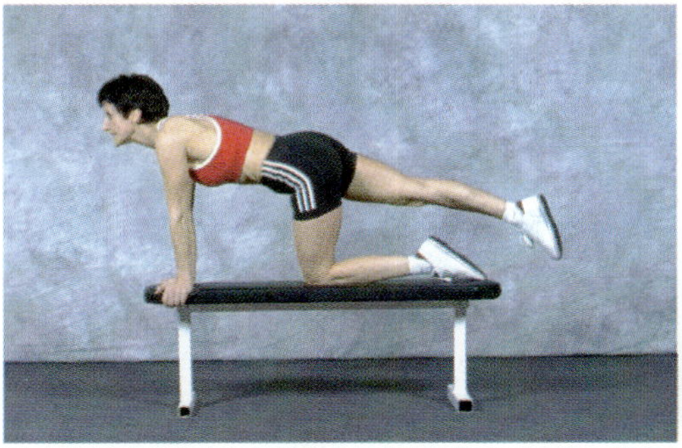

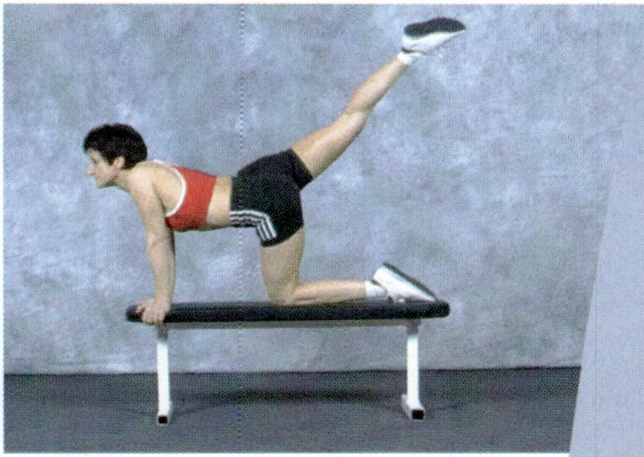

- **Position initiale :** jambe gauche en appui sur le banc *(sur le genou)*, cuisse proche de la verticale, en appui sur les bras.
- **Action :** lancer la jambe libre tendue vers le haut et en arrière.

ÉVITER

- un lancer trop fort et une position forcée en extension.

CONSEILS

- le mouvement en extension complète de la cuisse vers l'arrière *(nécessaire pour solliciter le muscle Grand Fessier)* entraîne une accentuation de la lordose lombaire, sollicitant également la masse sacro-lombaire. Ne pas forcer outre mesure.

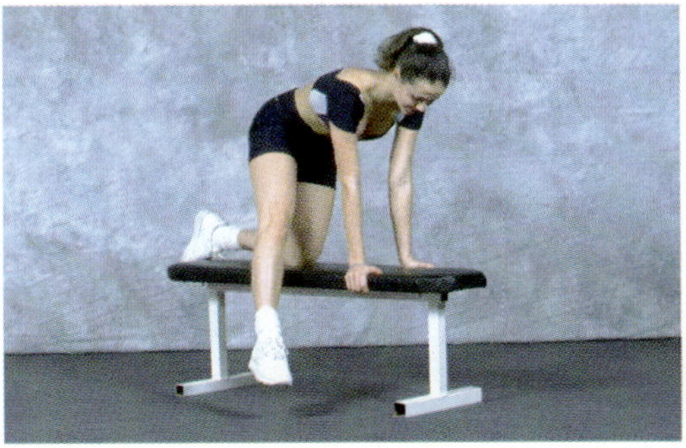

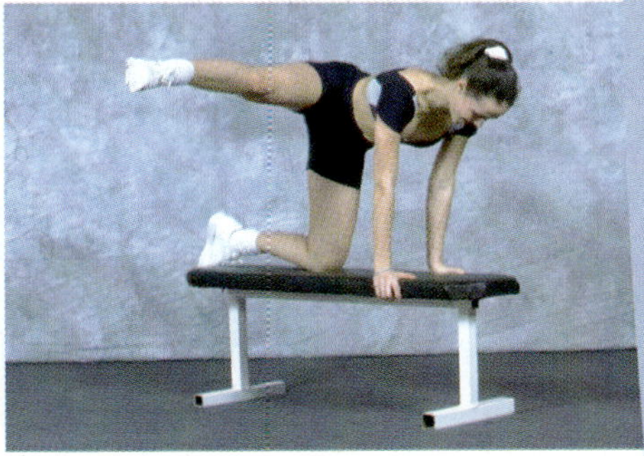

- un lancer de la jambe libre en arrière et latéralement sollicite également le muscle Moyen Fessier.

AUGMENTATION DE LA DIFFICULTÉ, EN LESTANT LES PIEDS

RÉALISATION

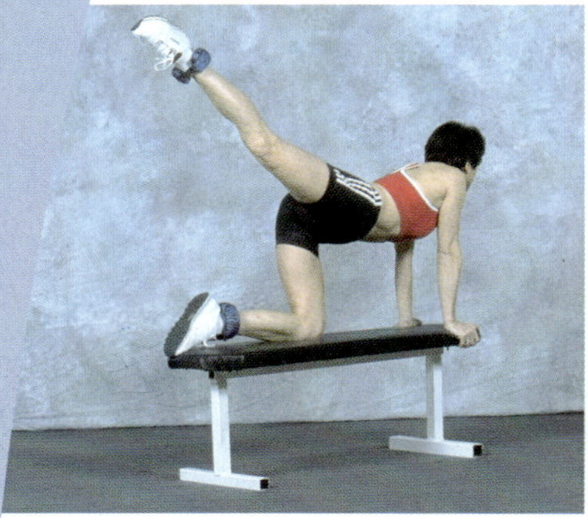

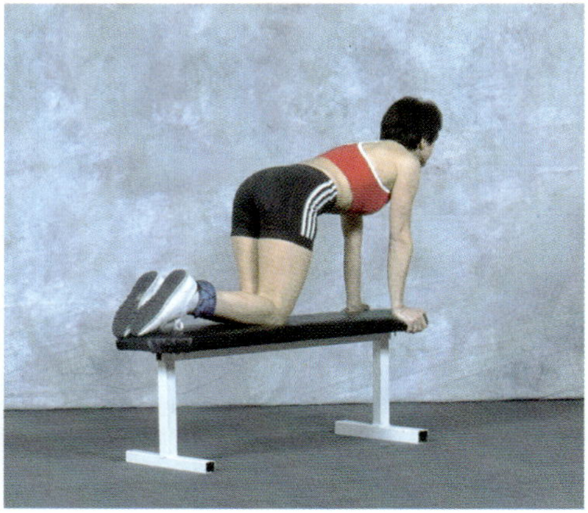

ÉLÉVATION des deux jambes

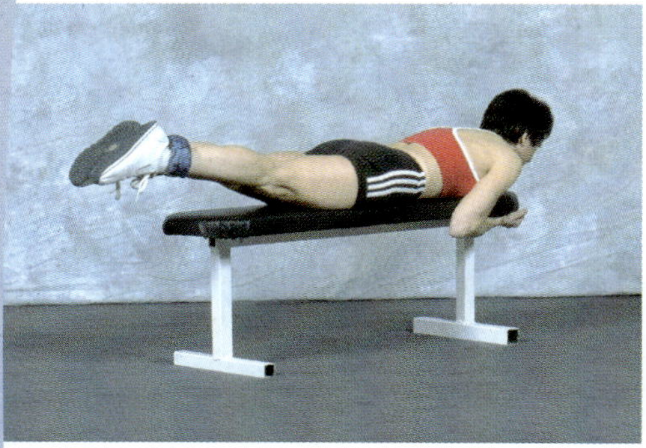

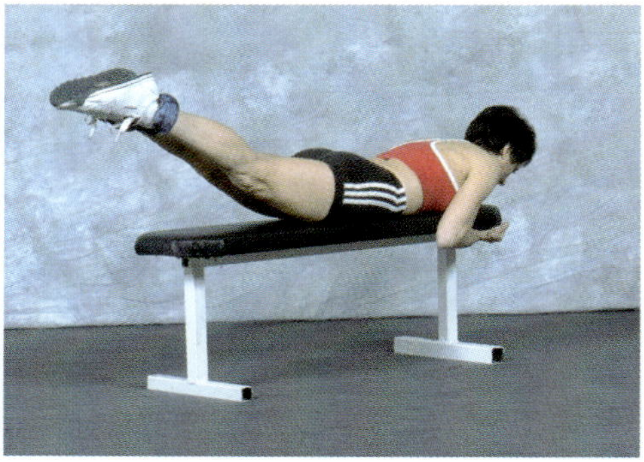

- **Position initiale :** à plat ventre sur le banc, en se maintenant par enlacement du banc avec les bras repliés, les jambes sont dans un plan horizontal.
- **Action :** soulever les cuisses vers le haut *(par contraction des muscles fessiers)*.

ÉVITER

- les mouvements lancés *(c'est un mouvement en force)*.

CONSEILS

- contrôler la position en lordose lombaire.

ÉLÉVATION LATÉRALE D'UNE JAMBE

Sollicite le Moyen Fessier.

RÉALISATION

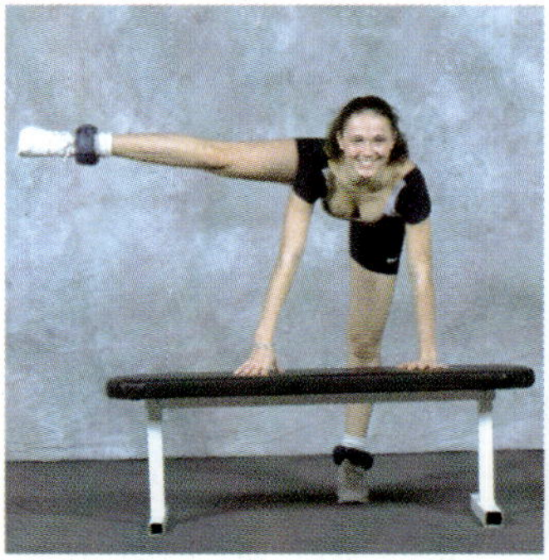

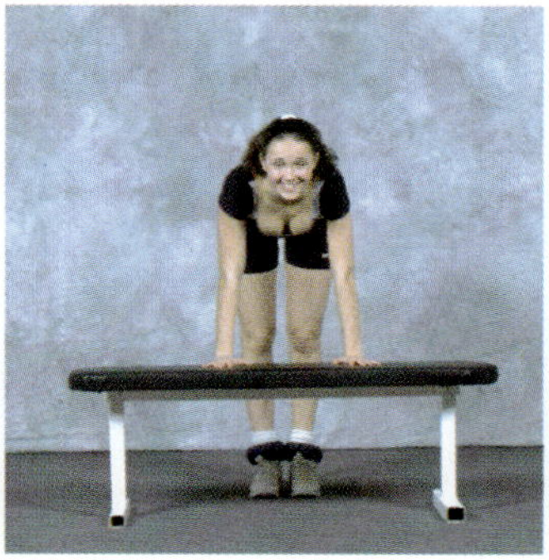

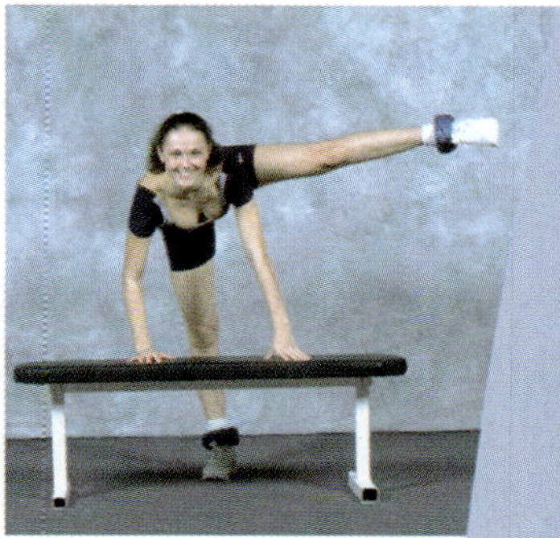

- **Position de base :** en appui sur une jambe tendue, le buste plus ou moins incliné vers l'avant, les mains prennent un appui *(sur un banc, sur une barre de danse...)*.
- **Position initiale :** la jambe libre est verticale, proche du pied de la jambe en appui.
- **Action :** lever la jambe libre latéralement *(dans un plan frontal)*.
- **Revenir à la position initiale.**

ÉVITER

- un lancer de jambe trop violent entraînant un lever excessif,
- de lever la jambe trop haut, ce qui entraîne une bascule du bassin se répercutant au niveau lombaire.

CONSEILS

- l'abduction physiologique de la cuisse se situe aux environs de 45°. Les levers de jambe au-dessus ne peuvent se réaliser qu'avec des mouvements de compensation au niveau du bassin et des vertèbres lombaires. Ils ne sollicitent pas plus le muscle Moyen Fessier.
- en cas de raideur des muscles Ischio-jambiers et Adducteurs de la cuisse, on peut fléchir légèrement les genoux *(de la jambe libre comme de la jambe d'appui)*.

Pour augmenter la difficulté, et donc le travail musculaire, on peut lester les jambes.

RÉALISATION

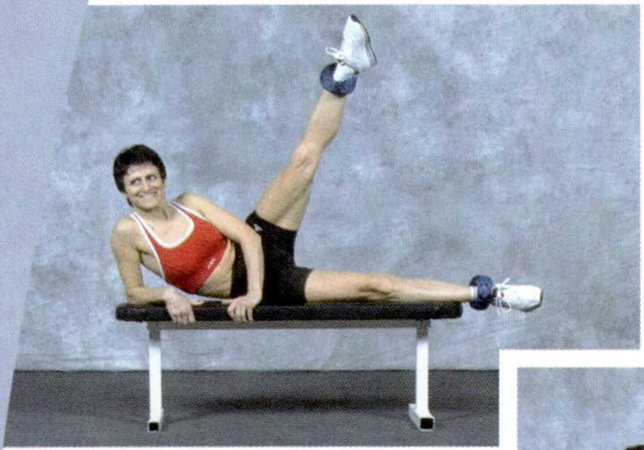

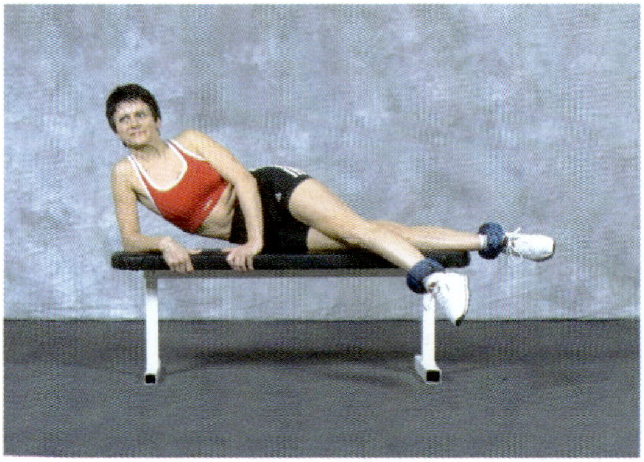

- **Position de base :** couché sur un côté, sur un banc, jambe et cuisse en appui latéral, le buste est décollé, incliné et maintenu par le bras en appui sur le coude.
- **Position initiale :** la jambe libre est volontairement croisée au-dessus et en avant de la jambe d'appui *(pour augmenter l'amplitude du mouvement d'abduction).*
- **Action :** lever latéralement la jambe libre dans un plan frontal.
- **Revenir à la position initiale.**

ÉVITER

- les mouvements de lancer trop violents,
- de lancer la jambe vers l'arrière, ce qui entraîne une hyperlordose avec rotation au niveau lombaire.

CONSEILS

- mobiliser uniquement la jambe libre, le restant doit rester fixe,
- en cas de raideur, plier légèrement le genou de la jambe libre.

LES QUARTS DE FLEXION DES JAMBES

Sollicitent le muscle Grand Fessier, avec la masse Sacro-lombaire et les Quadriceps.

RÉALISATION

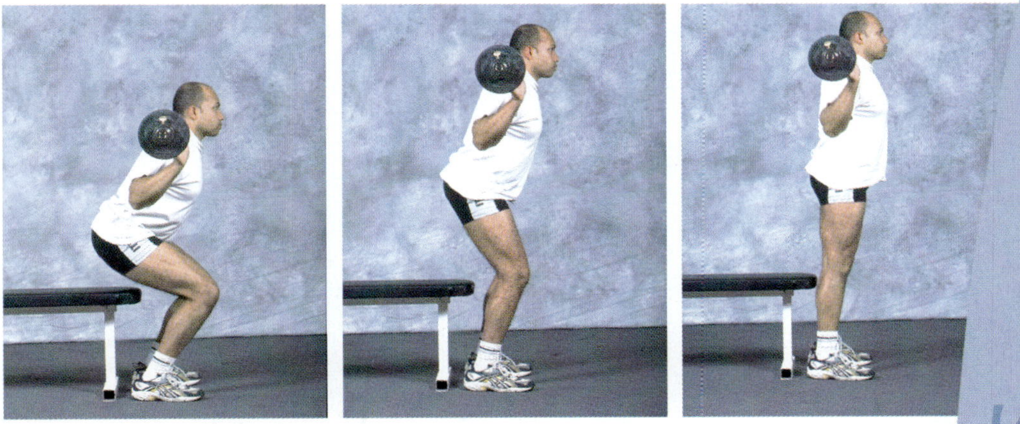

Le Grand Fessier est un muscle puissant et, pour le solliciter efficacement par la musculation, il est nécessaire d'utiliser des charges assez importantes.

- **Position initiale :** en position debout, barre posée sur les muscles trapèzes *(pas sur les cervicales)*, pieds écartés à la largeur du bassin, pointes de pieds légèrement ouvertes vers l'extérieur.
- **Action :** descente contrôlée en pointant les fesses vers l'arrière, en inclinant légèrement le buste en avant *(mais toujours proche de la verticale)*, jusqu'à un degré de flexion de 45 *(ne pas descendre plus bas)* ; de cette position, remonter activement à la position initiale *(extension de la cuisse)*.

ÉVITER

- tout déséquilibre *(vers l'avant ou l'arrière)*,
- tout relâchement du dos.

CONSEILS

- cet exercice permet de réaliser des charges lourdes, et lorsque l'on approche de ses limites, il est recommandé de choisir un pareur pour surveiller et éventuellement venir en aide.

LE SAUT VERTICAL

Sollicitation du Grand Fessier, mais aussi de tous les muscles participant à l'extension (Quadriceps, Triceps Sural).

RÉALISATION

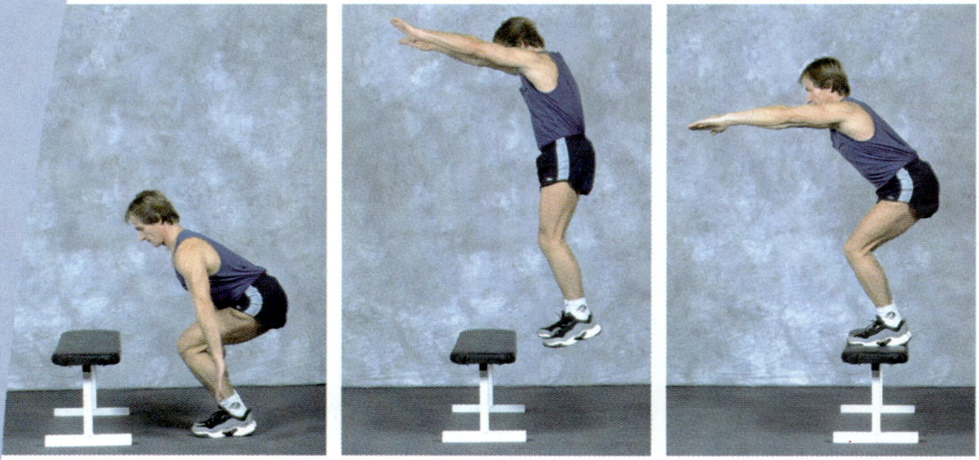

Le Grand Fessier est un muscle de vitesse *(force/vitesse)*, principal dans les mouvements dits de "détente".

- **Position initiale :** en position de mi-flexion. Les pieds sont à plat, écartés de la largeur du bassin, orientés vers l'avant dans le même axe que les jambes et les cuisses. Le buste est un peu incliné vers l'avant. Les trois articulations : cheville, genou, hanche, sont en flexion. Les bras sont allongés et en arrière.
- **Action :** sauter en hauteur sur un banc *(ou un support large dont on peut régler la hauteur)*. Lancer des bras vers le haut et l'avant, extension rapide et simultanée au niveau des trois articulations sollicitées.
- **Position finale :**
  - Réception sur le banc, pieds à plat, corps équilibré.
  - Revenir tranquillement à la position initiale.

CONSEILS

- tendre complètement les membres inférieurs *(extension)*,
- le saut nécessite un dynamisme maximal,
- pour augmenter le travail athlétique, se réceptionner sur une certaine hauteur en position accroupie pieds à plat *(ce qui sollicite activement les abdominaux)*.

LE QUADRICEPS

Muscle de la loge antérieure de la cuisse, constitué de quatre chefs disposés en trois plans, il se termine au niveau de la rotule, qui elle-même, par le tendon sous-rotulien, va s'insérer sur la TTA à la partie supérieure du tibia. Le QUADRICEPS permet de porter la jambe vers l'avant *(EXTENSION de la jambe sur la cuisse).*

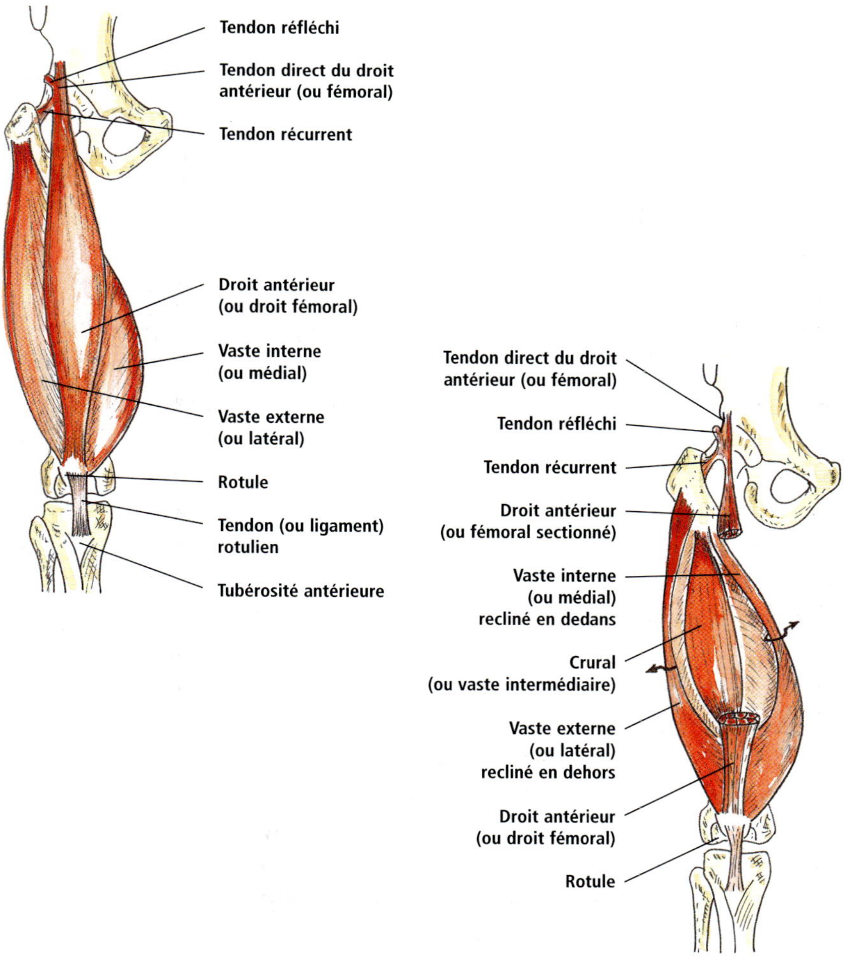

N.B. : TTA = Tubérosité tibiale antérieure

LE QUADRICEPS

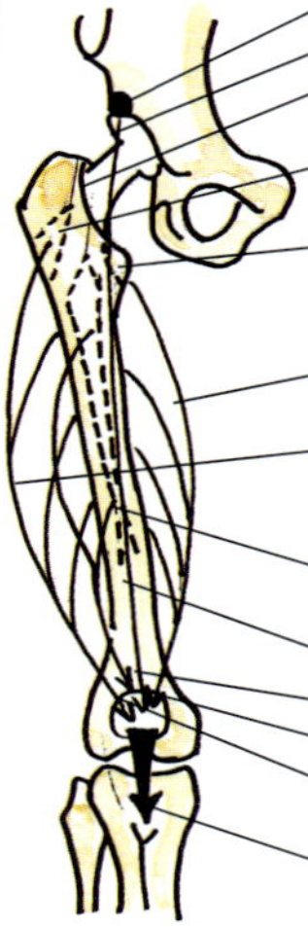

À SON ORIGINE, IL EST CONSTITUÉ DE QUATRE CHEFS MUSCULAIRES :

- **Droit antérieur** par trois tendons :
  - tendon direct : sur l'épine iliaque antéro-supérieure *(EIAS)*,
  - tendon réfléchi : dans la gouttière sus-cotyloïdienne,
  - tendon récurrent : sur le grand trochanter *(supéro-interne)*,
- **Vaste interne :**
  - sur la ligne âpre du fémur *(branches internes)*,
- **Vaste externe :**
  - sur la ligne âpre du fémur *(branche externe)*,
  - sur la cloison intermusculaire externe,
- **Crural :**
  - sur les trois quarts supérieurs du fémur *(antérieur et externe)*,
  - sur la cloison intermusculaire externe.

Ces quatre chefs se terminent sur la base de la rotule, en trois plans. Des expansions directes et croisées des vastes vont sur la face antérieure de l'épiphyse du tibia.

De la rotule, le TENDON ROTULIEN va s'insérer sur la Tubérosité Tibiale Antérieure *(TTA)*. Les quatre chefs ont la même action globale, l' EXTENSION de la jambe sur la cuisse.

MONTÉE SUR UNE JAMBE

Sollicitation du Quadriceps, mais aussi du Grand Fessier.

RÉALISATION

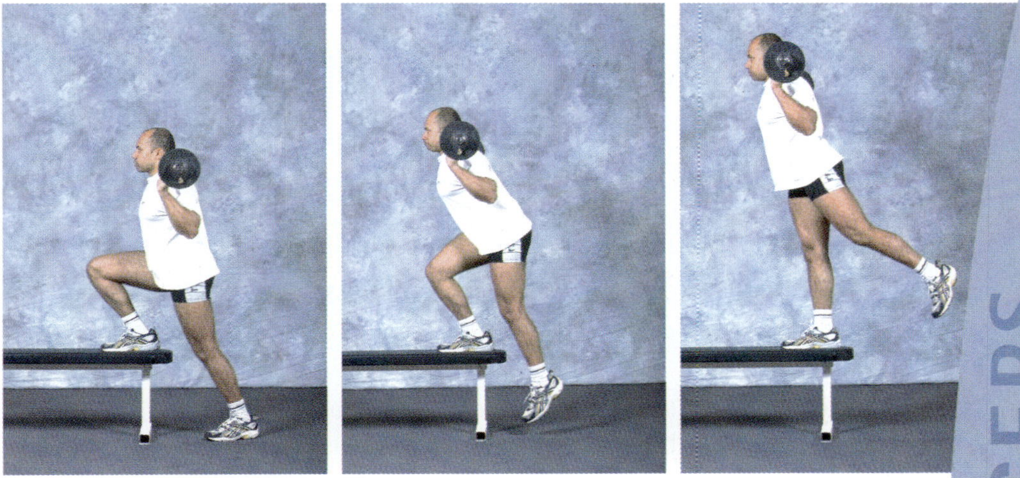

- **Position initiale :** un pied à plat sur le banc, l'autre pied en appui sur le sol au niveau de la plante. La jambe sur le banc est fléchie, en avançant le genou au maximum sans décoller le talon, le corps est tonique *(charge placée sur les épaules ou les trapèzes).*
- **Action :** monter sur la jambe et se grandir *(extension complète).*
- **Revenir à la position initiale**.

ÉVITER

- les déséquilibres à la montée comme à la descente,
- les chocs à la réception de la jambe arrière,
- le relâchement du dos *(plat, fixe et tonique).*

CONSEILS

- placer le poids du corps sur l'avant du pied,
- avancer le genou à son maximum. Cela amène le centre de gravité vers l'avant. Cela sollicite plus le Quadriceps en augmentant la flexion au niveau du genou dans la position initiale.
- contrôler la réception, sans choc.

LA FENTE AVANT

Sollicite le Quadriceps, et sa longue portion.

RÉALISATION

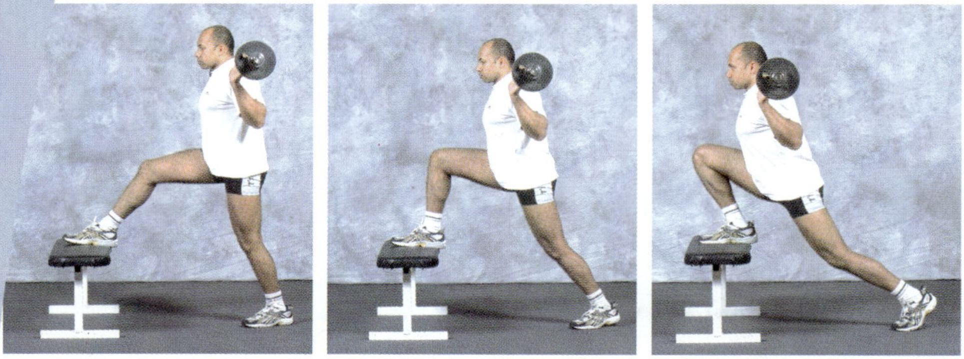

Par son tendon direct, le Droit Antérieur fléchit la cuisse sur le bassin, constituant un ligament actif de la hanche. Il fléchit d'autant plus la hanche que le genou est en flexion et la hanche en extension.

- **Position initiale :** un pied posé sur le banc, la jambe arrière est allongée et en appui sur la plante du pied, buste droit.
- **Action :** avancer le genou au maximum pour prendre une position de fente *(la jambe avant en flexion, la jambe arrière en extension)*, puis pousser *(extension)* pour revenir à la position initiale.

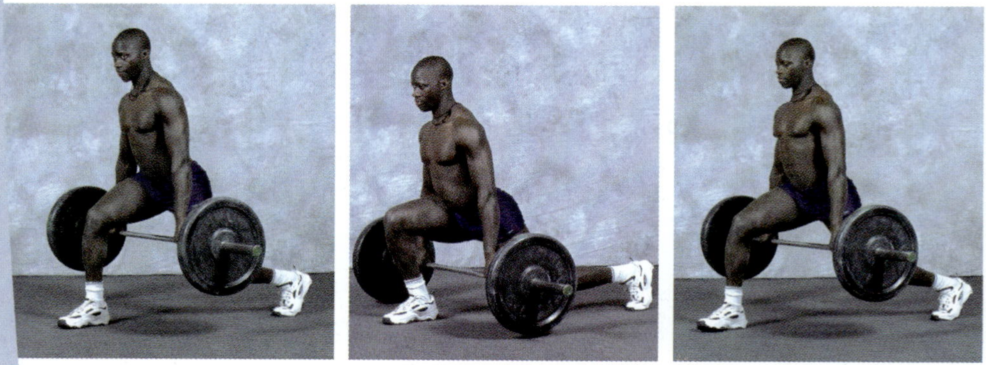

FENTE avec une barre

EXTENSION DE LA JAMBE

Sollicite le Quadriceps (mouvement analytique).

RÉALISATION

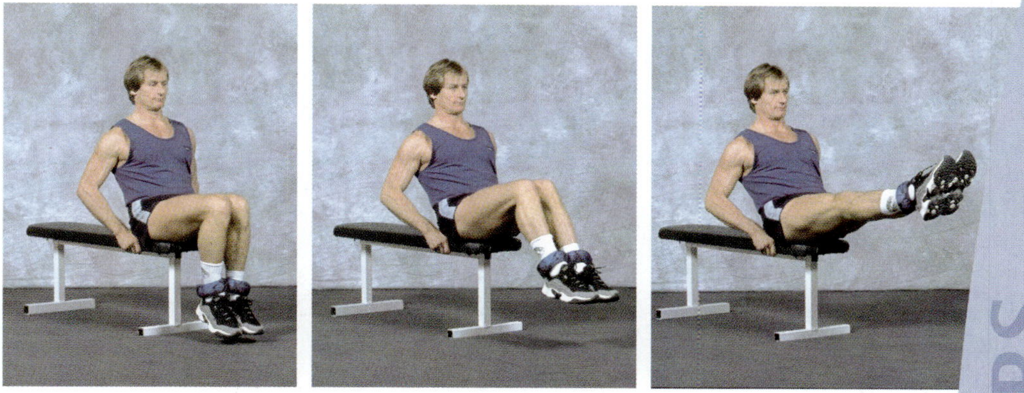

› **Position initiale :** assis en bout de banc, les cuisses sont allongées sur le banc. Les mains prennent appui sur le banc en arrière, bras fléchis pour maintenir et fixer la position du dos en inclinaison postérieure. Les jambes sont pendantes proches de la verticale *(voire un peu en retrait sous le banc).*

› **Action :** élever activement les jambes pour venir dans l'alignement des cuisses (extension), puis revenir à la position initiale.

ÉVITER

› de creuser la région lombaire.

CONSEILS

› finir le mouvement complètement en extension. Les 20 derniers degrés d'extension sollicitent les muscles Vastes, qui jouent un rôle de stabilisateur actif du genou. De plus, le Vaste interne stabilise et recentre la rotule *(d'où la pratique en rééducation).*

Pour augmenter les effets musculaires, on peut réaliser un carpé du corps en fin de mouvement, par un décollement des cuisses du banc. Cela sollicite les Abdominaux, le Psoas et, si la cuisse s'élève haut, le Droit Antérieur du Quadriceps *(tendon direct).*

LA FLEXION DES JAMBES NUQUE *(SQUAT NUQUE)*

Sollicitation du Quadriceps, de tous les muscles extenseurs des membres inférieurs (Grands Fessiers) et des muscles du dos.

RÉALISATION

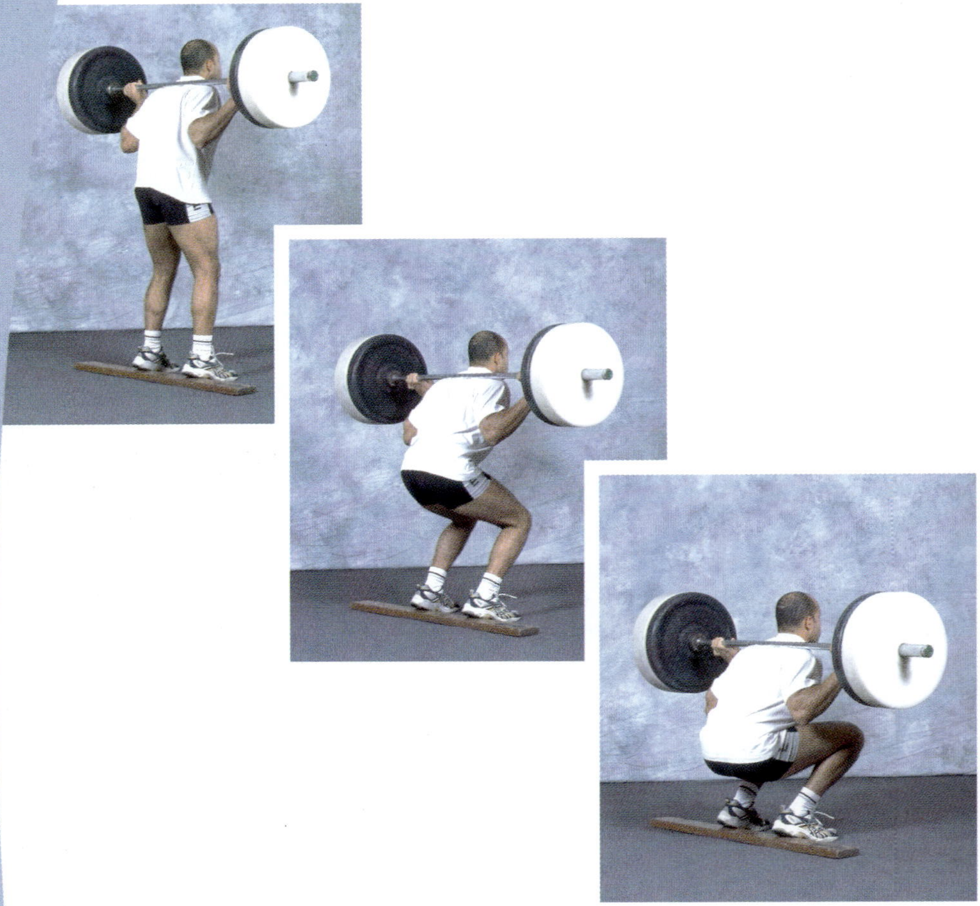

› **Position initiale :** pieds à plat écartés à la largeur du bassin, un peu ouverts vers l'extérieur, la barre est posée sur les muscles trapèzes et la vertèbre dorsale proéminente *(pas sur les cervicales)*, mains en pronation. Le dos est fixé en position droite normale *(courbures physiologiques du rachis)*.

- **Action préparatoire :** en contrôlant la vitesse et le maintien du dos, descendre à la position de flexion basse.
- **Position de flexion basse :** les genoux sont avancés, jambes fléchies. La région lombaire doit rester proche de la rectitude *(une légère correction de la lordose)*, mais ne doit pas être arrondie *(en cyphose)*. Éviter tout relâchement.
- **Action dynamique :** monter la charge par l'extension simultanée au niveau des trois articulations de la cheville, des genoux et de la hanche, pour revenir à la position initiale.

ÉVITER

- d'arrondir le dos. Il doit rester contacté et tonique,
- de réaliser un temps de ressort en position de flexion. Il permet de réaliser plus lourd, mais au détriment des ménisques et des ligaments croisés du genou.

CONSEILS

- hausser les talons sur une planchette de bois. Cela permet de compenser une raideur de cheville, de mieux avancer les genoux, et d'éviter une cyphose de la région lombaire. Cela diminue également les pressions qui s'exercent sur le cartilage de la face postérieure de la rotule.
- écarter les genoux *(environ 45°)* vers l'extérieur au cours de la descente et de la remontée. Ils doivent être dans le même axe que l'orientation des pieds. Au cours de la remontée avec des charges lourdes, les genoux se portent un peu vers l'intérieur *(rotation physiologique)*, mais il faut veiller à ne pas trop rapprocher les genoux l'un de l'autre. Tout excès de déplacement des genoux vers l'intérieur *(valgus)*, ou vers l'extérieur *(varus)*, sollicite de façon excessive les structures ligamentaires internes ou externes.
- lors du lever de charges lourdes, choisir un pareur qui se place en arrière à environ 40-50 cm. Il place ses avant-bras sous les aisselles de l'athlète, prêt à le soulager en cas de difficulté. Il ne doit pas prendre la barre avec ses mains *(il pourrait se retrouver avec lourd sur les bras)*, ce qui gêne la remontée *(avec des déséquilibres)*.

Cet exercice est actuellement l'un des plus utilisés par les sportifs, et à juste titre. Il permet un développement important de la force "explosive" des membres inférieurs. Bien réalisé, il ne présente que très peu de risques, mais une mauvaise réalisation peut être lourde de conséquences.

LA FLEXION DES JAMBES DEVANT *(SQUAT DEVANT)*

Sollicite le Quadriceps (de façon plus exclusive que la flexion nuque).

RÉALISATION

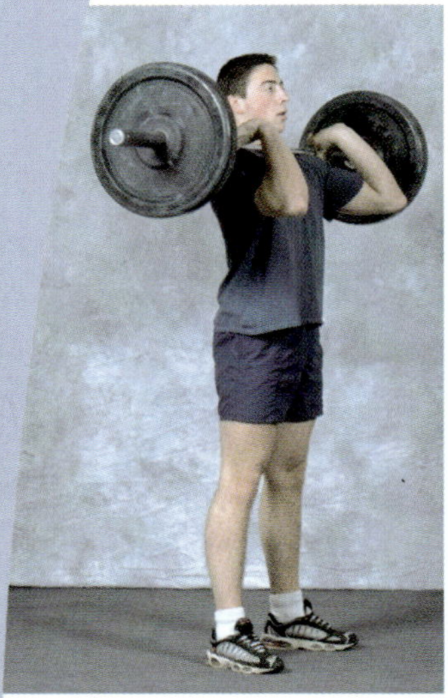

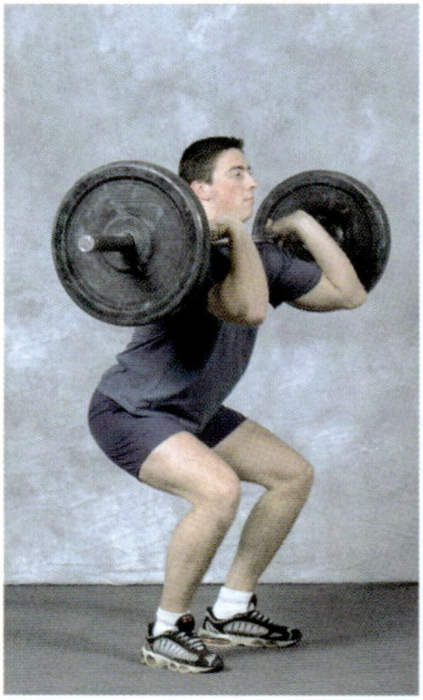

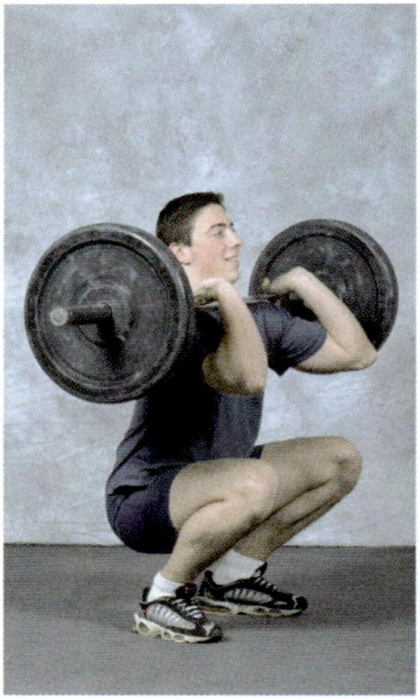

La barre est placée sur les épaules *(en avant)*, les coudes sont levés vers l'avant et écartés. Il est préférable d'avancer et de hausser les épaules, ce qui donne une bonne stabilité à la barre et un meilleur contrôle.

Éviter de ne poser la barre que sur les clavicules et le sternum.

L'intérêt de cet exercice est double :

- Le dos reste plus volontiers droit et proche de la verticale.
- Les jambes peuvent être moins ouvertes *(pieds et cuisses plus orientés dans l'axe)*, ce qui sollicite plus exclusivement le Quadriceps.

LES ISCHIO-JAMBIERS

Muscles de la loge postérieure de la cuisse, au nombre de trois, ils se terminent sur les extrémités supérieures et postérieures du tibia et du péroné. Ils rapprochent la jambe de la cuisse vers la fesse *(FLEXION de la jambe sur la cuisse)*.

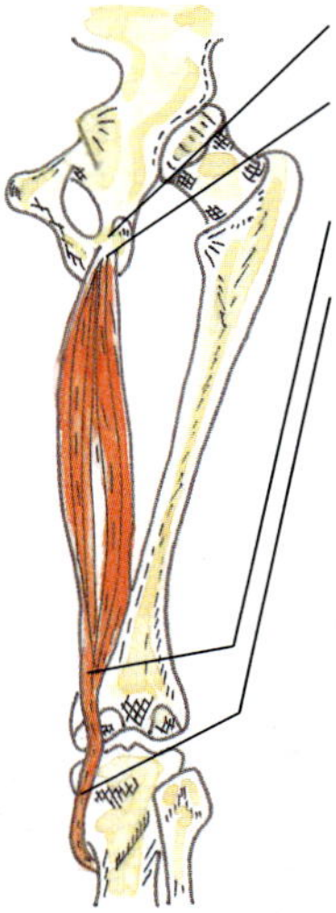

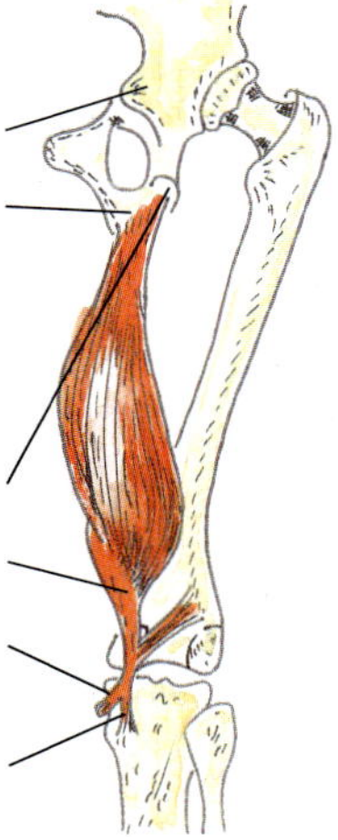

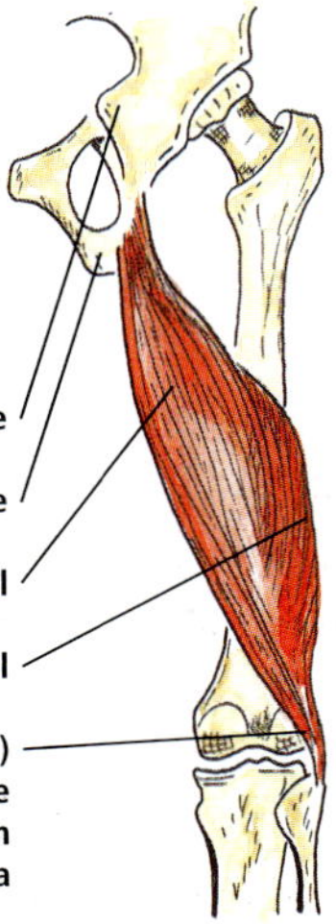

LES ISCHIO-JAMBIERS

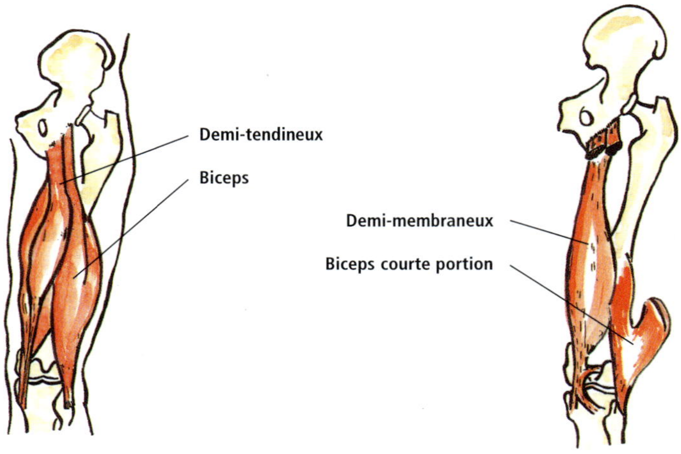

Les ISCHIO-JAMBIERS sont composés de trois muscles :

- **Le DEMI-TENDINEUX :** il prend son origine sur la face postérieure de la tubérosité ischiatique, et se termine sur le quart supérieur de la face interne du tibia *(avec les muscles de la patte d'oie)*.
- **Le DEMI-MEMBRANEUX :** il prend son origine sur la face postérieure de la tubérosité ischiatique, et se termine à la face postérieure de la tubérosité interne du tibia *(par le tendon direct)*, alors qu'un tendon réfléchi arrive sur la face antérieure.
- **Le BICEPS CRURAL :** il présente deux portions à son origine. La longue portion, sur la face postérieure de la tubérosité ischiatique. La courte portion, sur la ligne âpre du fémur *(lèvre externe, branche de bifurcation)*. Il se termine par un tendon commun aux deux portions, sur la tête du péroné *(partie supéro-externe)* et sur le tibia *(tubérosité externe)*.

Ils agissent sur le genou *(stabilisateurs actifs)* :

- FLEXION de la jambe sur la cuisse.
- Lorsque le genou est en flexion, le Biceps est rotateur externe, le Demi-Tendineux est rotateur interne.

FLEXION DE LA JAMBE

Sollicite les muscles Ischio-Jambiers (mouvement analytique).

RÉALISATION

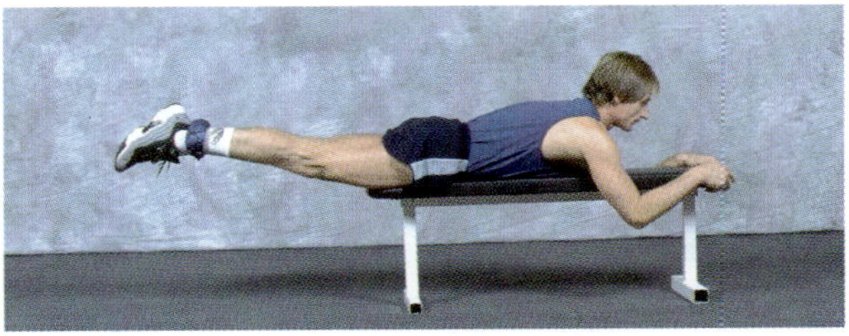

- **Position initiale :** à plat ventre sur le banc, les mains prennent un appui sous le banc, les cuisses sont au contact du banc.
- **Action :** de la position allongée des jambes, porter les talons vers les fesses *(flexion)*.
- **Revenir à la position initiale.**

ÉVITER

- de creuser le dos et de décoller les cuisses du banc.

L'exercice peut se réaliser jambes alternativement, ou simultanément.

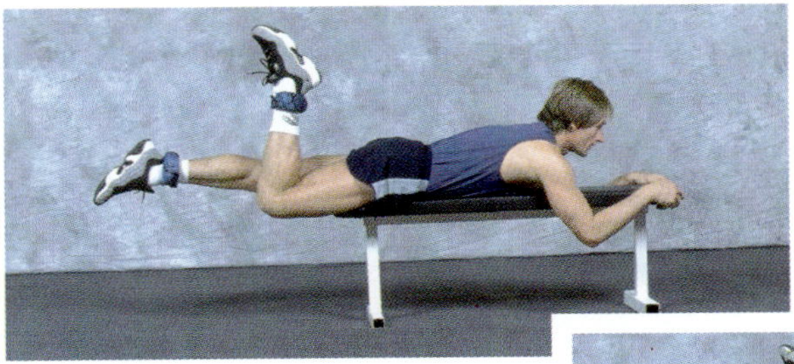

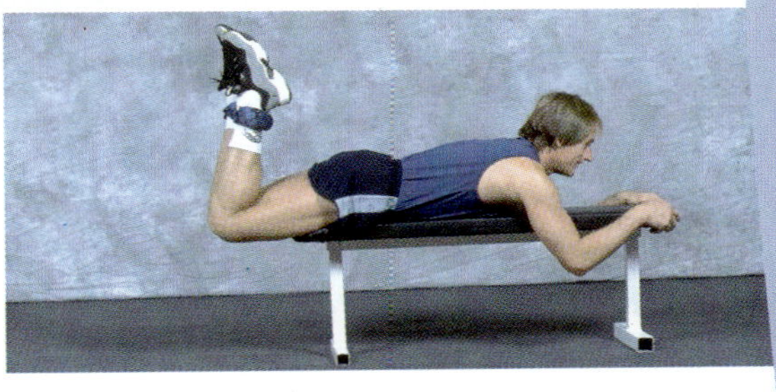

Exercice plus difficile.

RÉALISATION

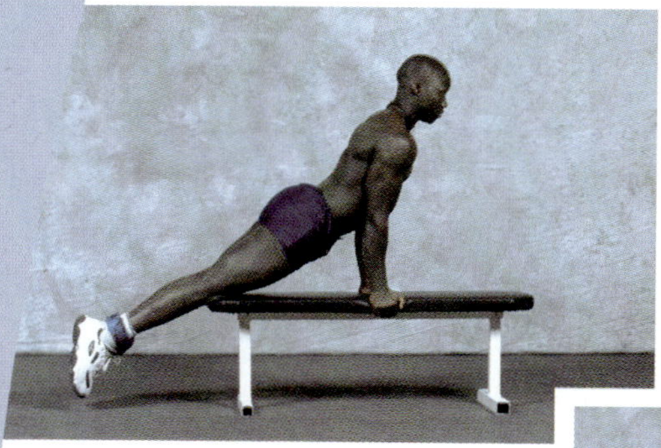

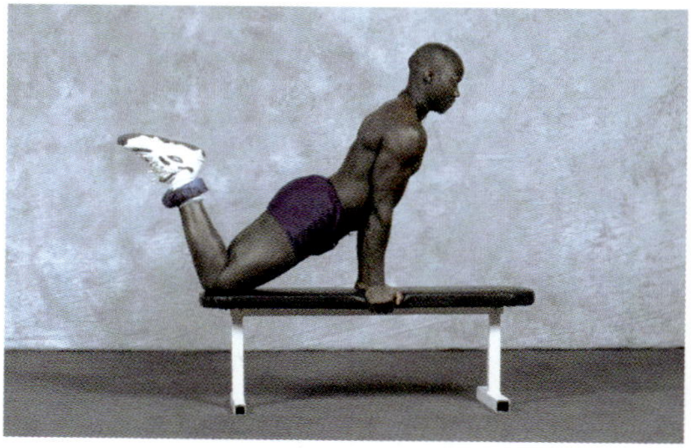

- **Position initiale :** en appui sur les bras tendus et sur les genoux placés en bout de banc, le corps est maintenu droit et incliné.
- **Action :** mobiliser les jambes de l'extension à la flexion complète *(talons aux fesses)*.

CONSEILS

- placer le bassin en rétroversion. Les ischio-jambiers se fixent sur la partie inférieure et postérieure du bassin *(tubérosité ischiatique)*, de ce fait leur contraction participe à la bascule du bassin en rétroversion *(avec les Grands Fessiers et les Abdominaux)*. Leur action compense les actions d'antéversion du bassin par le Quadriceps et la masse sacro-lombaire.
- il s'agit de muscler les ischio-jambiers sur leur amplitude maximale, et bien souvent d'entretenir leur souplesse *(ils ont une tendance à perdre de leur élasticité, et à se raccourcir)*.

LES ADDUCTEURS DE LA CUISSE

Muscles de la loge interne de la cuisse, tendus du pubis au fémur, ils permettent de rapprocher la cuisse de l'axe du corps vers l'intérieur *(ADDUCTEUR de la cuisse).*

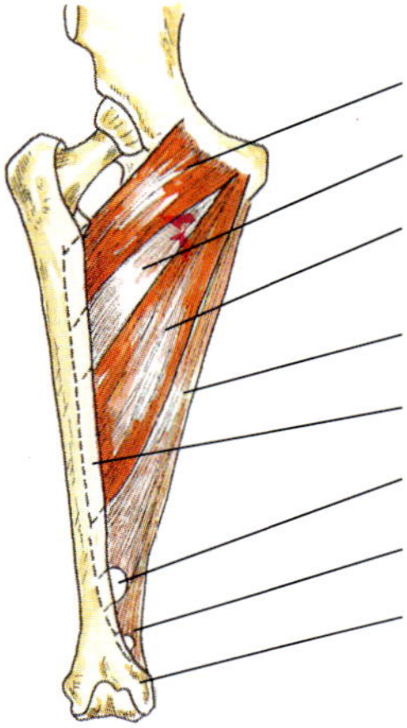

› Le PECTINÉ :

Il prend son origine sur la crête pectinéale et le pubis, et se termine sur la ligne âpre du fémur *(branche moyenne de trifurcation).*

› Le MOYEN ADDUCTEUR :

Il prend son origine sur la face antérieure du pubis et l'épine, et se termine près de la ligne âpre *(à sa partie moyenne).*

› Le PETIT ADDUCTEUR :

Il prend son origine sur la branche ischio-pubienne *(à sa partie supérieure)*, et se termine au niveau de la ligne âpre *(entre les branches moyennes et externes).*

› Le GRAND ADDUCTEUR :

Il prend son origine sur les deux tiers postérieurs de la face externe de la branche ischio-pubienne et sur la partie postéro-inférieure de la tubérosité ischiatique. Il se termine par trois faisceaux sur la ligne âpre *(branche interne de trifurcation)* et sur le condyle fémoral interne.

ADDUCTEURS de la cuisse, ils entraînent également une ROTATION EXTERNE et participent à la flexion de la cuisse sur le bassin. En équilibre avec les Abducteurs, ils jouent un rôle stabilisateur du bassin.

LES ADDUCTEURS DE LA CUISSE

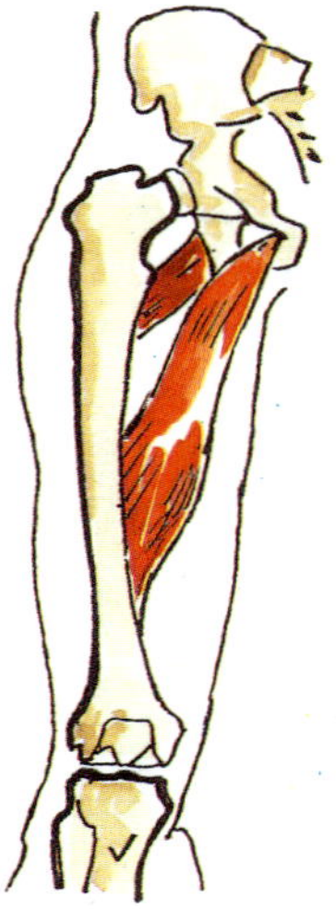

Premier ou moyen adducteur

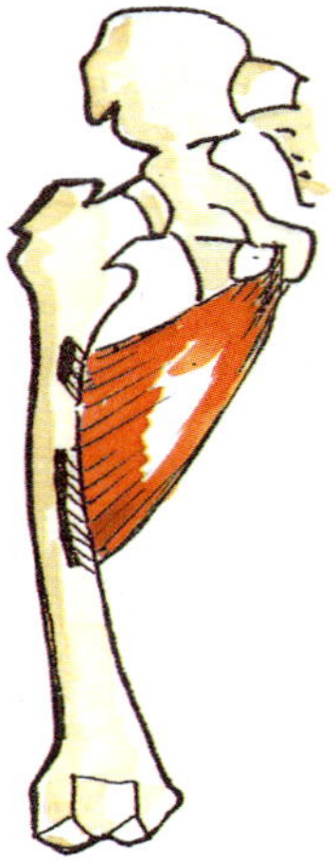

Deuxième ou petit adducteur

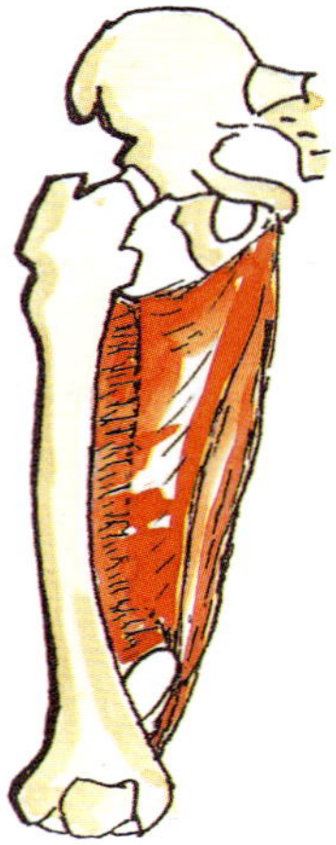

Troisième ou grand adducteur

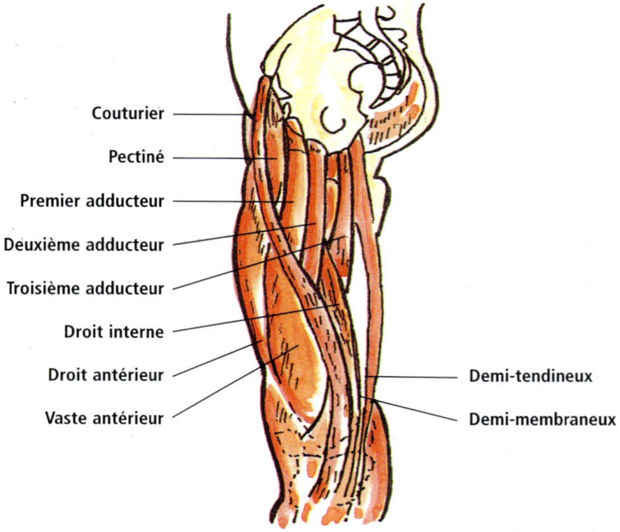

Patte d'oie

ADDUCTION DES JAMBES

Sollicitation des muscles Adducteurs.

RÉALISATION

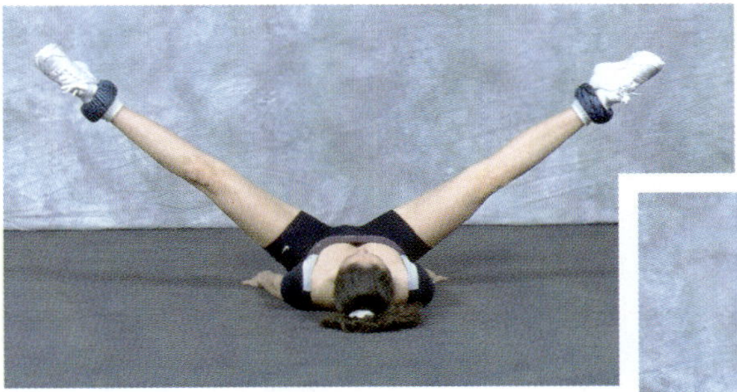

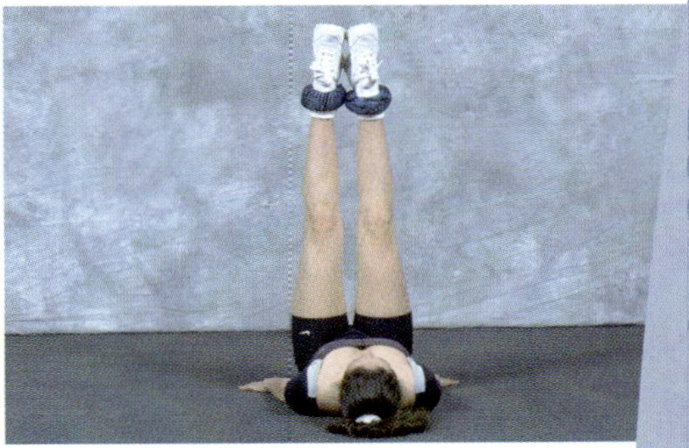

- **Position initiale :** couché sur le dos, bras en écart pour la stabilité, les jambes sont placées en écart latéral maximal *(dans un plan vertical)*.
- **Action :** rapprocher les jambes et amener les pieds l'un contre l'autre au-dessus du bassin *(mouvement actif)*, puis reprendre de façon contrôlée la position initiale jambes écart.

Pour augmenter la difficulté :

- lester les pieds,
- choisir un aide qui va freiner le mouvement en plaçant ses mains au niveau des cuisses *(région interne)*.

ÉVITER

- un retour écart, lancé et forcé, ce qui étire violemment les muscles adducteurs,
- les efforts trop intenses,
- d'avoir les jambes trop éloignées du plan vertical.

Les Adducteurs sont des muscles peu puissants qui ont tendance à se raccourcir et à perdre de leur qualité d'élasticité. Il est souvent utile de les étirer *(en douceur)*, et de les muscler *(en entretien)* sans rechercher la puissance.

ADDUCTION DE LA JAMBE

Sollicitation des Adducteurs.

RÉALISATION

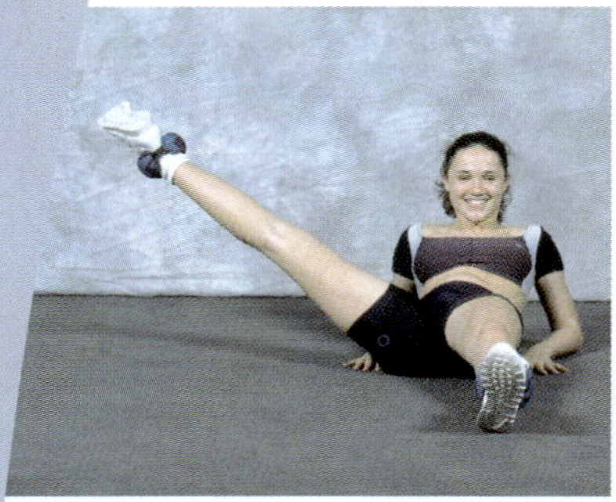

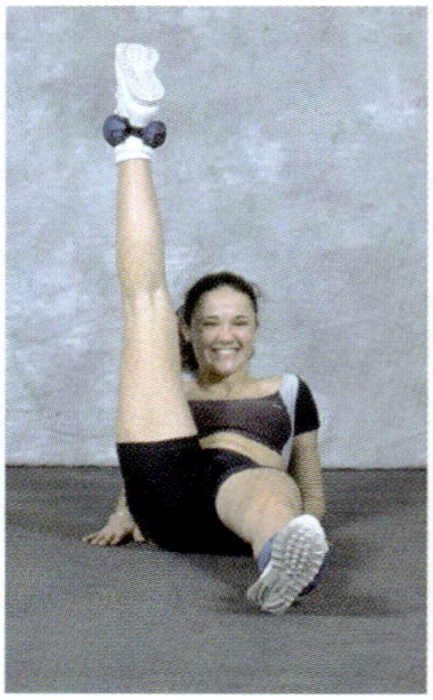

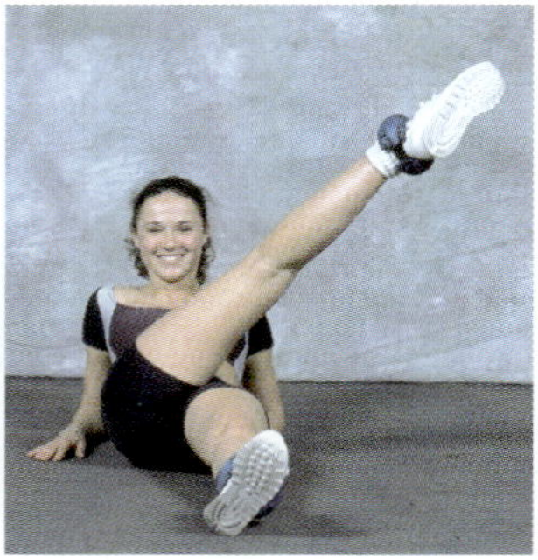

- **Position initiale :** en appui sur les fesses, dos incliné en arrière, en appui sur les coudes, une jambe est allongée au sol dans l'axe du corps, la jambe libre est portée en écart latéral, décollée du sol d'environ 45°.
- **Action :** balayage actif de la jambe libre de l'extérieur vers l'intérieur, sur l'amplitude maximale, elle croise la jambe en appui.
- **Revenir à la position initiale.**

ÉVITER

- d'exagérer et de forcer l'amplitude normale des mouvements,
- de laisser tomber la jambe au niveau du sol.

Un retour actif sollicite le Moyen Fessier *(abduction de la cuisse)*.

CONSEILS

- En réalité, les muscles adducteurs sont sollicités dans de nombreux mouvements sportifs ou de musculation : la marche, la course... *(synergie ou opposition des mouvements de flexion et extension de la cuisse)*. Ils sont très sollicités lors des flexions nuque et devant.
- Relativement fragiles, ils sont exposés lors des gestes violents, qui sont donc à éviter.

LE TRICEPS SURAL

Muscle de la loge postérieure de la jambe, composé de trois muscles qui, tendus de la partie inférieure et postérieure du fémur et des faces postérieures du tibia et du péroné, s'unissent pour former un tendon unique *(le tendon d'Achille)* qui se fixe sur le calcanéum.
Il permet l'extension rapide de la cheville *(FLEXION PLANTAIRE du pied sur la jambe).*

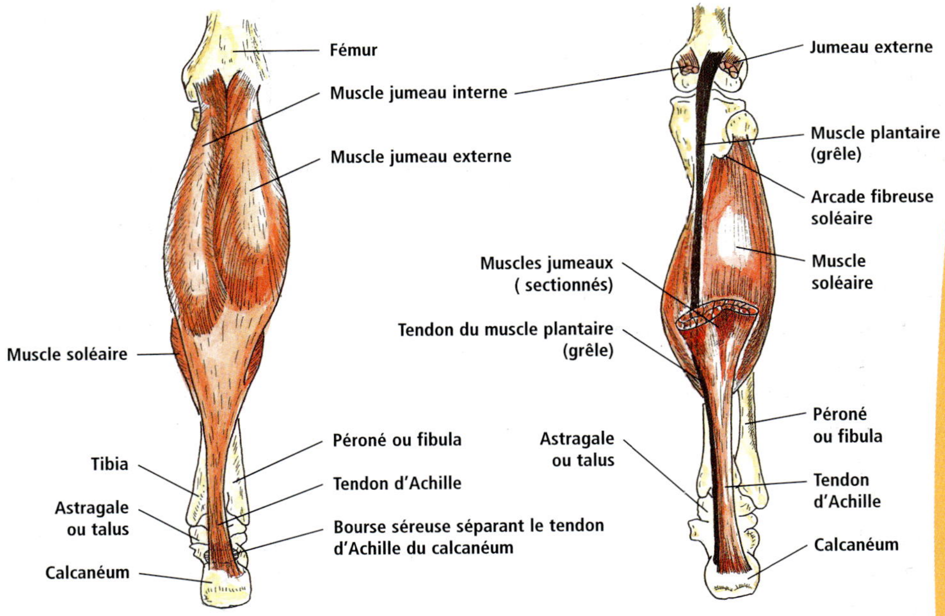

À son origine il est composé de trois muscles :

› **Jumeau interne :**
- sur la face cutanée du condyle interne,
- sur le tubercule sus-condylien interne,
- sur la coque condylienne interne,

› **Jumeau externe :**
- mêmes insertions du côté externe,

› Soléaire :

- chef tibial : sur les 4/5 de la ligne oblique postérieure du tibia et le bord interne du tibia,
- chef péronier : sur la face postérieure de la tête du péroné, son bord externe et la cloison intermusculaire externe,
- une arcade réunissant les deux chefs.

Sa terminaison est commune par le tendon achilléen sur les faces postérieures et inférieures du calcanéum.

Le TRICEPS fait partie de la chaîne des muscles extenseurs du membre inférieur *(FLEXION plantaire du pied).*

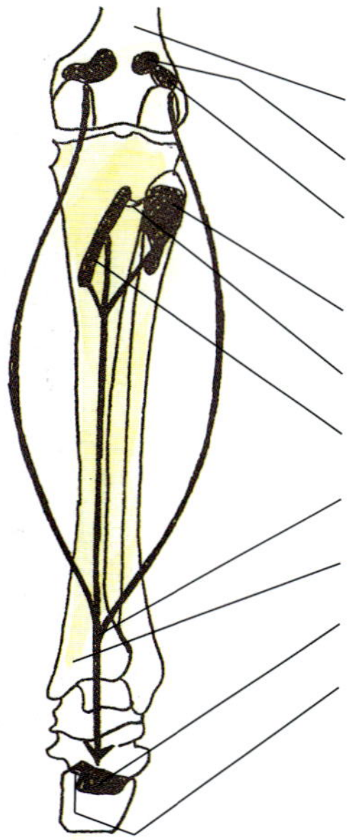

MONTÉE SUR L'AVANT DU PIED

Sollicitation des muscles Triceps.

RÉALISATION

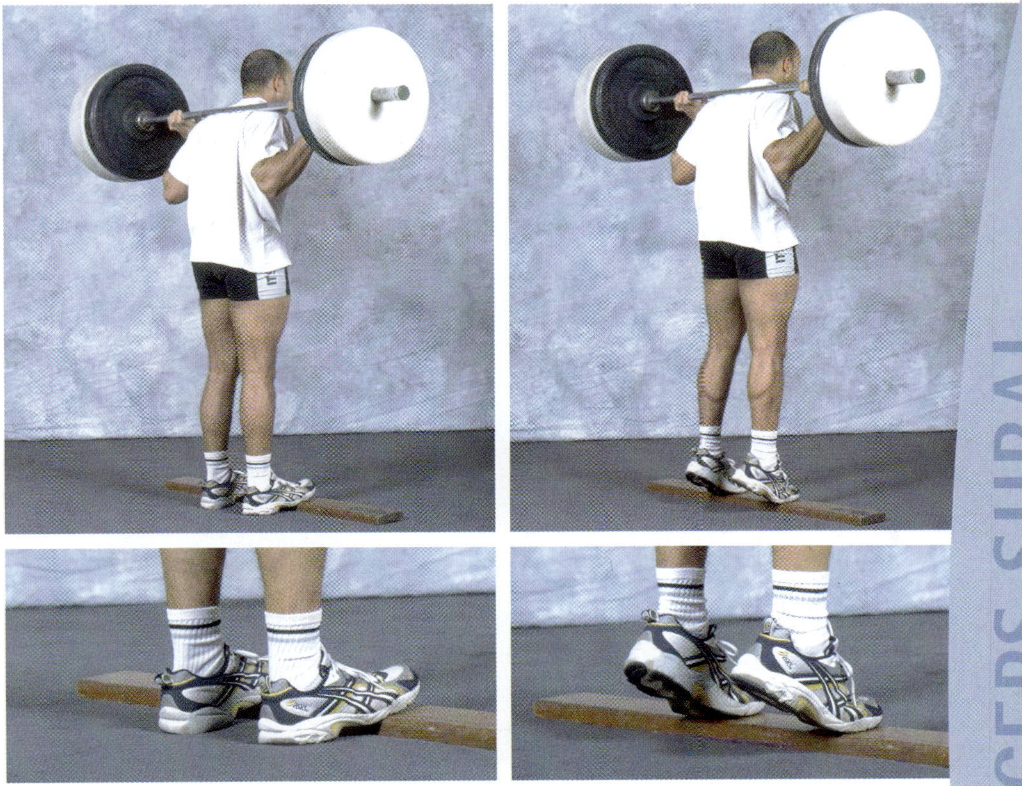

- **Position initiale :** barre posée sur les trapèzes, les plantes des pieds sont placées en appui sur une planchette surélevée, alors que les talons sont au sol. Cette position permet de placer la cheville en flexion dorsale, ce qui augmente d'autant plus l'amplitude du mouvement d'extension de la cheville.
- **Action :** monter en extension complète sur l'avant du pied.

CONSEILS

- contrôler l'équilibre *(ne pas se laisser chuter sur les talons)*,
- les charges peuvent être importantes *(le triceps est un muscle assez puissant)*.

LE SAUT VERTICAL *(QUART DE FLEXION)*

Sollicitation des muscles extenseurs, en favorisant le Triceps Sural.

RÉALISATION

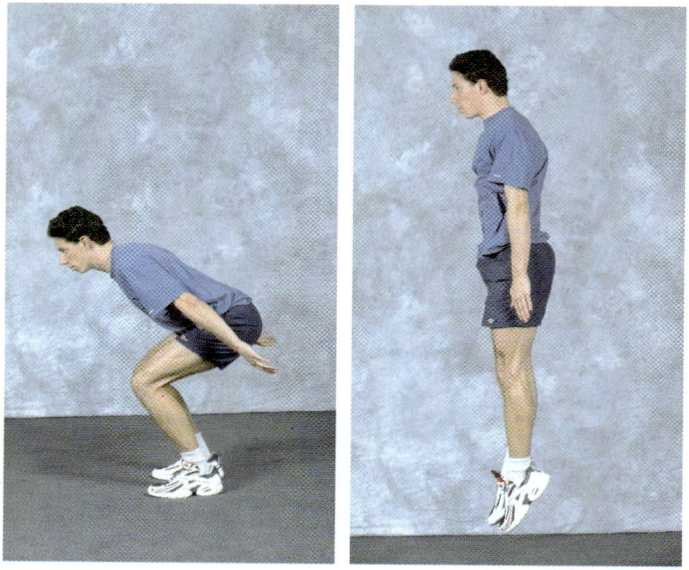

- **Position initiale :** fléchir les chevilles au maximum, fléchir un peu seulement au niveau des genoux et des hanches.
- **Action :** sauter verticalement le plus haut possible, avec une extension complète au niveau de la cheville.

On peut se lester les épaules *(sac de sable)*.

CONSEILS

- amortir la réception sur des pieds à plat avec une flexion des cuisses qui agit en amortisseur *(muscles élastiques)*.

LES SAUTS À LA CORDE

Sollicitation des Triceps.

Enchaîner des séries de sauts, les talons ne se posent jamais au sol *(action d'amortissement et de rebond du Triceps)*.

LES MUSCLES DE L'AVANT-BRAS

Un groupe de muscles s'insère sur la partie osseuse interne du coude *(épitrochlée)*, ils sont dits ÉPITROCHLÉENS.
Un groupe de muscles s'insère sur la partie externe du coude *(épicondyle)*, ils sont dits ÉPICONDYLIENS.

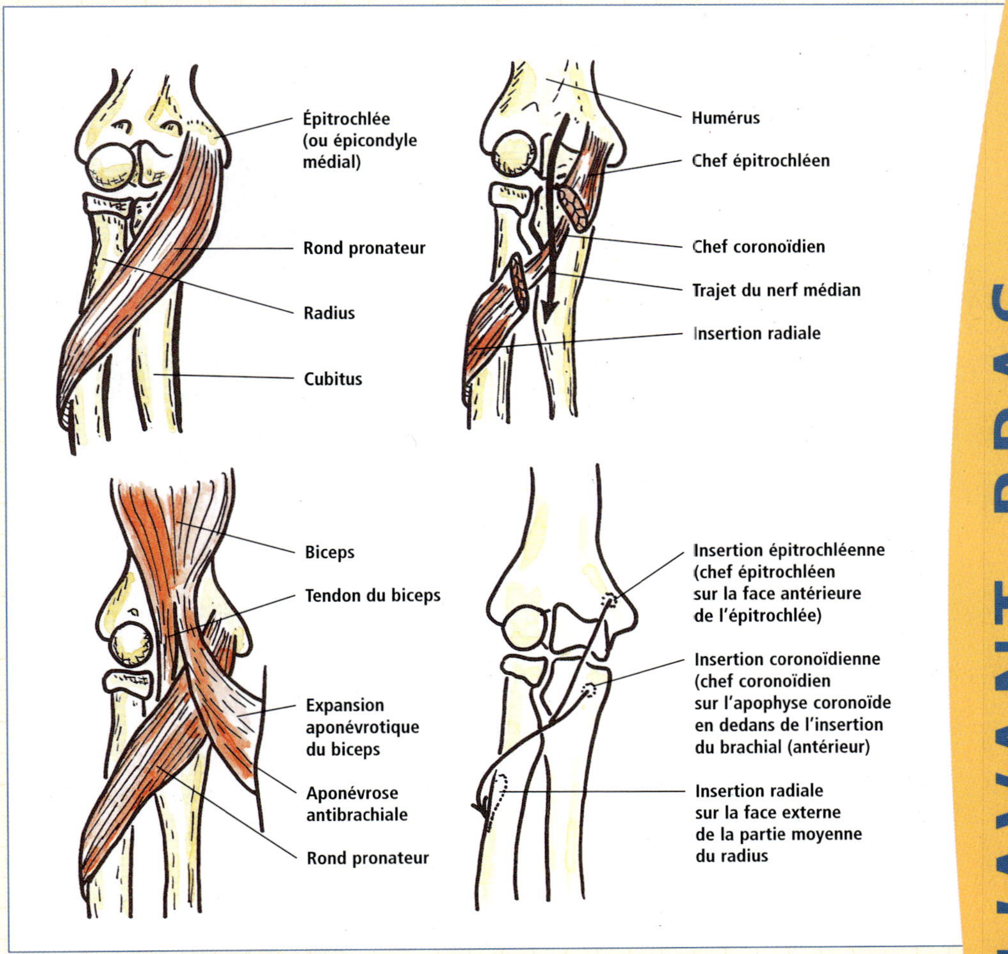

Dans leur ensemble, les muscles de l'avant-bras permettent les mouvements du poignet et participent aux mouvements des doigts en flexion et extension.

Se placer dans une position fixant le coude et l'avant-bras. Mobiliser le poignet dans les différentes fonctions, par des mouvements contrôlés.

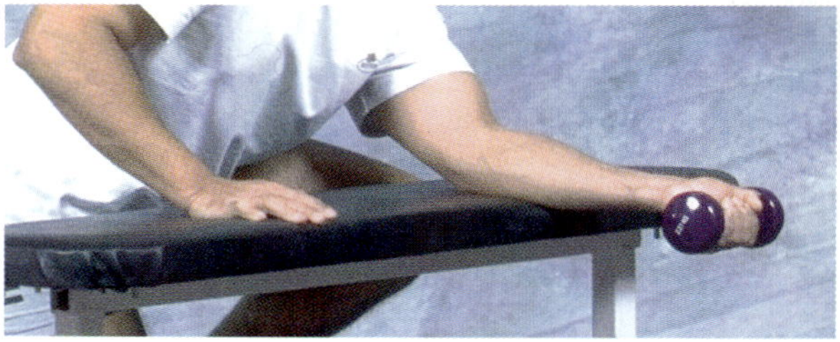

SUPINATION

paume de la main tournée vers le haut.
EXTENSION - FLEXION

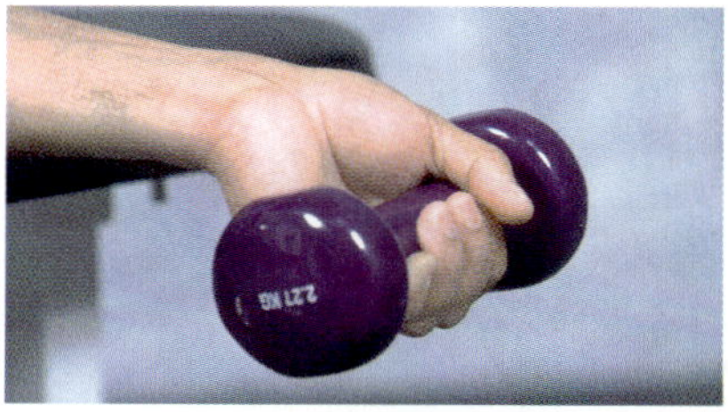

INCLINAISON CUBITALE

inclinaison du poignet vers le cubitus.

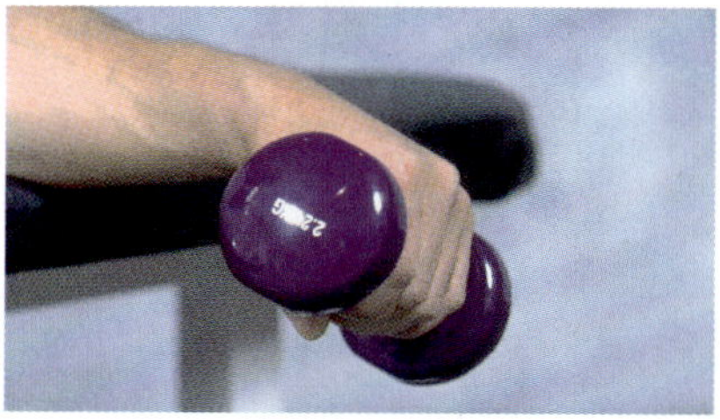

INCLINAISON RADIALE

inclinaison du poignet vers le radius.

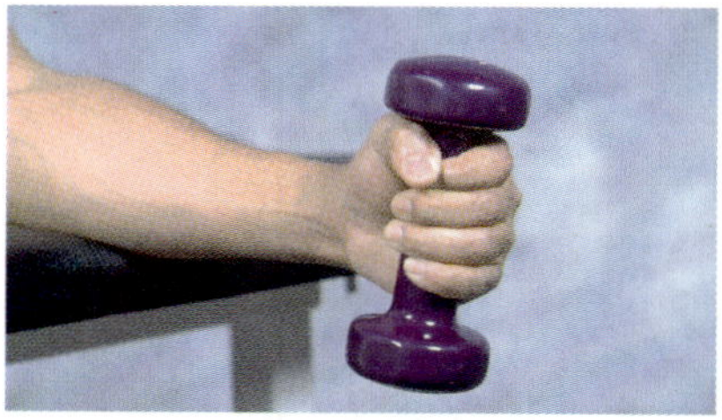

PRONATION

paume de la main tournée vers le bas.

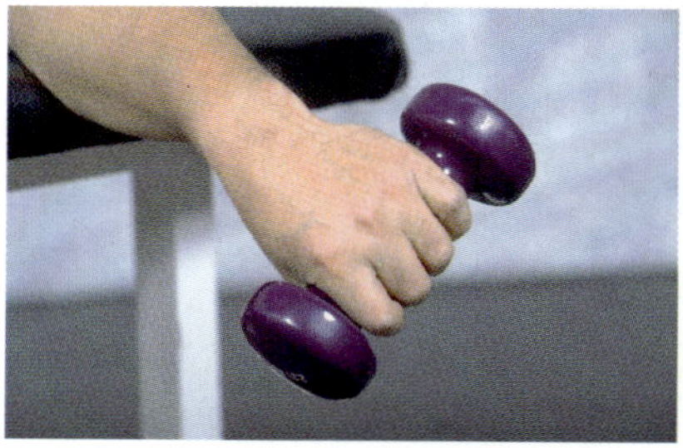

3

EXERCICES COMBINÉS DE MUSCULATION *(COORDONNÉS)*

Ces exercices font appel à une coordination neuromusculaire. Ils permettent de muscler différents groupes musculaires au cours d'un même exercice, et surtout ils mobilisent les articulations et les muscles à des vitesses et dans des conditions proches d'activités sportives ou physiques.

LA POSITION SUR LES CUISSES

De cette position, il est possible de réaliser de nombreux exercices de musculation, aussi bien en force qu'avec dynamisme.
Elle correspond à un passage obligé des mouvements de l'haltérophilie, c'est pourquoi on l'appelle volontiers "position fondamentale".

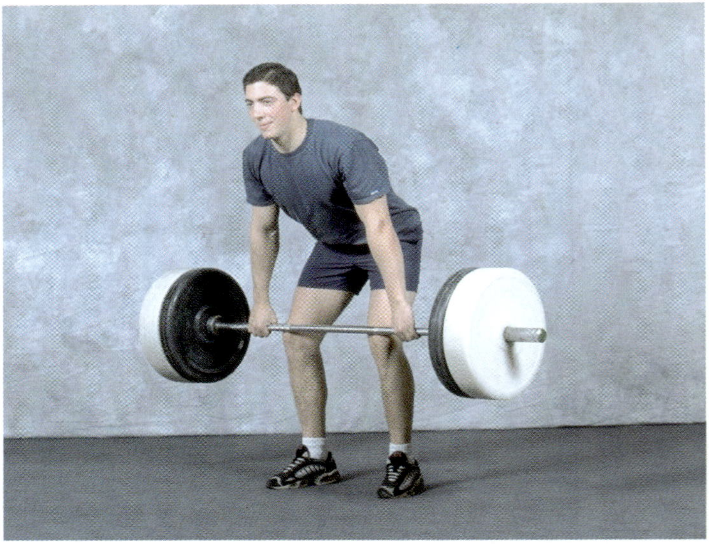

Les jambes sont un peu fléchies, genoux avancés.
La barre est au contact des cuisses *(juste au-dessus de la rotule)*.
Le dos est fixé *(légèrement creusé, tonique)* et incliné vers l'avant. Les épaules sont placées en avant et au-dessus des genoux.
Les bras sont allongés et décontractés *(sans crispation)*.
Le poids du corps *(centre de gravité)* se situe au niveau de l'avant des pieds.
Cette position est favorable à une extension des membres inférieurs, qui sera suivie d'une action de tirage des épaules et des bras. Le dos doit permettre la transmission des forces, d'où la nécessité de sa tonicité *(et donc de son renforcement)*.

L'ÉPAULÉ EN FORCE

RÉALISATION

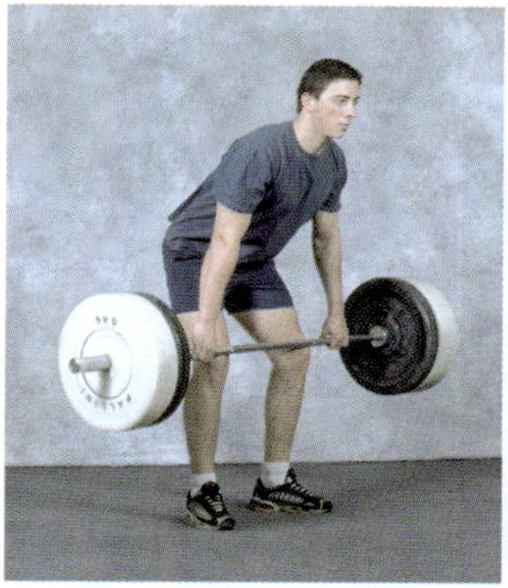

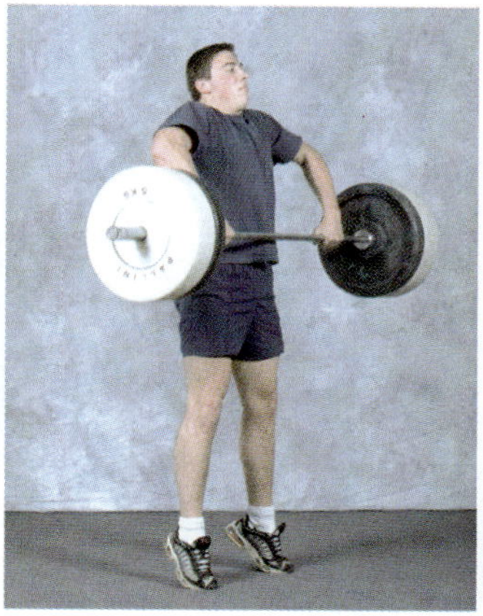

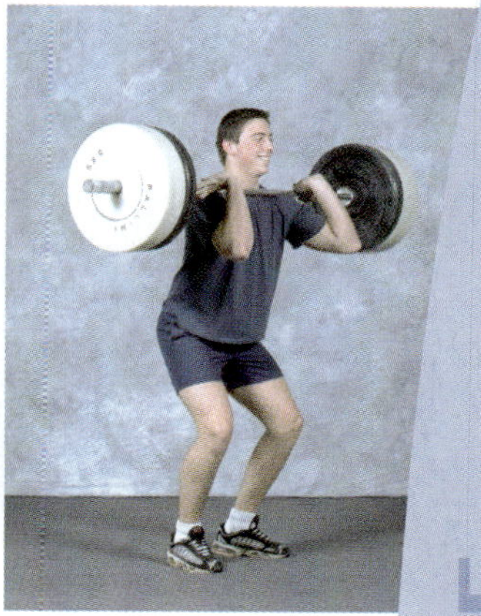

POSITION INITIALE

– dos plat incliné en avant,
– épaules en avant de la barre,
– flexion des cuisses,
– barre reposant sur les cuisses juste au-dessus des rotules,
– bras allongés et décontractés.

ENCHAÎNER

– extension des membres inférieurs,
– tirage des bras et lever des coudes vers le haut (rowing),
– verrouillage des coudes sous la barre.

La barre repose sur les épaules, coudes engagés vers l'avant.

SOLLICITATION

L'épaulé en force constitue un mouvement complet sollicitant :

– tous les muscles extenseurs - le renforcement du dos - le Deltoïde et les Trapèzes.

LE JETÉ EN FORCE

RÉALISATION

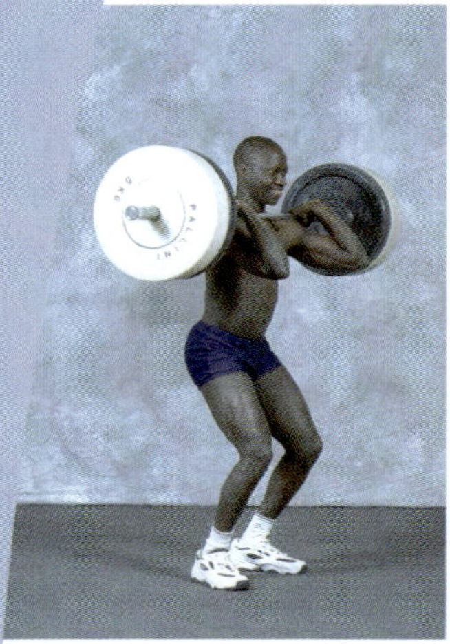

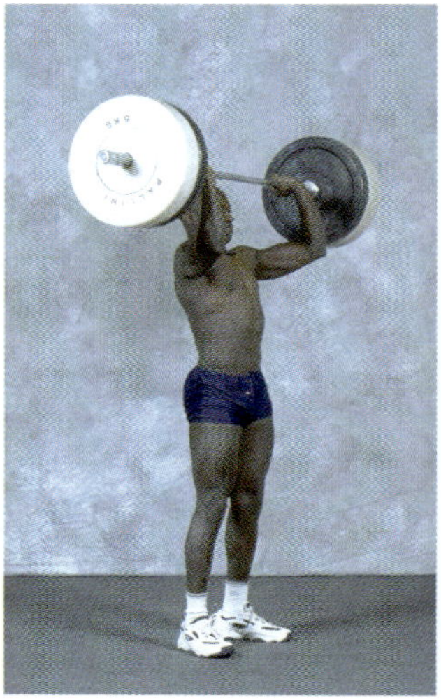

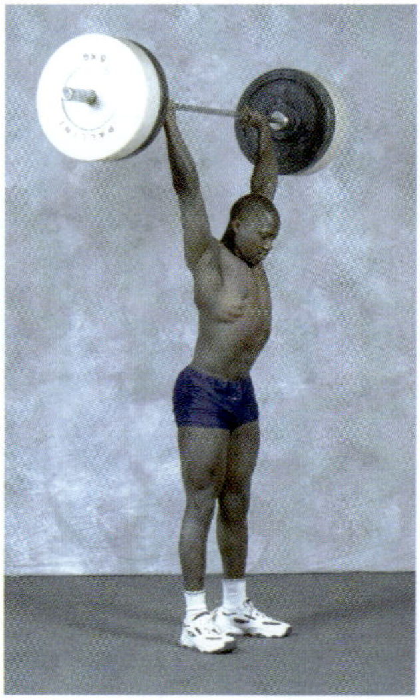

POSITION INITIALE

– barre posée sur les épaules,
– coudes verrouillés.

ENCHAÎNER

– flexion sur les cuisses en gardant le buste vertical, à vitesse contrôlée, par une avancée des genoux,
– extension des membres inférieurs,
– poussée des bras vers le haut au-dessus de la tête.

SOLLICITATION

Le jeté en force est également un mouvement complet. Muscles principaux : – tous les muscles extenseurs – le renforcement du dos – le Deltoïde et les Trapèzes – les Triceps.

FLEXION-EXTENSION NUQUE

RÉALISATION

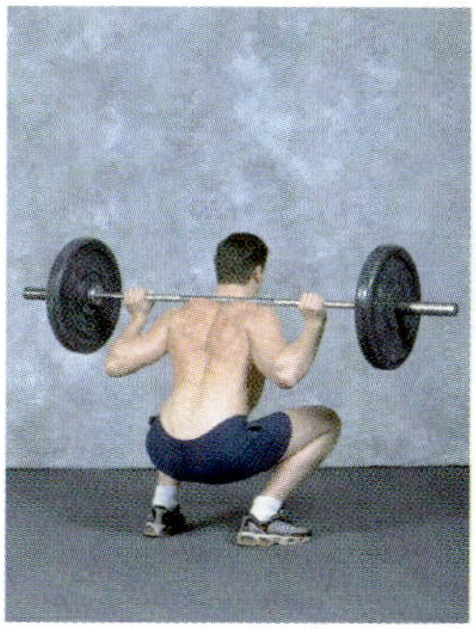
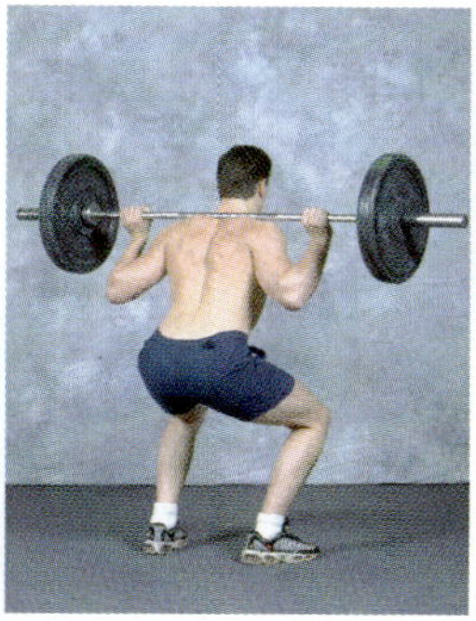
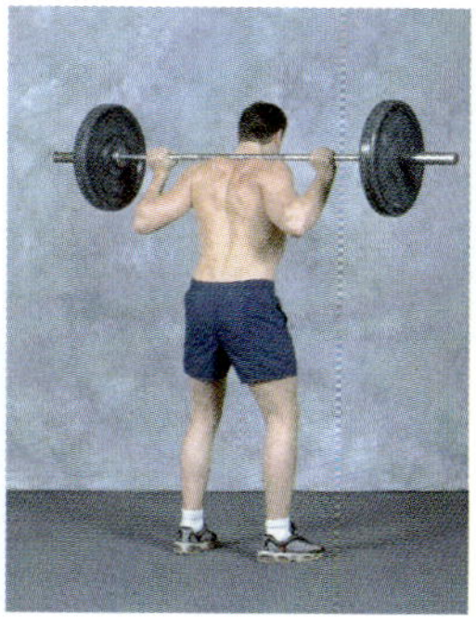
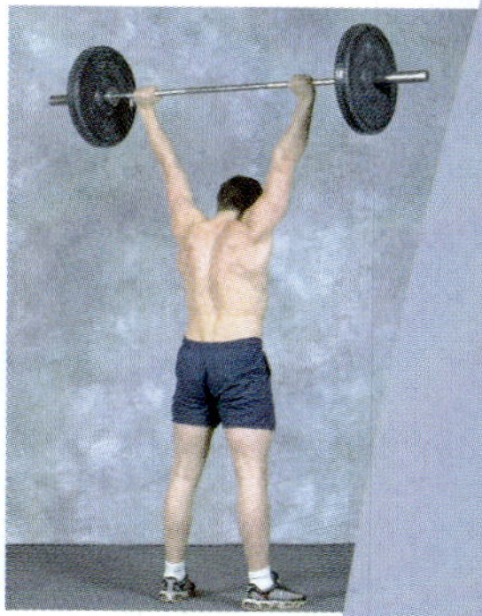

POSITION INITIALE

– barre en position nuque *(sur les trapèzes et les premières vertèbres dorsales)*,
– jambes tendues, corps droit.

ENCHAÎNER, SANS TEMPS D'ARRÊT

– flexion contrôlée sur les jambes,
– extension des membres inférieurs,
– extension ou poussée des bras.

Finir en hyperextension, en se grandissant sous la barre.
Revenir à la position initiale par une flexion contrôlée des bras.

SOLLICITATION

– les membres inférieurs – les muscles du dos *(région dorsale et lombaire)*.

TIRAGE LOURD D'EPAULÉ

RÉALISATION

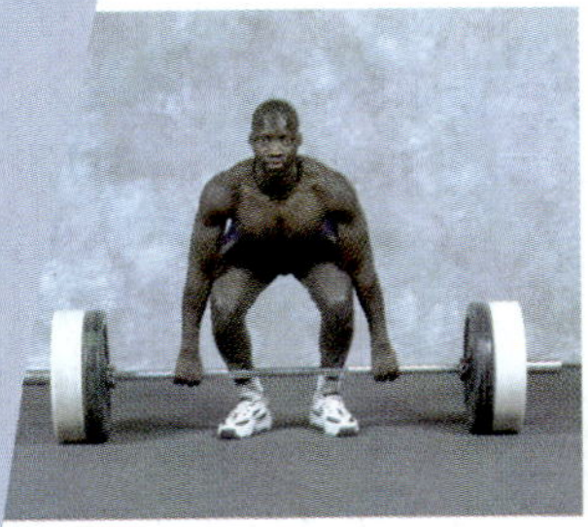

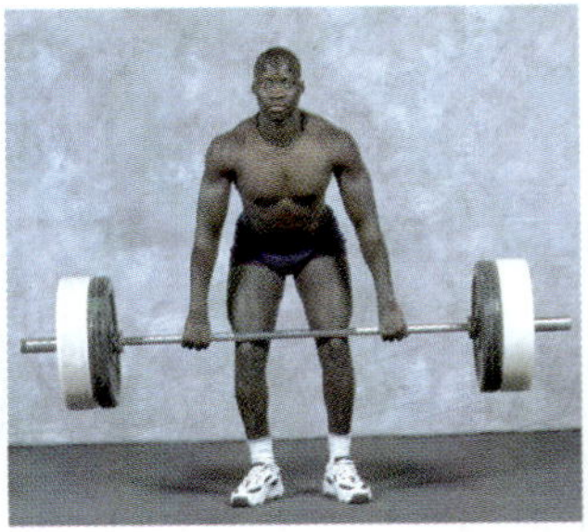

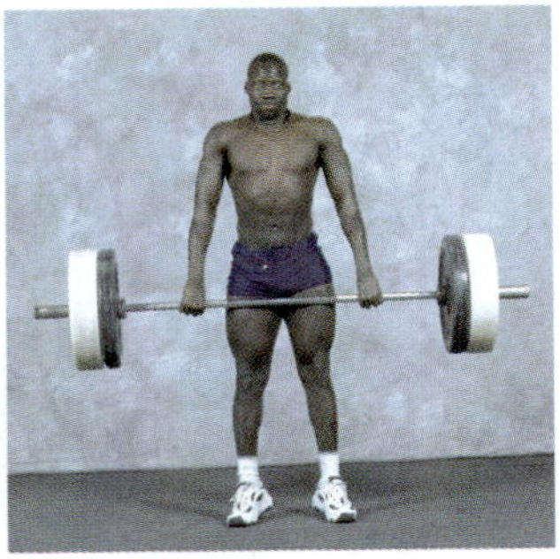

POSITION INITIALE

– dos plat incliné en avant,
– épaules en avant de la barre,
– bras tendus,
– jambes fléchies,
– les tibias sont en contact avec la barre,
– la pointe des pieds dépasse légèrement du plan vertical passant par la barre,
– le poids du corps est porté sur l'avant-pied *(sans déséquilibre)*.

ACTION

– extension des jambes et du corps, suivie d'une montée des épaules *(dans un plan vertical)*.

POSITION FINALE

– extension complète du corps, les talons sont décollés,
– le corps est vertical *(éviter un redressement du dos en arrière)*,
– les bras restent tendus et allongés,
– les épaules sont haussées,
– le dos reste "plat et tonique" pendant tout le mouvement.

SOLLICITATION

Ce mouvement de "puissance" sollicite particulièrement les puissants muscles Fessiers et Trapèzes, mais aussi le dos.

ARRACHÉ DEBOUT

RÉALISATION

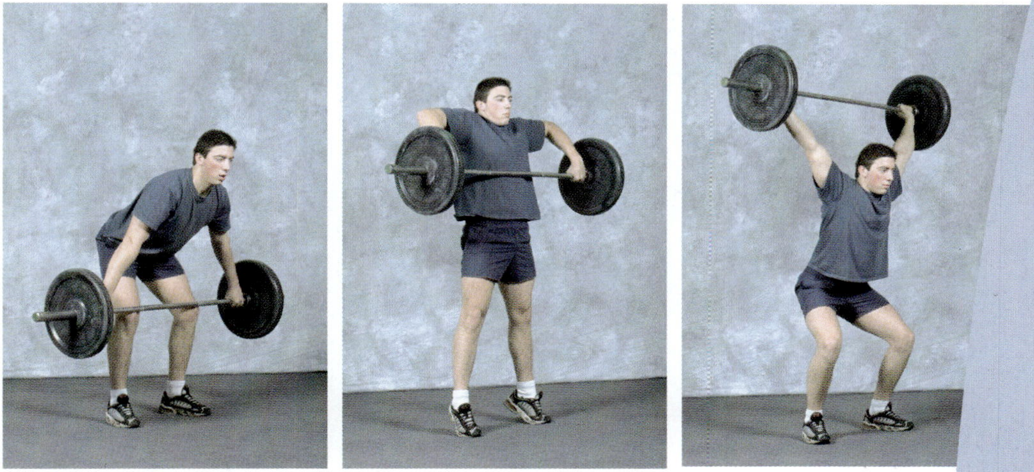

POSITION INITIALE

– dos plat incliné en avant,
– bras allongés décontractés,
– jambes un peu fléchies,
– poids du corps sur l'avant-pied,
– barre posée sur les cuisses, juste au-dessus des genoux.

ENCHAÎNER

– extension des membres inférieurs, comme un saut vertical *(les talons et les pieds se décollent du sol)*,
– lever des coudes vers le haut dans un plan frontal,
– poussée des bras et montée des épaules, barre au-dessus de la tête.

RÉCEPTION

sur des jambes fléchies *(amortissement)*.

SOLLICITATION

Cet exercice très dynamique sollicite les muscles extenseurs du corps en "force-vitesse".

TIRAGE D'ARRACHÉ

RÉALISATION

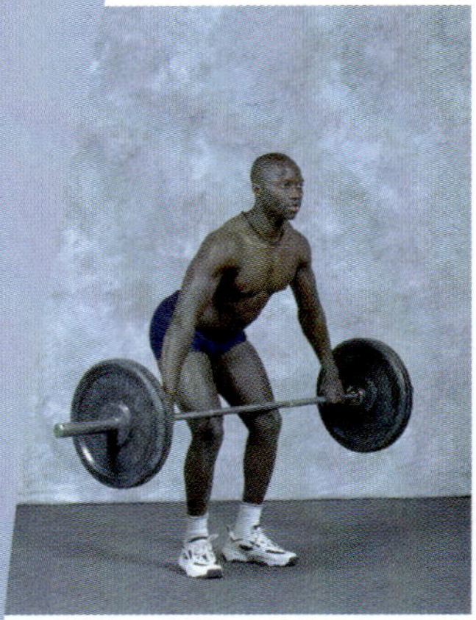

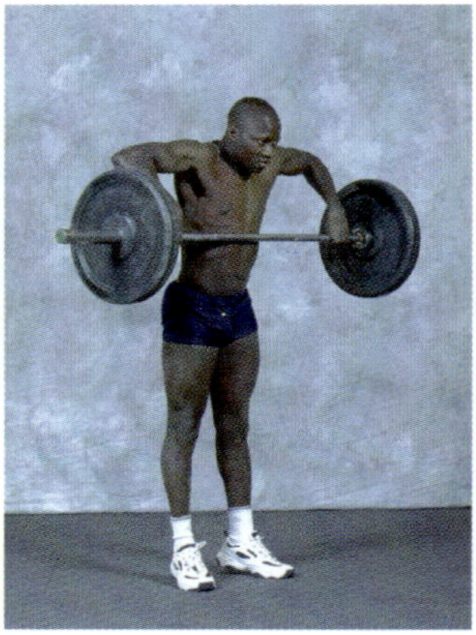

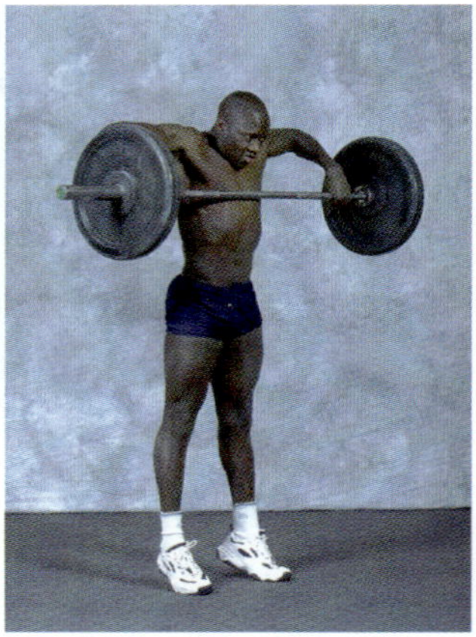

Prendre la même position initiale que pour l'exercice précédent *(dite "fondamentale" en haltérophilie)*. Elle est en effet favorable à une action puissante et rapide.

ENCHAÎNER

- extension des membres inférieurs, sans sauter, en restant en appui sur l'avant du pied,
- lever en force des coudes vers le haut *(dans un plan frontal)*, le plus haut possible.

SOLLICITATION

Cet exercice "de musculation dynamique" permet de solliciter le Deltoïde et le Trapèze avec des charges plus lourdes *(en comparaison avec le "rowing")*.

LE ROWING

RÉALISATION

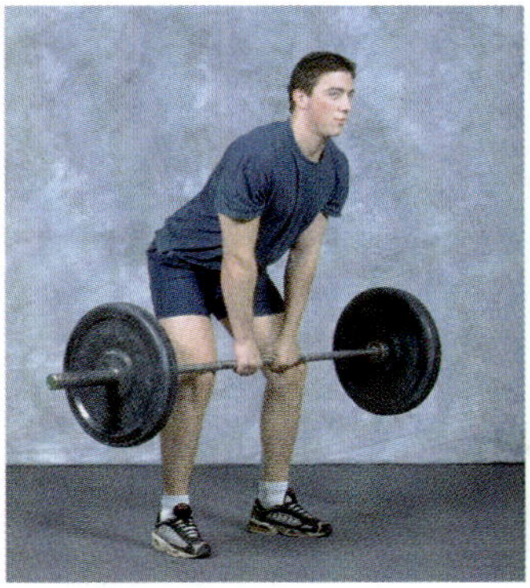

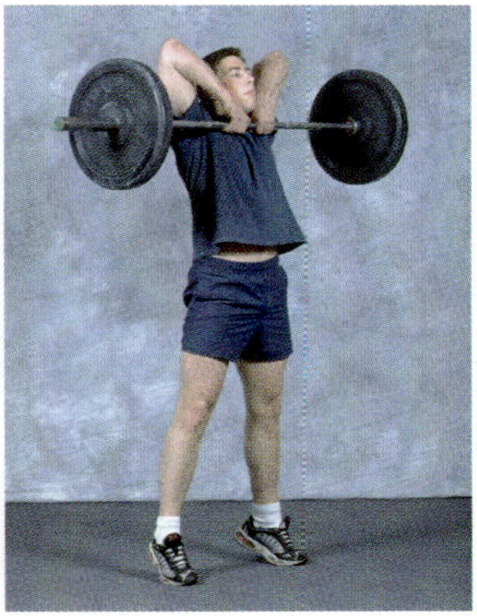

Les mains sont serrées, permettant une élévation haute et maximale des coudes vers le haut.
Sollicitation importante du Deltoïde.

L'ÉPAULÉ, MAINS EN SUPINATION

RÉALISATION

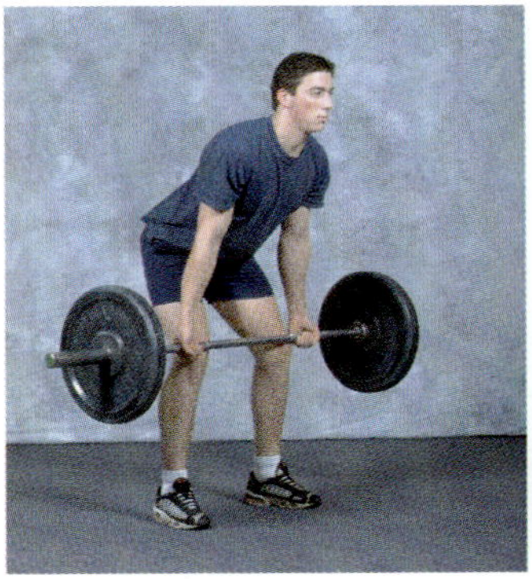

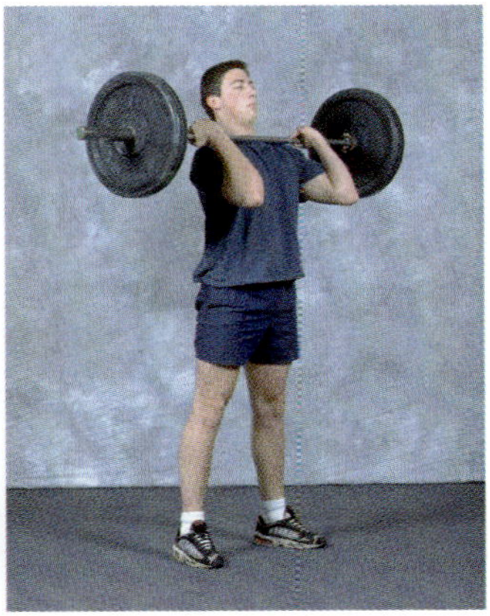

La prise de mains en supination et le verrouillage final des coudes favorisent de façon importante l'action des muscles Biceps *(en particulier la longue portion).*

TIRAGE D'ÉPAULÉ

RÉALISATION

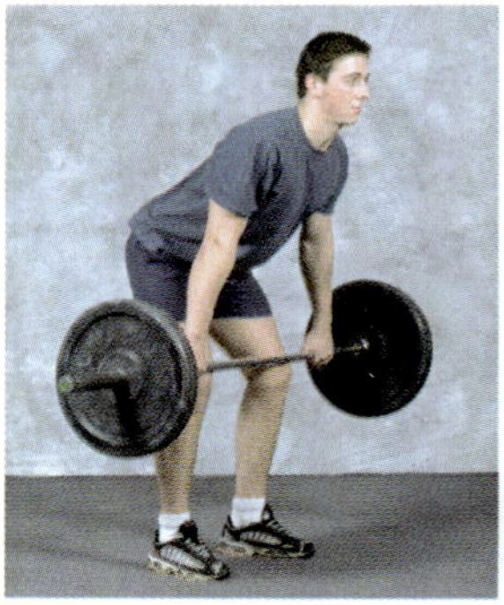

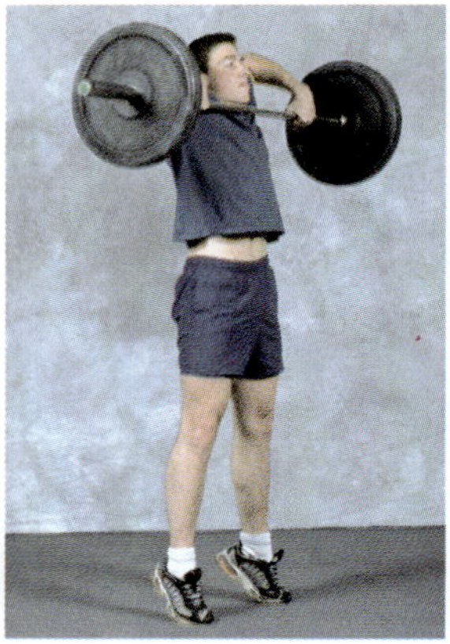

Sollicitation importante *(force et vitesse)* du Deltoïde.

EXERCICE COMBINÉ DE LOMBAIRES ET DE DÉVELOPPÉS

RÉALISATION

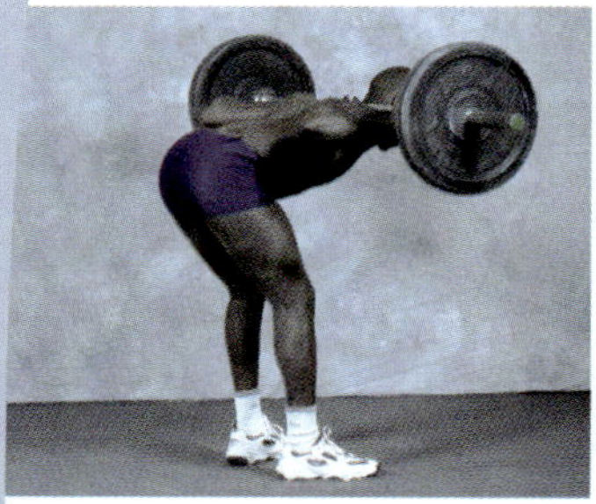

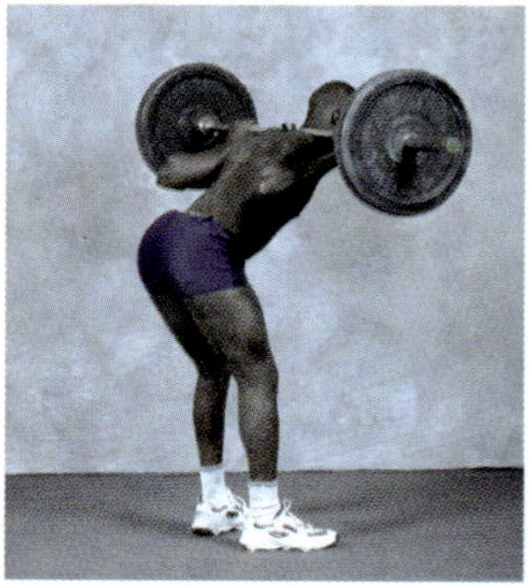

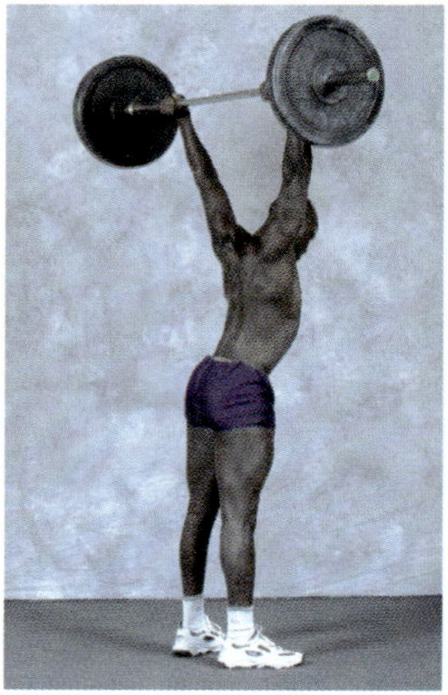

› POSITION INITIALE

– barre nuque *(sur les trapèzes)*,
– dos plat *(légèrement creusé)*.

› ENCHAÎNER

– inclinaison du dos en "lombaires" en contrôlant la position de la région lombaire et en fléchissant un peu les jambes, genoux vers l'avant,
– redressement du dos,
– poussée en extension des bras.

Terminer en hyperextension en se grandissant sous la barre.

› SOLLICITATION

Tonification et renforcement du dos *(lombaire et dorsal)*.

EXERCICES COMBINÉS DE MUSCULATION AVEC PETITS HALTÈRES

EXERCICE 1

RÉALISATION

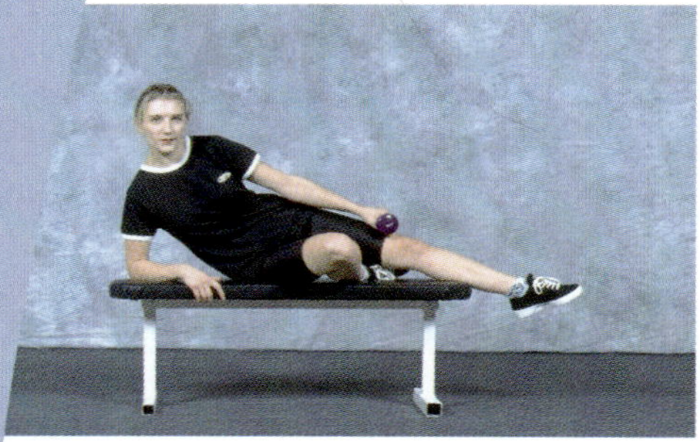

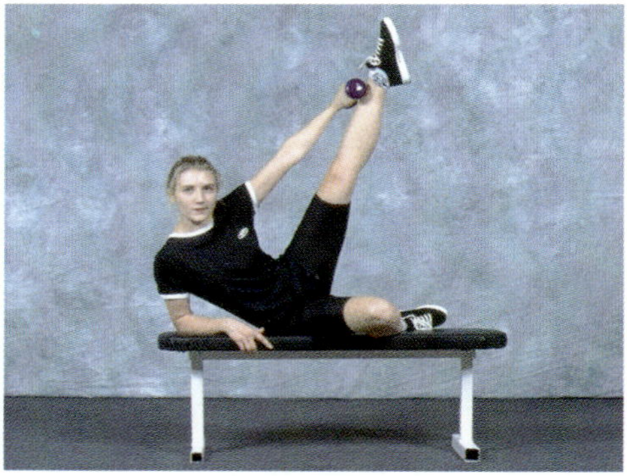

POSITION INITIALE

– en appui sur les coudes, couché sur le côté,
– bras avec l'haltère tendu le long du corps.

ENCHAÎNER

– lever actif latéral du bras et de la jambe libres,
– descendre à la position initiale.

SOLLICITATION

– Deltoïde - Psoas et Grand Droit du Quadriceps - Obliques.

EXERCICE 2

RÉALISATION

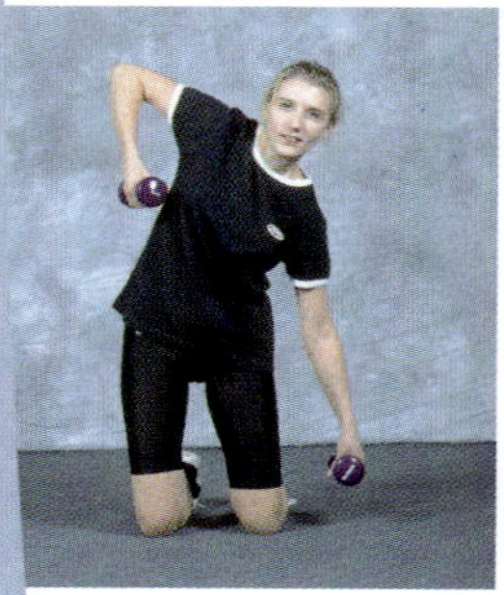

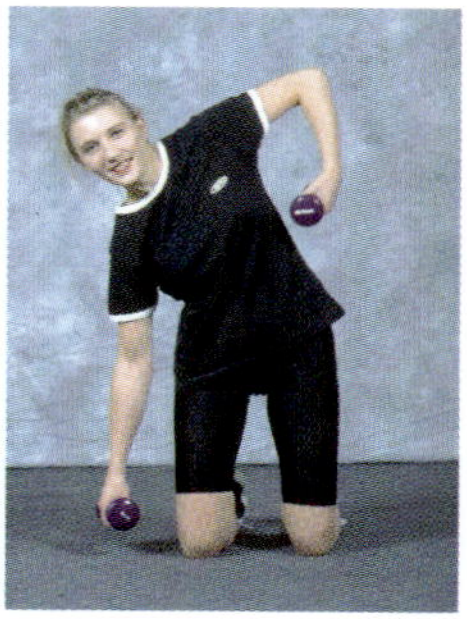

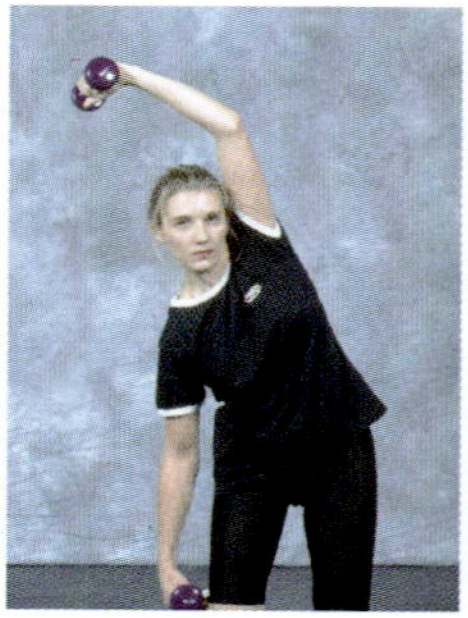

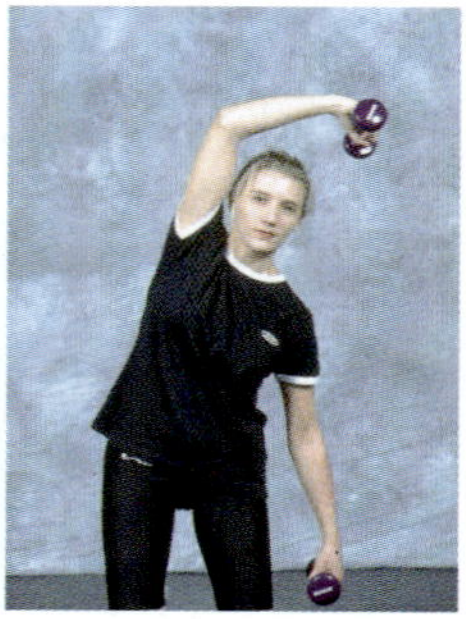

SOLLICITATION

– Deltoïde - Obliques.

EXERCICE 3

RÉALISATION

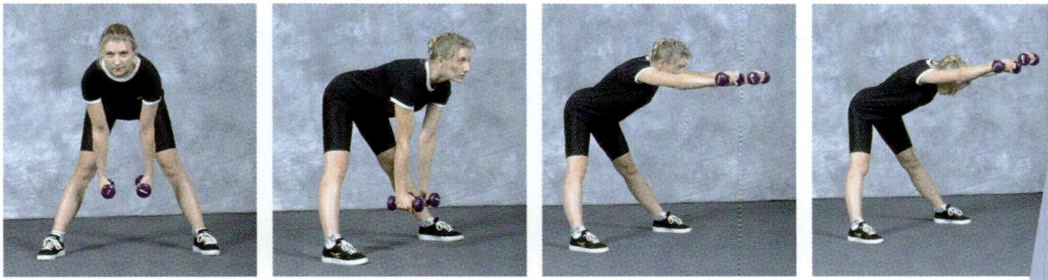

› POSITION INITIALE

– dos plat et horizontal, jambes écartées.

› ENCHAÎNER

– redresser le buste avec une extension des bras vers le haut et l'avant.

› SOLLICITATION

– région dorsale.

EXERCICE 4

RÉALISATION

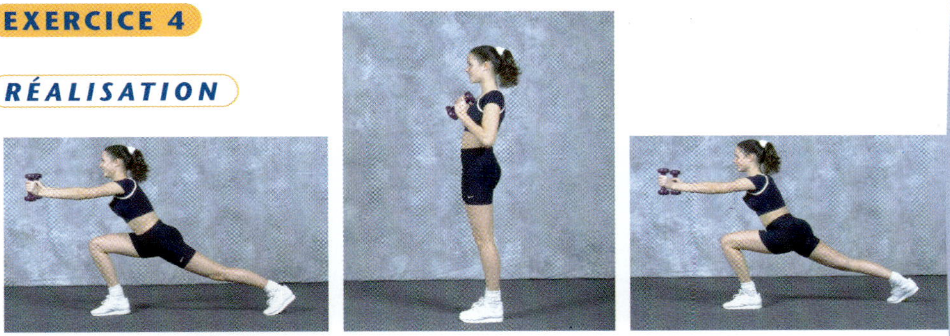

› POSITION INITIALE

– debout.

› ENCHAÎNER

– chuter en position de fente avant,

– se redresser à la position droite,

– de face, à droite, à gauche.

› SOLLICITATION

– les muscles des cuisses.

EXERCICE 5

RÉALISATION

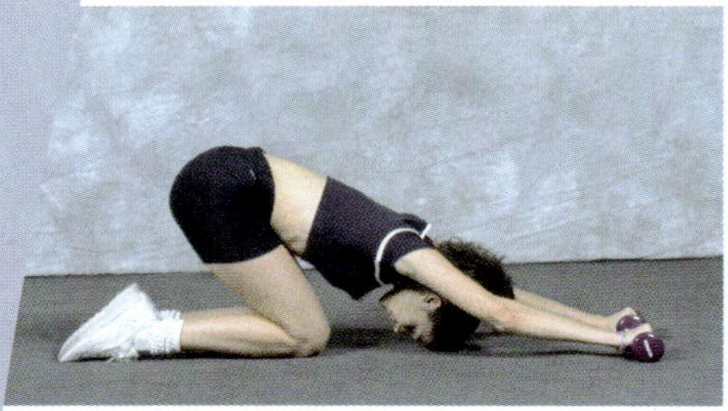

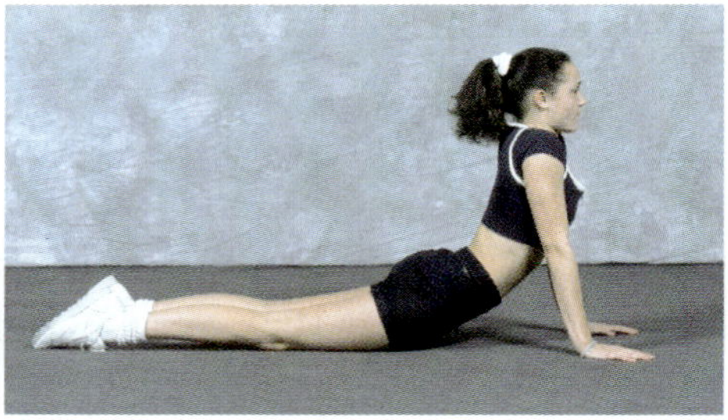

POSITION INITIALE

– à genoux, bras tendus.

ENCHAÎNER

– glisser vers l'avant, se redresser.

SOLLICITATION

– région lombaire.

EXERCICE 6

RÉALISATION

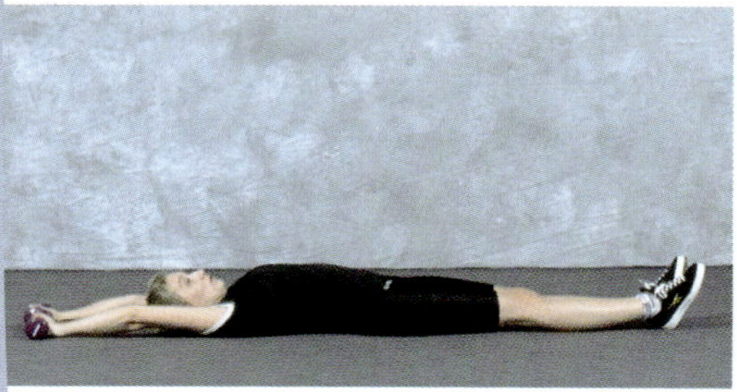

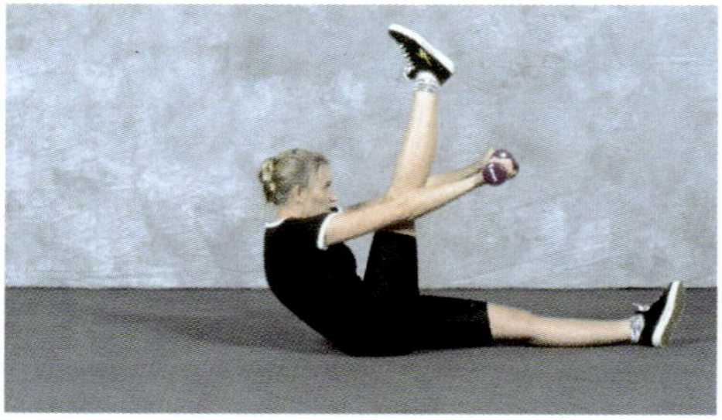

POSITION INITIALE

– position couchée *(en décubitus dorsal)*.

ENCHAÎNER

– carpé du corps avec élévation d'une seule jambe qui passe entre les bras.

SOLLICITATION

– muscles Abdominaux et Psoas.

EXERCICE 7

RÉALISATION

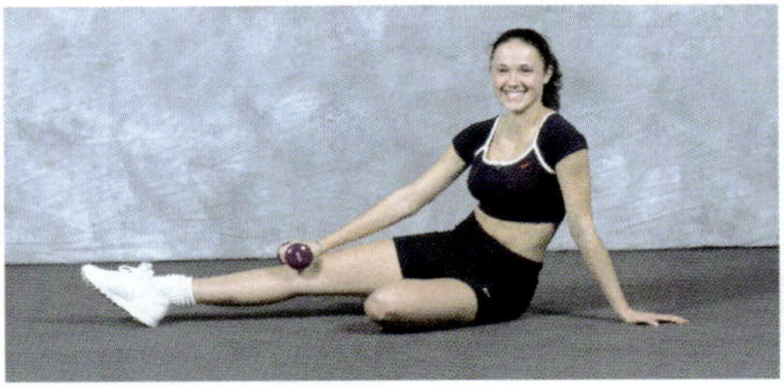

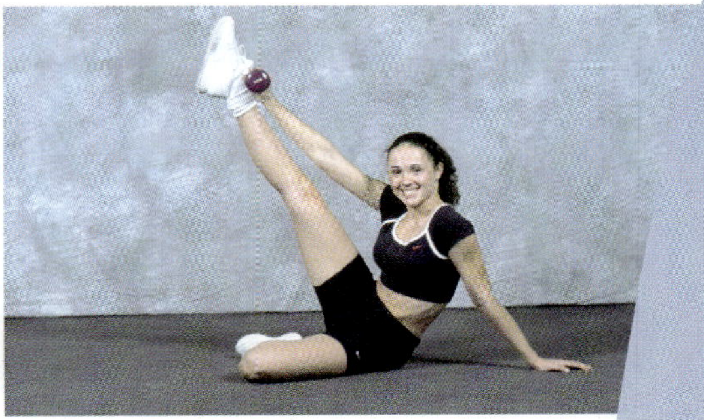

POSITION INITIALE

– assis en position latérale.

ENCHAÎNER

– élévation de la jambe et du bras libres qui se rapprochent.

SOLLICITATION

– Deltoïde - Intercostaux - Obliques - Moyen Fessier - Grand Droit du Quadriceps.

EXERCICE 8

RÉALISATION

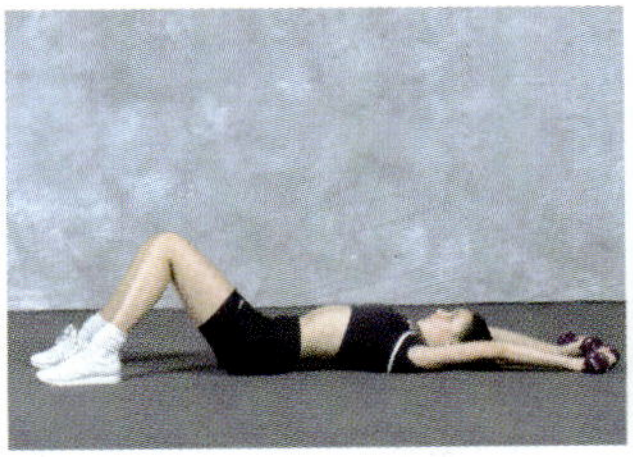

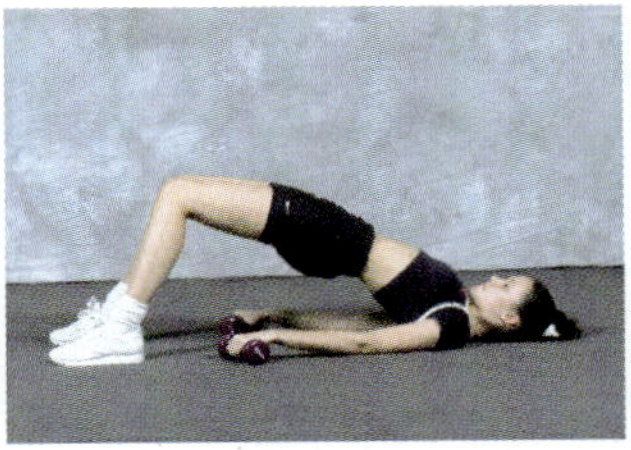

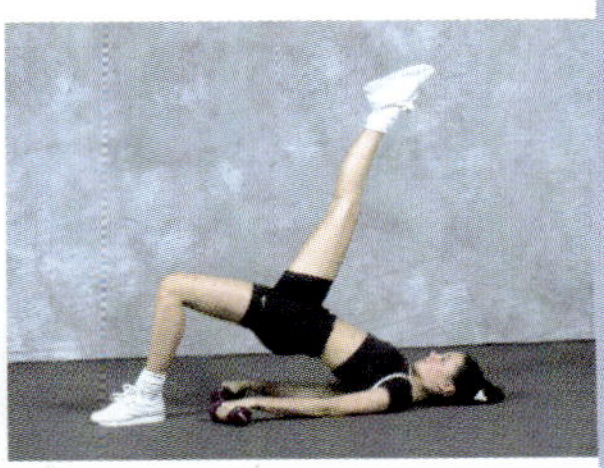

POSITION INITIALE

– couché sur le dos, jambes fléchies, bras allongés en arrière.

ENCHAÎNER

– ramener les bras vers le sol en avant,

– décoller les fesses et soulever le corps,

– élévation d'une jambe tendue vers le haut.

SOLLICITATION

– Grand Pectoral - gainage du corps.

EXERCICES 9, 10, 11

POSITION INITIALE

– debout, mains à la poitrine.

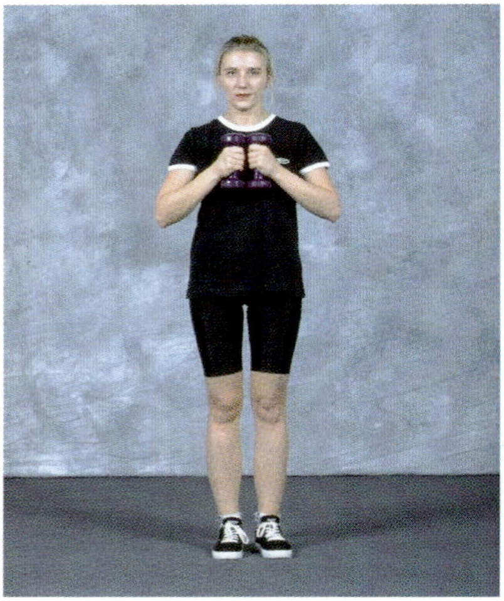

EXERCICE 9

RÉALISATION

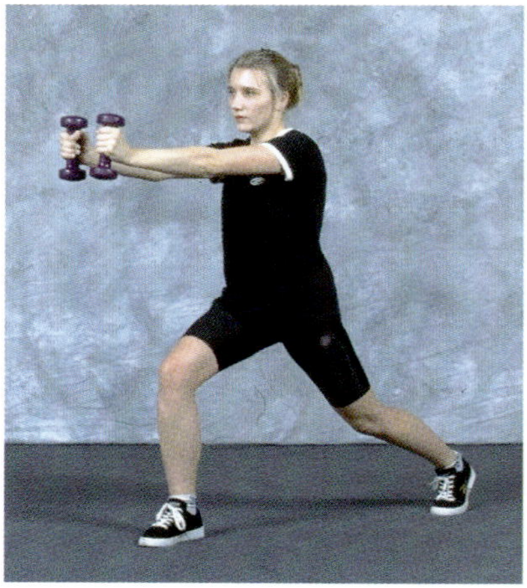

ENCHAÎNER

– descendre en fente avant avec poussée des haltères en avant à l'horizontale,
– revenir à la position initiale.

EXERCICE 10

RÉALISATION

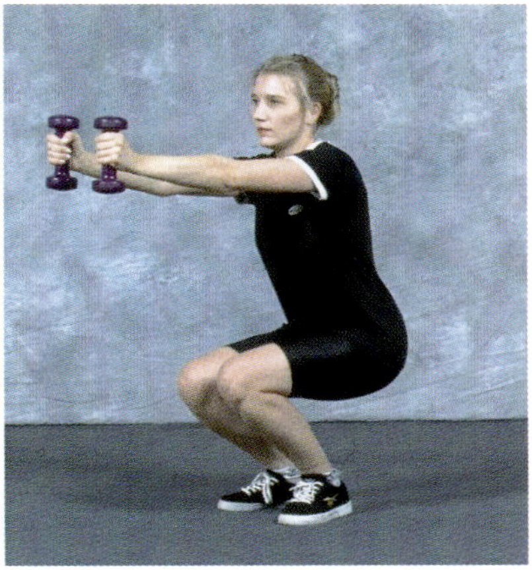

ENCHAÎNER

– descendre en flexion sur les jambes avec poussée des haltères en avant à l'horizontale,
– revenir à la position initiale.

EXERCICE 11

RÉALISATION

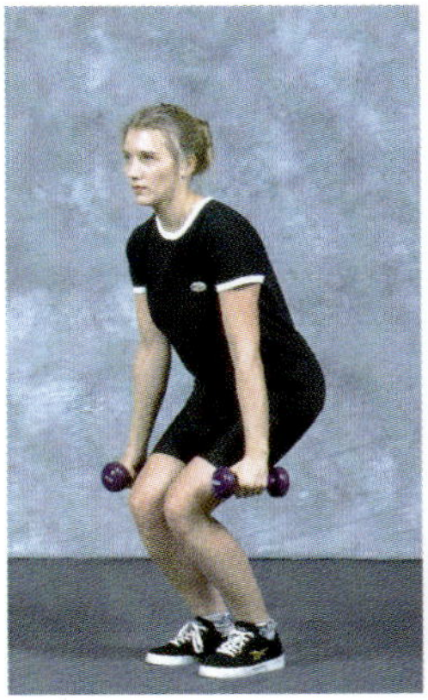

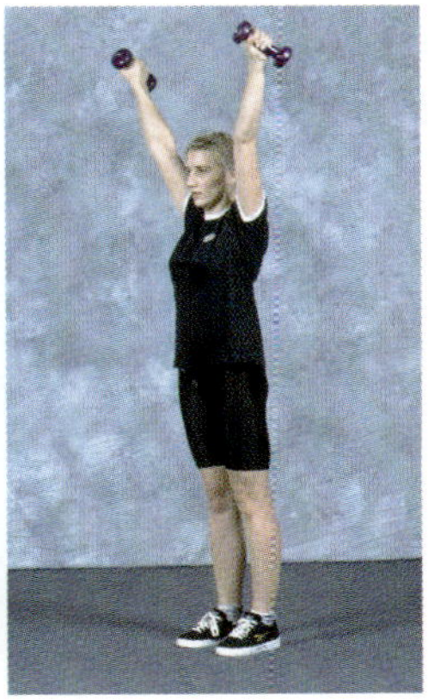

ENCHAÎNER

– fléchir sur les jambes, en baissant les bras,
– étendre les jambes avec élévation des bras vers le haut en écart latéral,
– revenir à la position initiale.

SOLLICITATION

– muscles extenseurs des jambes et Deltoïdes.

EXERCICE 12

RÉALISATION

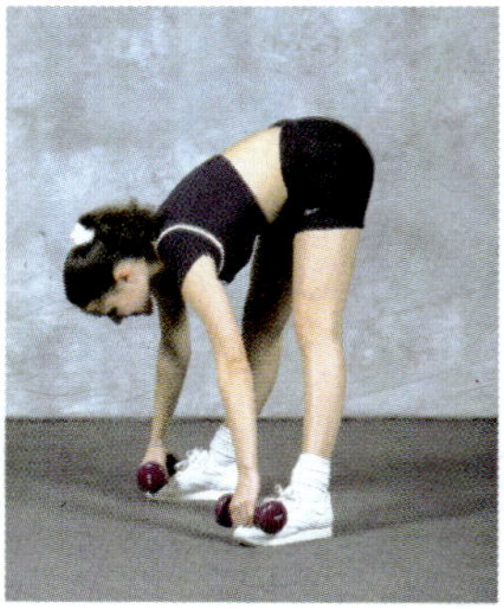

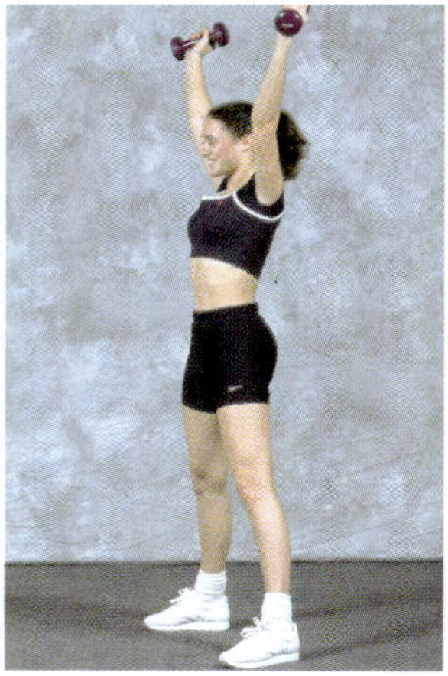

› POSITION INITIALE

– debout jambes en écart latéral.

› ENCHAÎNER

– inclinaison du corps en avant, et amener les haltères au niveau des pieds,
– redresser le buste et élever les haltères en haut et latéralement.

› SOLLICITATION

– muscles du dos.

EXERCICE 13

RÉALISATION

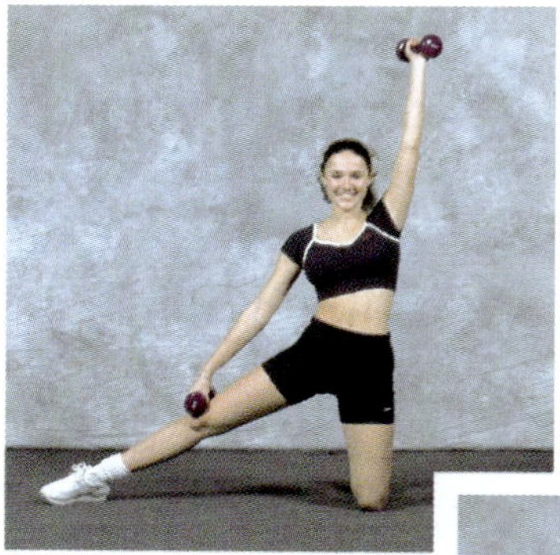

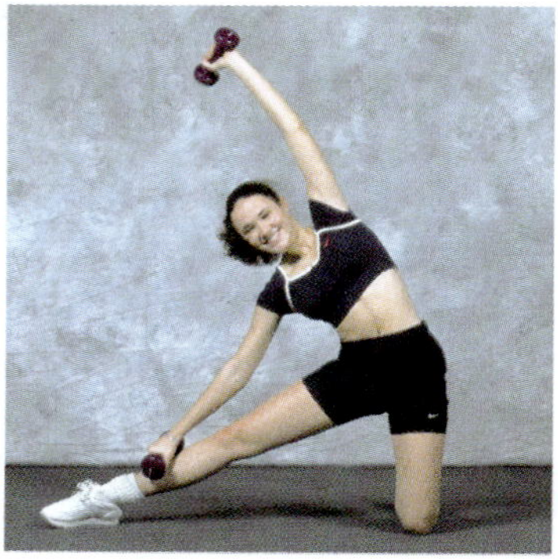

› POSITION INITIALE

– à genoux, une jambe écart tendue,
– bras opposé tendu à la verticale.

› ENCHAÎNER

– incliner le corps latéralement,
– revenir à la position initiale.

› SOLLICITATION

– muscles Intercostaux et Obliques.

UN CIRCUIT TRAINING AVEC PETITS HALTÈRES

Ce circuit "training" de musculation avec petits haltères a été conçu dans un but de forme physique, avec un double objectif :

- tonifier les principaux groupes musculaires,
- dépenser des calories et brûler des graisses.

Choisir le poids des haltères en fonction de son état de forme *(de 1kg à 3kg, voire 5kg).*

Pratique recommandée de trois séances par semaine.

Chaque séance demande d'accomplir quatre circuits complets de douze mouvements, chacun d'eux comportant de dix à vingt répétitions.

Chaque circuit dure environ huit minutes.
Prendre deux minutes de repos entre chacun d'eux.

EXERCICE 1

- **Position de départ :** debout, jambes légèrement écartées, les haltères sont placés à hauteur des épaules, coudes légèrement vers l'avant et un peu écartés.
- **Action :** sauter sur place tout en levant les poids à bras tendus. Les mains reviennent aux épaules au moment où les pieds retouchent le sol. 20 répétitions.
- **Sollicitation :** mouvements de jeté sans fente : deltoïdes, triceps brachial et sural.

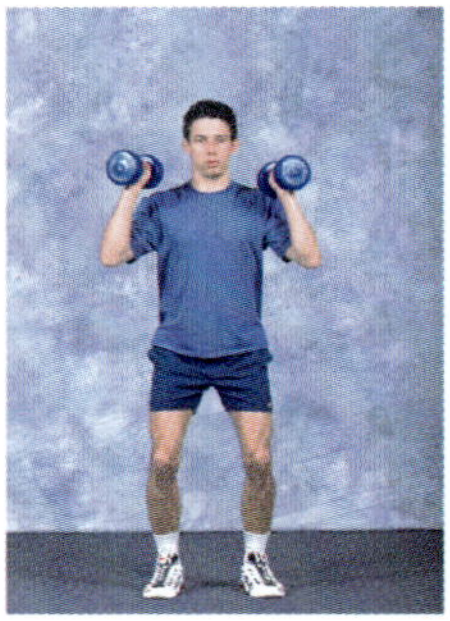
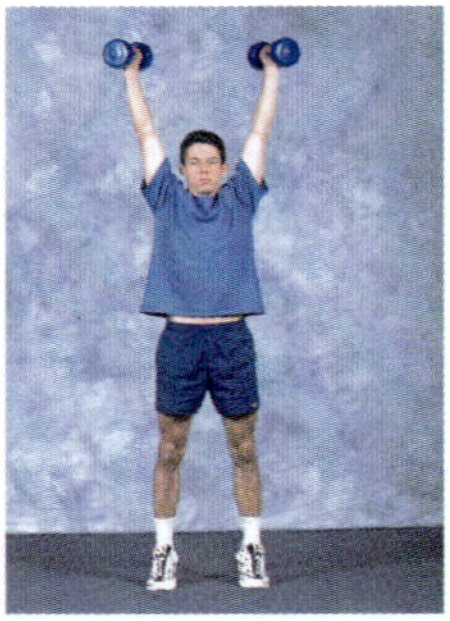

EXERCICE 2

- **Position de départ :** debout, haltères à hauteur de la poitrine, coudes au corps.
- **Action :** tendre les bras parallèlement au sol, tout en réalisant une fente avant sur le pied droit. Bref temps d'arrêt puis retour à la position initiale. Nouvel enchaînement avec fente, cette fois sur le pied gauche.
  10 répétitions du mouvement complet.
- **Sollicitation :** deltoïdes, triceps, pectoraux, quadriceps.

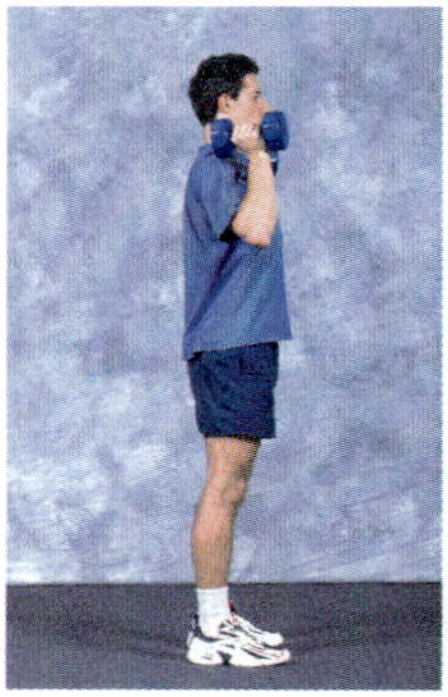
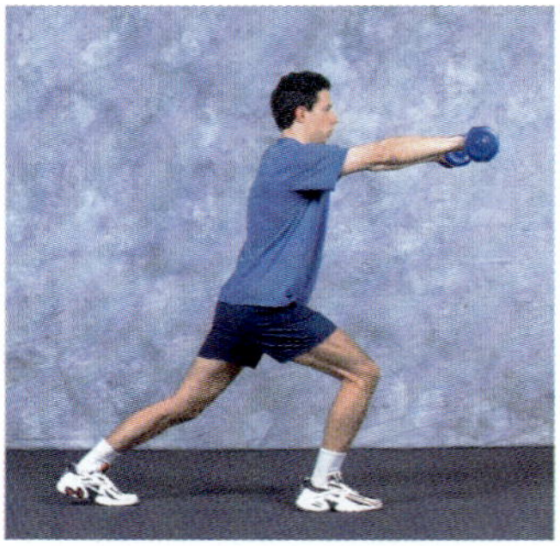

EXERCICE 3

- **Position de départ :** jambes écartées, tronc incliné, bras tendus, les mains sont serrées entre les jambes et en arrière des pieds.
- **Action :** dans un mouvement dynamique, lancer les haltères vers l'avant et le haut, en portant le buste à l'horizontale. En fin de geste, les bras sont alignés avec le dos. Bref temps d'arrêt, puis retour à la position de départ. 10 répétitions.
- **Sollicitation :** muscles extenseurs du dos, deltoïdes.

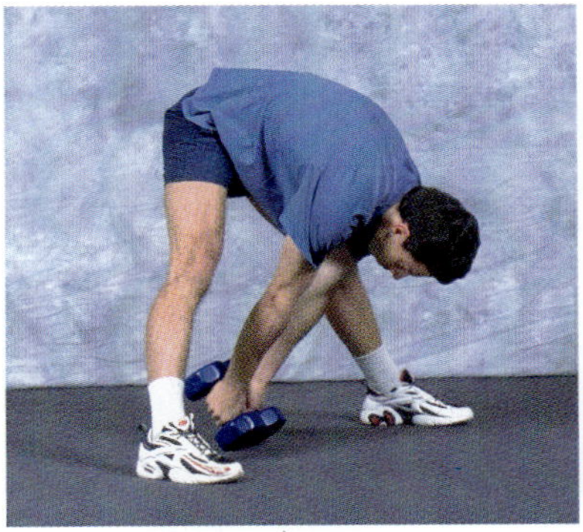

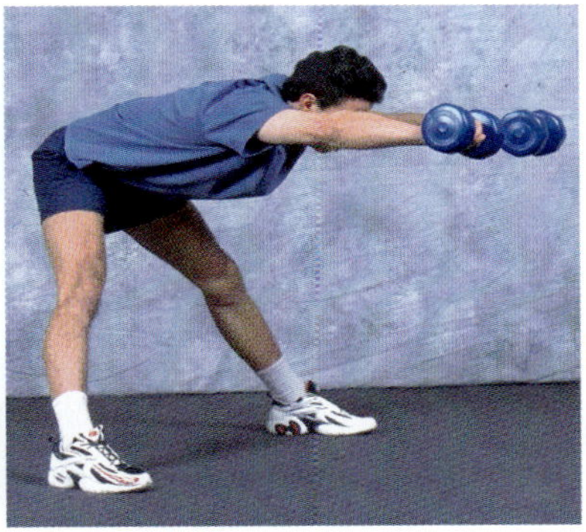

EXERCICE 4

- **Position de départ :** allongé sur le dos, bras tendus.
- **Action :** lancer les bras devant soi en relevant le buste, terminer le mouvement en ramenant le genou fléchi à la poitrine *(pied décollé du sol, une seule jambe)*. Retour à la position de départ.
  10 répétitions *(5 du genou gauche, 5 du genou droit)*.
  On peut augmenter la difficulté en ramenant ensemble les deux jambes groupées.
- **Sollicitation :** abdominaux, psoas-iliaque.

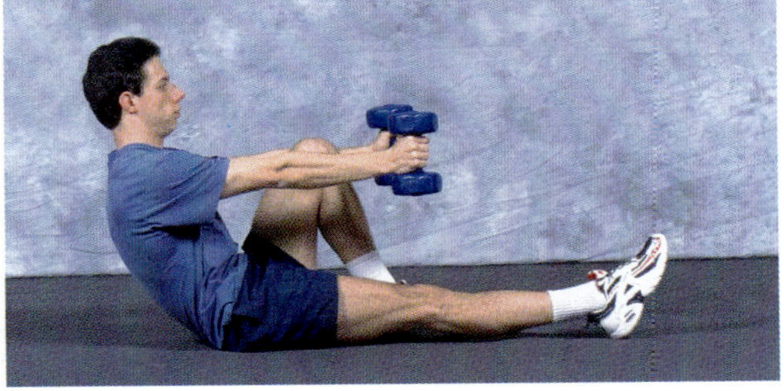

EXERCICE 5

- **Position de départ :** en appui sur le pied droit, genou fléchi *(pied avant)*, bras gauche levé et tendu au-dessus de soi, bras droit en opposition vers l'arrière, jambe gauche allongée en arrière *(position de fente)*.
- **Action :** sauter, en alternant la fente et le pied d'appui, tout en balançant les bras d'avant en arrière, au même rythme.

Pendant le mouvement, le buste reste légèrement incliné vers l'avant.
20 répétitions.

- **Sollicitation :** deltoïdes, quadriceps, ischio-jambiers.

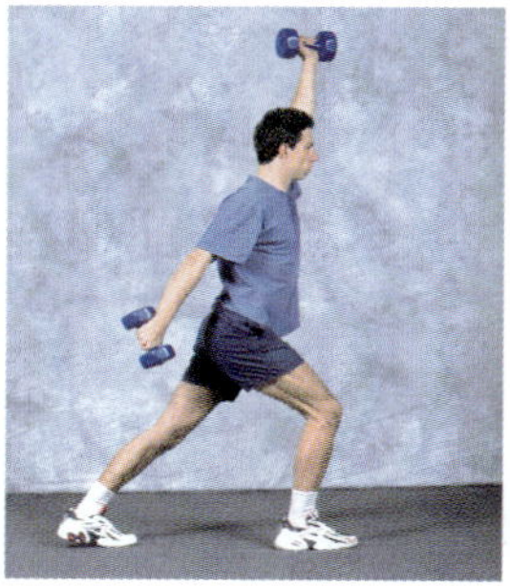

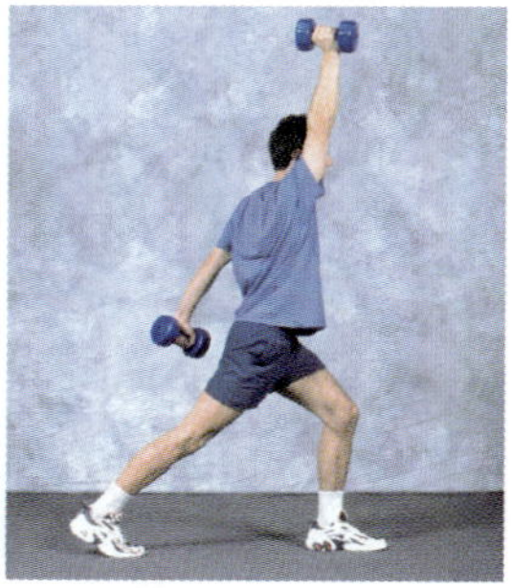

EXERCICE 6

- **Position de départ :** debout, jambes écartées à la largeur du bassin, pieds légèrement ouverts et pointes vers l'extérieur, bras fléchis, coudes au corps.
- **Action :** fléchir les jambes et tendre les bras en poussant les haltères à l'horizontale. Essayer de descendre pieds à plat le plus bas possible *(selon la souplesse)*. Sans marquer de temps d'arrêt, revenir à la position initiale.
  10 répétitions.
- **Sollicitation :** triceps, pectoraux, deltoïdes, quadriceps.

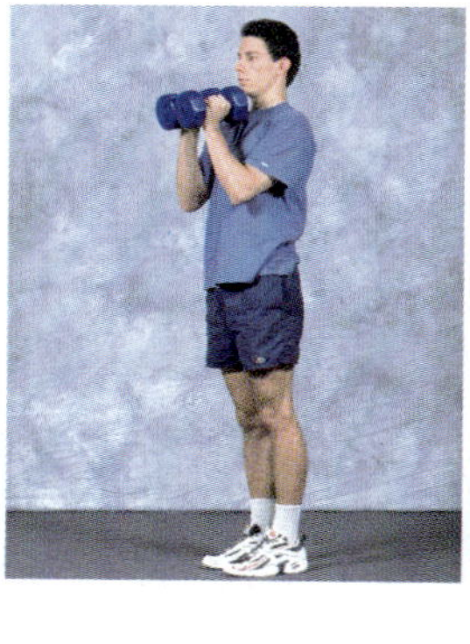

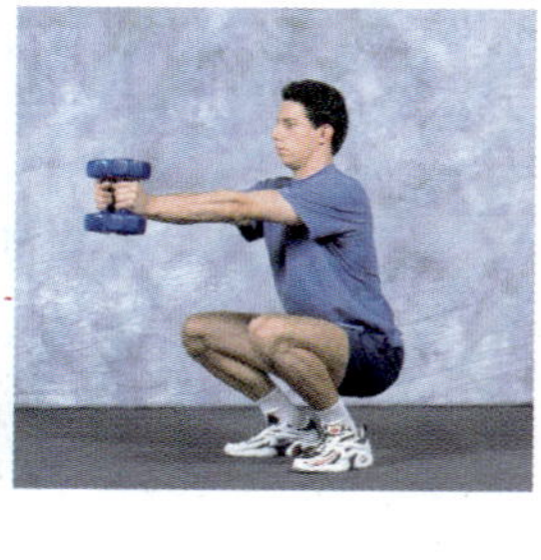

EXERCICE 7

› **Position de départ :** debout, jambes tendues, bras le long du corps.

› **Action :** sauter en écartant les jambes *(écart latéral)*, tout en amenant les bras latéralement au-dessus de la tête. Revenir à la position de départ et nouvel enchaînement.

Dans ce mouvement rythmé, les bras décrivent un demi-cercle complet dans un plan frontal.

20 répétitions.

› **Sollicitation :** deltoïdes, moyens fessiers, adducteurs.

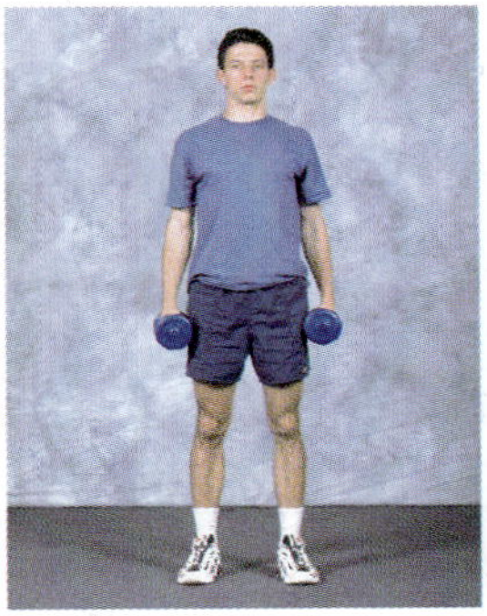

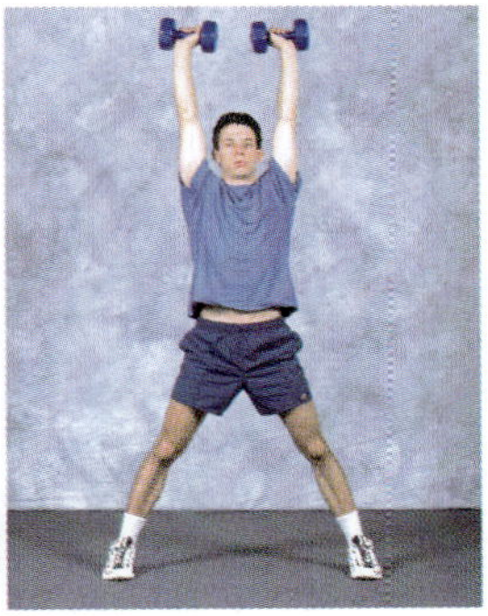

EXERCICE 8

› **Position de départ :** assis, jambes groupées et décollées du sol, bras tendus à l'horizontale.

› **Action :** tendre les jambes en levant les bras pour former un angle de 45° avec le sol, puis revenir à la position initiale. Pendant la durée de l'exercice, on s'applique à conserver l'équilibre sur les fesses, et le dos arrondi.
10 répétitions.

› **Sollicitation :** abdominaux et gainage.

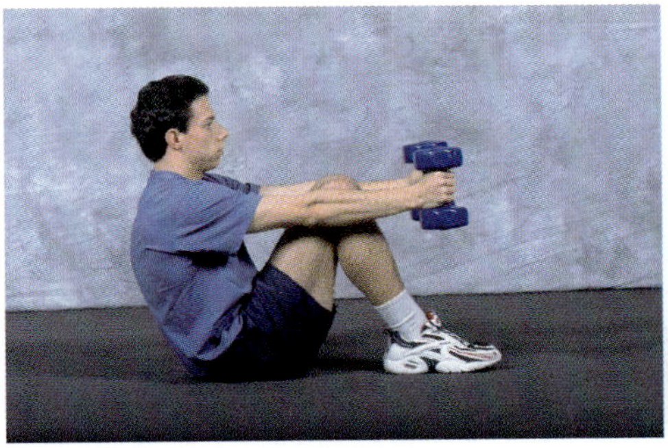

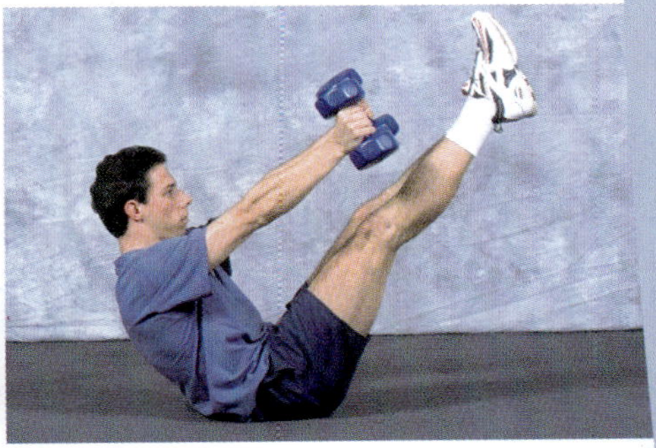

EXERCICE 9

- **Position de départ :** debout, pieds écartés à la largeur du bassin, bras fléchis, haltères placés à hauteur des épaules.
- **Action :** fléchir les jambes *(flexion complète)*, puis se redresser en enchaînant l'action des bras qui montent pour se tendre au-dessus de la nuque. Redescendre les bras à la position initiale, et amorcer une nouvelle flexion. 10 répétitions.
- **Sollicitation :** tous les muscles extenseurs du corps.

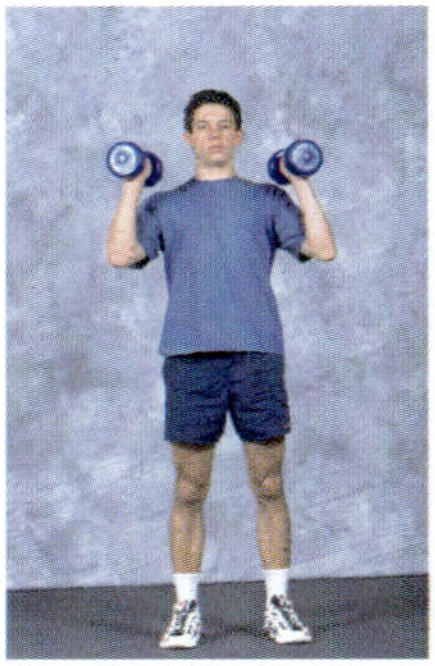
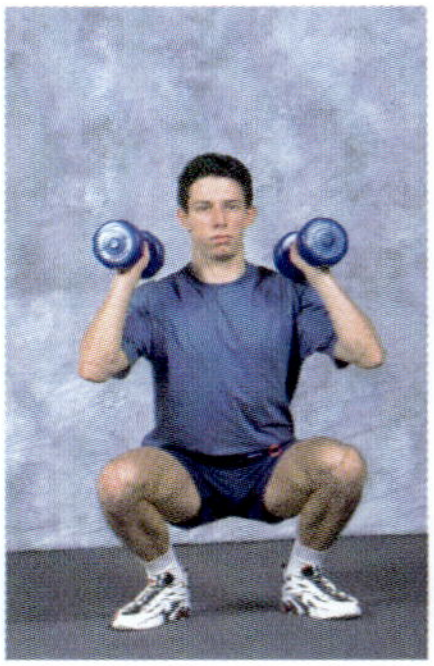
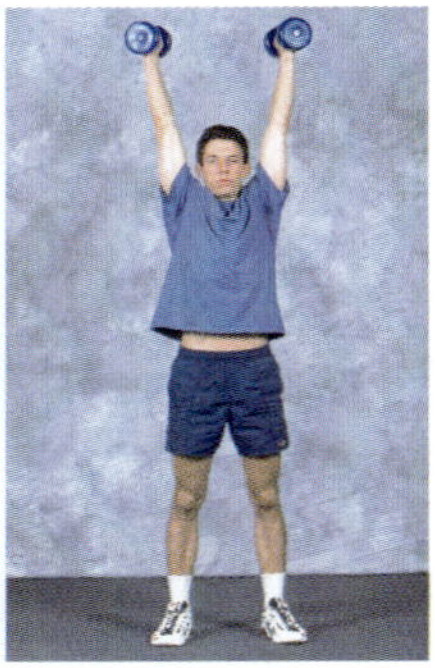

EXERCICE 10

- **Position de départ :** debout, genoux légèrement fléchis, mains au niveau des épaules, coudes pliés et avancés.
- **Action :** sauter et tendre les bras *(jeté avec fente)*. Les jambes, après la suspension, se positionnent en fente haute *(jambe arrière allongée et talon décollé du sol)*. Retour contrôlé à la position initiale. 10 répétitions.
- **Sollicitation :** deltoïdes, triceps, quadriceps, triceps sural.

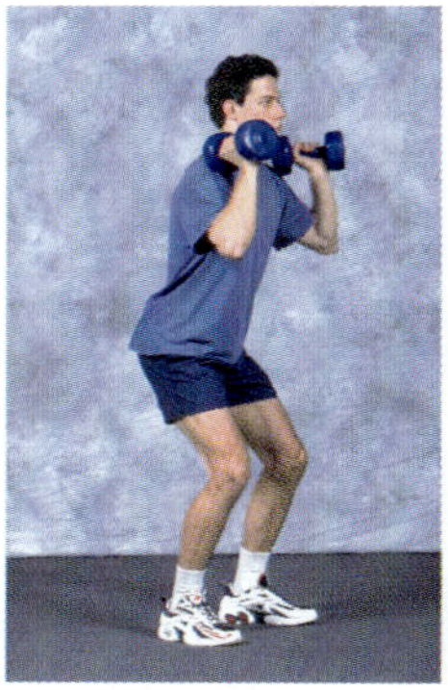
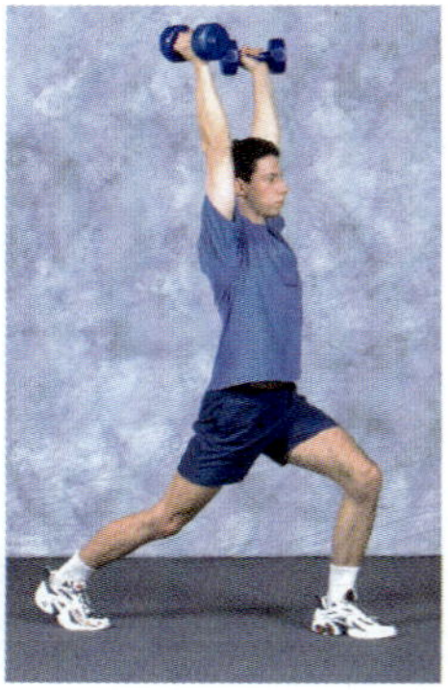

EXERCICE 11

- **Position de départ :** allongé sur le dos, bras écartés, jambes fléchies.
- **Action :** rapprocher les bras tendus au-dessus de la poitrine, puis redresser le buste à la verticale *(sans coup de rein brutal)*, en fléchissant les coudes pour amener les mains à hauteur des épaules. Terminer le mouvement par l'extension des épaules et des bras à la verticale. Retour contrôlé à la position de départ. 10 répétitions.
- **Sollicitation :** pectoraux, abdominaux, triceps.

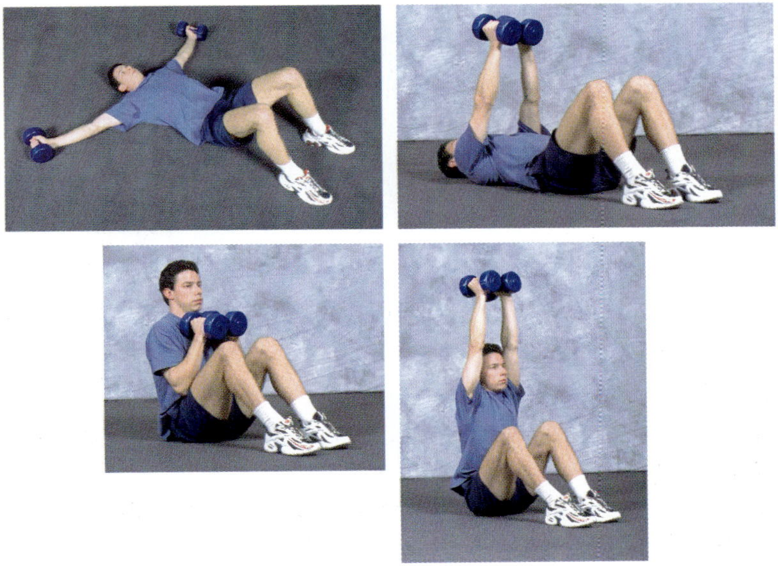

EXERCICE 12

- **Position de départ :** debout, bras le long du corps, haltères tenus en supination *(paumes vers l'avant)*, coudes au corps.
- **Action :** tout en sautant sur place, effectuer un mouvement de flexion et d'extension de l'avant-bras sur le bras. Pour être dans le rythme, à chaque élévation du corps doit correspondre une flexion du coude.
  20 répétitions.
- **Sollicitation :** biceps, triceps brachial et sural.

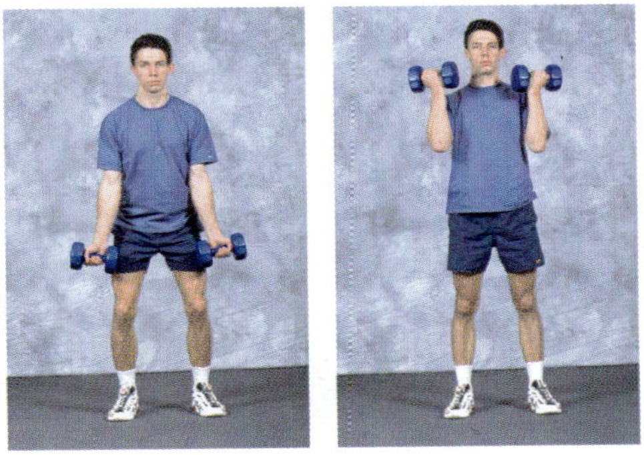

4

SANTÉ ENTRAÎNEMENT DIÉTÉTIQUE

MUSCULATION *pratique*

PRINCIPES DE PHYSIOLOGIE

LES TYPES DE FIBRES MUSCULAIRES

Les muscles sont composés de plusieurs types de fibres musculaires *(variables en proportion selon les muscles).*

ON DISTINGUE DEUX TYPES OPPOSÉS :

› Le type I

Contient davantage de mitochondries et de dépôts de lipides. Il est plus adapté à l'utilisation des voies métaboliques oxydatives : GLYCOLYSE AÉROBIE et LIPOLYSE.

Ces fibres sont plus spécialisées dans les efforts de longue durée *(type "endurance")*, les contractions musculaires sont moins fortes et plus lentes *("Slow Tweetch")*, mais elles sont peu fatigables.

› Le type II

Montre un réticulum sarcoplasmique plus abondant et une A.T.Pase myofibrillaire élevée. Il est plus adapté aux sources énergétiques immédiates : PHOSPHOCRÉATINE et GLYCOLYSE ANAÉROBIE.

Ces fibres sont plus spécialisées dans les efforts brefs et intenses *(type "force et vitesse")*, les contractions musculaires sont fortes et rapides *("Fast Tweetch")*, mais elles sont très vite fatigables.

Il existe des fibres de type intermédiaire II A...

Selon les procédés d'entraînement, on peut solliciter préférentiellement certains types de fibres qui s'hypertrophient *(augmentation de volume).*

Le muscle est capable d'adaptabilité à partir d'un délai de six semaines *(durée minimale d'un cycle de musculation).*

Un entraînement prolongé et intensif *(plusieurs années)* peut induire des modifications du pourcentage des fibres dans un muscle.

L'ENTRETIEN MUSCULAIRE

› La musculation

- Charges moyennes *(50% RM)* avec des séries de 10 répétitions.
- Diversifier les exercices, avec 3 à 6 séries par exercice.
- Pour le volume musculaire, enchaîner plusieurs exercices différents mais sollicitant le même groupe musculaire.

› Les étirements

- Placer le muscle en position d'étirement *(stretching)*.
- Attendre dans cette position *(sans mouvement)* jusqu'à 30 secondes avec décontraction et relâchement *(la légère tension musculaire produite par l'étirement s'estompe au bout de 10 à 15 secondes, ce qui permet d'accentuer l'étirement à partir de ce moment)*.

› La tonification

- Charges légères, voire uniquement l'utilisation de la pesanteur.
- Séries de 10 à 15 répétitions.
- Diversifier les mouvements.
- Peu de temps de récupération entre les mouvements *(quelques secondes)*.
- Maintenir les positions du corps *(gainage)* ou des membres *(renforcement statique)*.

Des mouvements coordonnés peuvent combiner ces trois types d'action : musculation, étirement, tonification.

L'ENTRETIEN DU DOS

Les lombalgies *(douleurs lombaires)*

Constituent une réalité particulièrement fréquente, grave par ses conséquences et ses répercussions sociales et professionnelles *("fléau social")*. Elles sont l'expression d'un désordre vertébro-musculo-discal.

Le lombalgique doit apprendre :
- à connaître les positions qui le soulagent,
- à basculer son bassin en rétroversion *(la crête iliaque vers l'arrière)*, ce qui diminue l'hyperlordose lombaire *("cambrure")*,
- à éviter les mauvaises positions et les "faux mouvements" *(surtout les gestes associant la cyphose avec une torsion)*,
- à bien maintenir la courbure lombaire en position assise.

La prévention (essentielle) consiste :
- à équilibrer et maîtriser la position de son bassin,
- à renforcer et tonifier les muscles de maintien (abdominaux et surtout la masse sacro-lombaire et les extenseurs du dos).

Les dorsalgies *(douleurs dorsales)*

Sont assez fréquentes, en particulier avec le développement de l'ordinateur.
Ce sont souvent des attitudes accentuant la cyphose dorsale *(dos "rond", omoplates "décollées")*, avec des dérangements intervertébraux mineurs *(DIM)*, sources de douleurs.

Le dorsalgique doit apprendre :
- à réaliser des mouvements d'étirement et d'extension dorsale,
- à se tenir plus droit et tonique en position assise.

La prévention consiste :
- à étirer la région dorsale *(stretching, natation sur le dos...)*,
- à entretenir les mouvements articulaires du rachis,
- à tonifier les muscles paravertébraux et les fixateurs de l'omoplate.

La musculation d'entretien est très efficace sur ces types de douleurs fonctionnelles au niveau du dos.

LA NUTRITION PRATIQUE EN MUSCULATION

› Une alimentation équilibrée et diversifiée

- avec des apports qualitatifs équilibrés :
  - protides : 15 à 20% *(animaux et végétaux),*
  - lipides : 30% *(avec des lipides végétaux),*
  - glucides : 50 à 55% *(avec des sucres lents +++),*
- avec un apport hydrique important :
  - nécessité d'apport en EAU,
    - de 1 ml par calorie absorbée,
    - de 7 ml par gramme de protide,
  - soit en moyenne 1,5 litre d'eau par jour entre les repas.
- avec une répartition en 3 à 4 repas par jour.

Ne pas sauter de repas. Éviter les gros repas, en particulier le soir.
Prendre éventuellement des collations entre les repas *(10h, 16h),* en fonction du travail *(horaires)* et des entraînements sportifs. Le petit-déjeuner se doit d'être copieux.

"MANGER DE TOUT UN PEU", PERMET D'ÉVITER :

- les erreurs alimentaires : excès d'une catégorie *(pouvant favoriser certains cancers ou pathologies digestives),*
- une carence en vitamines ou oligoéléments.

› Les apports caloriques recommandés

Sont variables selon l'âge, le sexe, l'activité physique.
Sportif sain :

- homme : 3000 à 3500 Kcal/jour
- femme : 2500 Kcal/jour.

Un apport correct permet une stabilisation du poids du corps.
Un excès calorique fait grossir *("nourrit les adipocytes").*
Un apport hypocalorique fait maigrir *("affame les adipocytes").*

La consommation d'alcool doit être inférieure à 5% de la ration calorique totale. Si un à deux verres de vin sont recommandés au cours des repas *(apport de fer...)*, tout apport excessif d'alcool se stocke sous forme de "graisses".

"Le jeu des 7 familles" consiste à choisir au moins une carte de chaque famille pour avoir un menu équilibré.

› Les fruits et les légumes

Essentiels, ils devraient figurer à chacun des trois repas. Ils apportent des vitamines, des oligoéléments, un peu de fibres et beaucoup d'eau. D'un faible apport calorique, ils rassasient par leur volume.

› Les féculents et les céréales

Ils apportent l'énergie : pommes de terre, pâtes, riz *(glucose)*, et dans l'écorce des graines, des vitamines du groupe B et des fibres. L'apport actuel en fibres est souvent insuffisant, pourtant elles permettent un excellent transit. Réhabilitons les légumes secs, le pain complet, les céréales qui sont riches en fibres.

› Les produits laitiers

Le lait et ses dérivés sont riches en calcium, en protéines, en vitamines A,B,D,E... L'apport recommandé tourne autour de 1000 mg de calcium par jour.

› Les protéines : viande, poisson...

S'utilisent pour construire et renouveler les muscles. La viande rouge est aussi la principale source de fer, nutriment essentiel pour les globules rouges.

› Les matières grasses

Elles apportent de l'énergie, des vitamines A,D,E et des acides gras essentiels *(indispensables, servant au fonctionnement des cellules nerveuses)*. Il s'agit de les utiliser à bon escient sans en abuser. Le moindre abus va aller alimenter les cellules adipeuses *(cellulite)*. Garder du beurre sur les tartines le matin. Utiliser l'huile d'olive pour les assaisonnements, la margarine pour la cuisson...

› Les produits sucrés

Délicieux au goût, mais il faut savoir se freiner et même s'arrêter.
Un morceau de sucre *(5 grammes)* apporte 20 Kcal.

- 1 cuillère à café de confiture = 1,5 sucre
- 1 barre chocolatée = 8 sucres
- 1 tablette de chocolat = 12 sucres
- 1 verre de soda (20 cl) = 4 sucres.

L'index glycémique permet de classer les glucides selon leur vitesse d'assimilation :

– IG élevé *(glucose, pommes de terre)*, l'absorption est rapide
– IG bas *(fructose, pâtes)*, l'absorption est plus lente.

› Les boissons

L'eau du robinet, ainsi que toutes les eaux minérales, n'apporte aucune calorie, mais de nombreux oligoéléments *(variables selon les différentes eaux minérales)*.

Attention à l'alcool :

- 1 verre de vin *(15 cl)* = 100 Kcal
- 1 verre de whisky *(5 cl)* = 125 Kcal.

POUR "PRENDRE DU MUSCLE"

Le muscle est "adaptable" au type d'entraînement.

S'ENTRAÎNER DE FAÇON :
* intensive *(charge / séries)*,
* répétée *(2 à 3 fois / semaine)*,
* durable *(minimum de 6 semaines)*.

Un supplément protéique peut être nécessaire, du moins utile, le jour de l'entraînement.

IL EST MAINTENANT RECONNU ET ADMIS :
- Pour une population sportive *(activité physique ou sportive régulière)*, d'intensité et de dépense énergétique modérées, les besoins en protéines sont couverts par un apport de 1,2 g / kg / jour. L'alimentation courante peut y subvenir normalement.
- Pour les coureurs de longues distances *(1h / jour / semaine)*, ou pendant les premières semaines de reprise d'activités, un apport de 1,5 à 1,7g / kg / jour.
- Pour les sportifs de musculation et de force, 2 g / kg / jour,
- Pour une pratique intensive et de "prise de masse", jusqu'à 3 g / kg / jour.

Cet apport *(insuffisant par la simple alimentation)* doit être fourni sous forme de compléments, mais pour un tiers au maximum *(sous forme de poudres)*, soit :
- pour un sujet de 60 kg, un supplément en poudre de 40 à 60 g,
- pour un sujet de 90 kg, un supplément en poudre de 60 à 90 g.

CONSEILS

- Choisir les protéines de haute valeur biologique. Par exemple, le produit "PRO 95" *(fabrication française)* contient 95 g de protéines pour 100 g de poudre.
- Fractionner les prises, avec à chaque fois un apport maximal de 30 g de protéines en poudre *(en dehors des repas)*, associé à du jus de fruit.
- Un apport supplémentaire en eau est important.

PENDANT L'ENTRAÎNEMENT :
- Prévenir toute déshydratation : boire régulièrement de l'eau, et profiter de la séance pour en augmenter l'apport...

- Associer un apport en glucides *(glucose dilué)*. Ce sont les boissons énergétiques liquides du sportif, à consommer par gorgées toutes les 10 à 15 minutes, sur toute la durée de la séance.

L'entraînement de force intensif pourrait augmenter la sensibilité à l'insuline.
L'ingestion de glucose *(et amino-acides)* provoque une augmentation du glucose sanguin circulant, ce qui augmente à son tour la sécrétion en insuline *(favorisant la pénétration du glucose au niveau de la cellule musculaire)*.
Ces phénomènes physiologiques accélèrent le recouvrement en glycogène et favorisent l'hypertrophie musculaire.

UN APPORT EN ACIDES AMINÉS RAMIFIÉS.

- Dans le cas d'exercices prolongés de forte intensité, et à titre préventif d'un catabolisme musculaire, un apport de BCAA pourrait éventuellement être utile *(au même titre qu'un apport en glucose)*... mais cela n'est pas vérifié scientifiquement.

CONSÉQUENCES DE L'ÂGE :

- On observe une diminution de la synthèse protéique et de la force, causée non pas par le vieillissement des muscles, mais par le "turn-over" de tout l'organisme.
- L'entraînement avec des charges augmente la synthèse des protéines musculaires de façon identique chez le jeune et la personne âgée.
- On observe une modification de la sensation de soif et une tendance à la déshydratation.

D'OÙ L'IMPORTANCE :

- des apports alimentaires en protéines,
- de l'hydratation, de l'alimentation équilibrée,
- de l'entretien musculaire par la musculation... le plus longtemps possible.

POUR "PERDRE DE LA GRAISSE"

Perdre de la graisse équivaut à perdre du poids sans perdre de muscle.

TROIS ÉLÉMENTS SONT ESSENTIELS :
- l'alimentation équilibrée, mais hypocalorique, et en évitant certains types d'aliments,
- la musculation en entretien,
- l'activité physique de longue durée, "aérobie".

SOIT :
- diminuer les apports caloriques,
- éviter les graisses et les glucides "rapides",
- éviter la fonte musculaire,
- augmenter les déperditions caloriques,
- brûler les graisses.

L'alimentation doit permettre de diminuer l'apport calorique, tout en conservant une répartition équilibrée des différents apports.

ÉVITER À TOUT PRIX LES RÉGIMES DRACONIENS.
- Une perte importante et rapide de poids se réalise toujours en partie au détriment des muscles. Une régulation centrale du poids, après une perte rapide et importante, peut se traduire par une remontée tout aussi rapide, et surtout à un poids supérieur...

PERDRE PROGRESSIVEMENT DU POIDS *(2 À 3 KG PAR MOIS)*.
- Un déficit de 500 Kcal / jour ferait perdre 500 g par semaine *(1 kg de graisse correspond à 7780 Kcal, en théorie)*.

NE PAS SAUTER DE REPAS.
- Au contraire, plusieurs petits repas espacés permettent d'éviter la sensation de faim et de fractionner les apports.

ÉVITER LES GROS REPAS.
- Ils entraînent un stockage des surplus caloriques. Ils stimulent également la sécrétion d'insuline *(comme les apports en lipides ou en alcool)* et favorisent la sensation de faim, comme l'augmentation des quantités d'aliments pour calmer cette sensation.

MANGER À SA FAIM.

- Utiliser les aliments peu caloriques, comme les légumes, pour se rassasier à chaque repas. La sensation de faim "à supporter malgré tout" apporte de mauvais résultats...
- Utiliser éventuellement des produits à base de mucilages naturels *(comme la gomme de stercula)* qui favorisent par leur volume la réplétion du tube digestif et diminuent la sensation de faim *(à absorber une demi-heure avant chaque repas)*.

CERTAINS ALIMENTS SONT À ÉLIMINER, D'AUTRES À LIMITER.

- Il faut diminuer au maximum les apports en graisses. Éviter les charcuteries *(100 g de rillettes apportent 600 Kcal, dont 57 g de lipides)*. Attention aux "graisses cachées". Préférer la viande maigre et les poissons. Limiter les glucides rapides, et préférer ceux dont l'index glycémique est bas *(fructose, pâtes)*. Éviter les pâtisseries...

L'activité physique de longue durée "en aérobie" constitue l'un des meilleurs moyens pour augmenter les déperditions caloriques, mais aussi pour "brûler les graisses".

Équivalences :

- 45 mn de footing
- 1 h 30 de natation
- 2 h de vélo *(ou de musculation)*
- 3 h de marche.

PHÉNOMÈNES :

Production de chaleur

Les activités physiques qui produisent le plus de chaleur sont celles qui mobilisent les plus grandes masses musculaires : la course à pied, la natation *(crawl)*, le cyclisme, la marche active...

Évaporation de la sueur

La sueur a pour rôle de refroidir le corps, son évaporation évacue l'excès de chaleur pour réguler la température interne. Éviter les "sudisettes", utiliser des vêtements qui permettent l'évaporation *(textiles nouveaux)*.

Éviter la déshydratation, boire régulièrement de l'eau

Une perte d'eau *(sueur, sauna, diurétiques...)* expose à une déshydratation *(ce qui diminue le rendement musculaire, expose aux crampes, favorise les tendinites)*, mais n'a aucune répercussion sur la perte de graisse.

Puiser dans les ressources énergétiques

À partir des stocks de lipides de l'organisme *(masse grasse)*.

Pour cela l'effort doit être continu et prolongé, d'intensité moyenne, soit de type aérobie. Le stock de glycogène musculaire allant en diminuant, l'organisme commence alors à mobiliser les stocks de lipides. Les acides gras sont détruits *(au niveau du cycle de krebs)* pour reformer de l'énergie utilisable par le muscle *(ATP)*.

Les cellules adipeuses *(adipocytes)* larguent leurs composants en corps gras, qui sont ensuite détruits *(d'où l'expression "brûlage des graisses")*, ce qui les fait diminuer de volume *("maigrir")*. Pour autant ces cellules ne disparaissent pas, et le phénomène inverse peut toujours se reproduire.

Les activités aérobies sont complémentaires de la musculation *(sollicitation et entretien des facteurs cardio-vasculaires)* et permettent de "brûler" les graisses par des activités de longue durée. On peut également utiliser la musculation sous forme de circuits avec un travail cardio-vasculaire et de dépense énergétique *(circuit training)*.

La musculation ne fait pas perdre de la graisse *(localement)*. Le travail des abdominaux ne fait pas fondre la graisse abdominale.

Par contre, on peut réaliser un circuit training d'exercices de musculation afin de dépenser un maximum de calories.

En réalité, la MUSCULATION est indispensable à toute perte de graisse et en complément d'un éventuel régime. Il s'agit de conserver sa masse maigre, car tout régime hypocalorique fait fondre du muscle, comme l'immobilisation et la sédentarité.

L'augmentation de la masse maigre *(muscle)* est même fortement conseillée. Elle constitue un important déterminant de la dépense énergétique de repos *(jusqu'à 10 % de gain possible)*, soit de 100 à 200 Kcal/jour *(et cela sans rien faire)*. Cela stimulerait également des hormones, comme l'hormone de croissance qui favorise la croissance musculaire et la destruction des graisses stockées *(lyse des adipocytes)*. Tout est bénéfice.

POUR PRENDRE DU "BEAU" VOLUME

SOLLICITER PRINCIPALEMENT :

- les fibres musculaires de type I, qui permettent de travailler longtemps avec une charge modérée,
- les fibres intermédiaires II A, sollicitées avec des charges plus importantes.

Des mouvements clés pour une plastique parfaite

DEUX SÉANCES DE DEUX HEURES PAR SEMAINE.

Chaque mouvement fait l'objet de huit séries, le nombre de répétitions variant avec la charge :

Charge (% RM)	50%	60%	70%	75%	65%	60%	55%	50%
Répétitions	25	15	8	5	10	15	20	25

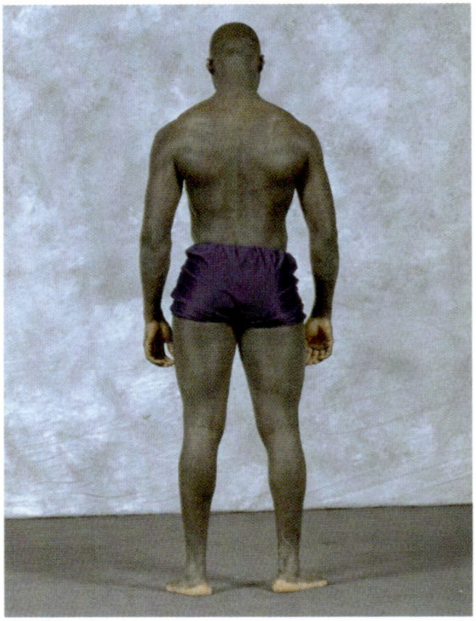

GRAND DORSAL

Le modelé des dorsaux est déterminant dans la plastique masculine. Ce sont eux qui dessinent le fameux dos en "V".

TRICEPS

Leur dessin équilibre des biceps marqués.

ÉPICONDYLIENS

Les muscles de l'avant-bras ne doivent être ni trop "faibles", ni trop volumineux et "disgracieux".

MASSE SACRO-LOMBAIRE ET SPINAUX

Ces muscles lombaires soulignent la colonne vertébrale, suggérant la puissance de l'homme.

FESSIERS

Les fesses doivent avoir un galbe bien rebondi, avec une impression de fermeté et de tonicité.

ISCHIO-JAMBIERS

Muscles postérieurs de la cuisse, ils équilibrent la force des quadriceps et s'harmonisent avec les dorsaux.

TRICEPS SURAL

La région du mollet doit être allongée et galbée *(pas en "boulet")*. Leur tour doit correspondre au tour des bras, il s'agit donc de ne pas les négliger...

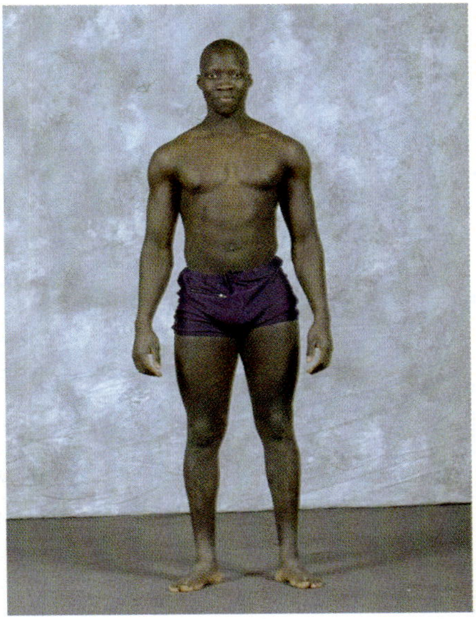

› TRAPÈZES

Développés, ils dessinent un cou puissant. Mais attention de ne pas donner l'impression que la tête est rentrée dans les épaules.

› DELTOÏDES

Leur galbe est indispensable pour dessiner l'épaule et augmenter la carrure.

› GRANDS PECTORAUX

Ils concourent à former une poitrine large et puissante, tout en dessinant des formes arrondies.

› BICEPS

Leur volume suggère la force. Veiller à les travailler sur toute leur amplitude, car trop en "boule" ils perdent de leur harmonie.

› GRAND DROIT DE L'ABDOMEN

Muscles centraux, bien marqués, ils dessinent les fameuses "plaquettes de chocolat" si à la mode.

› OBLIQUES

Ils dessinent la taille *(comme sur les statues grecques)*. Certains body-builders les négligent volontairement, afin d'avoir la taille la plus fine possible. Ceci est affaire de goût.

LES BRAS ET LES ÉPAULES

Biceps

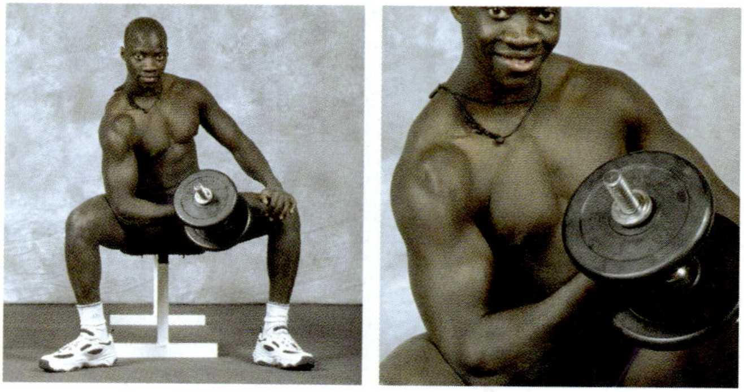

Deltoïdes

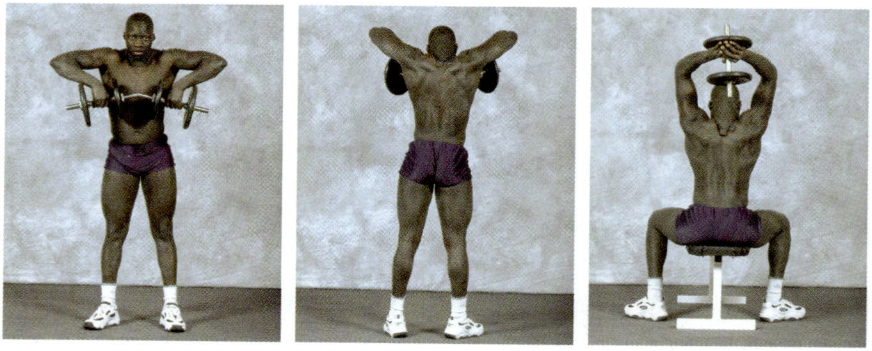

Triceps

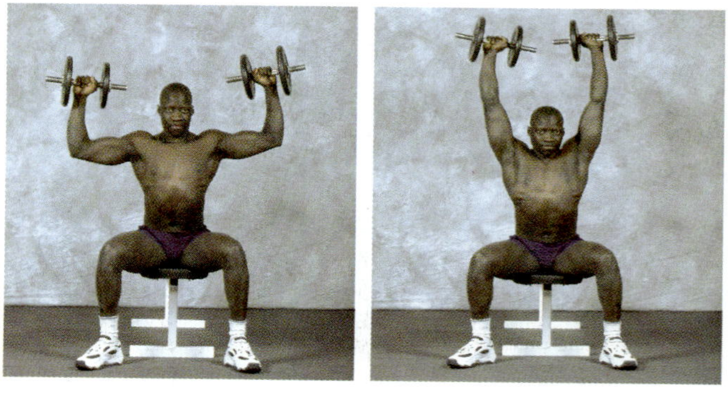

Pectoraux

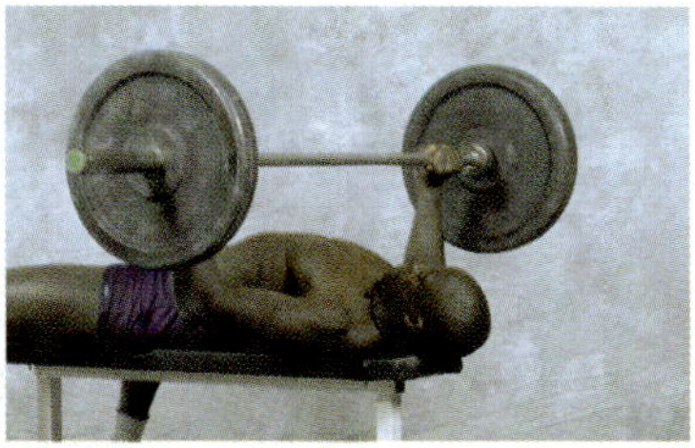

Grand Dorsal

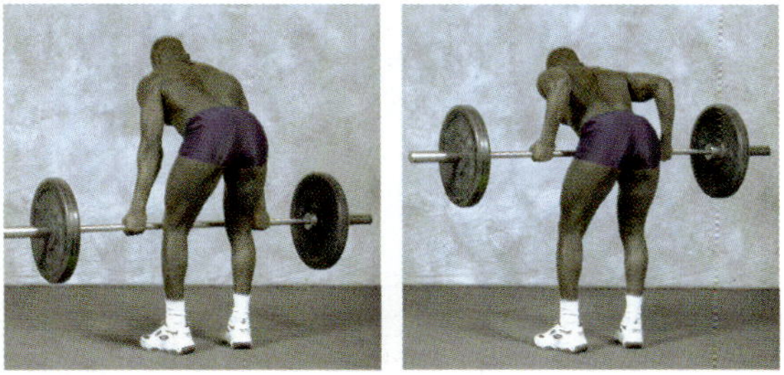

Grand Droit de l'abdomen
Obliques *(et grand droit)*

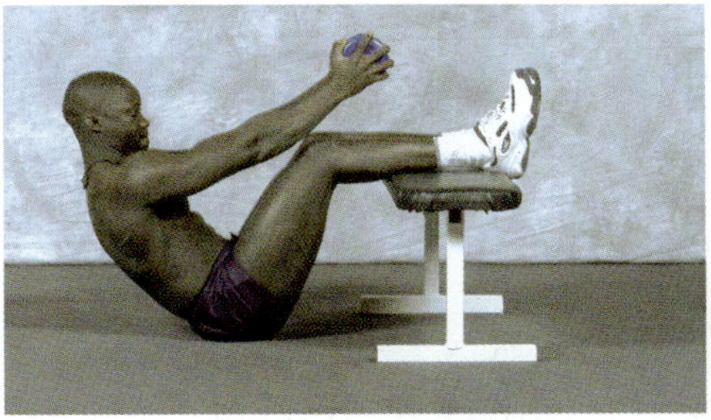

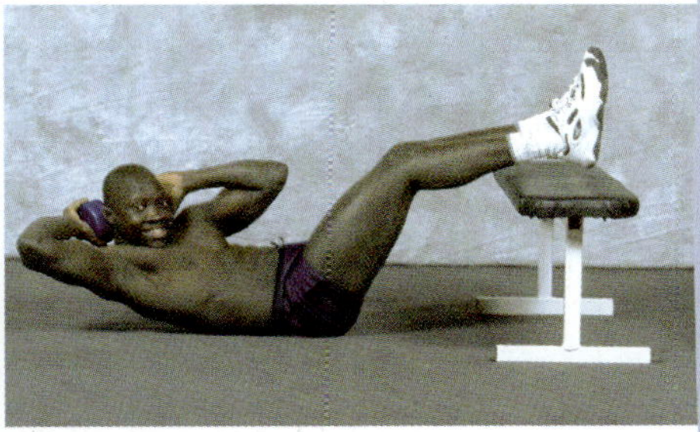

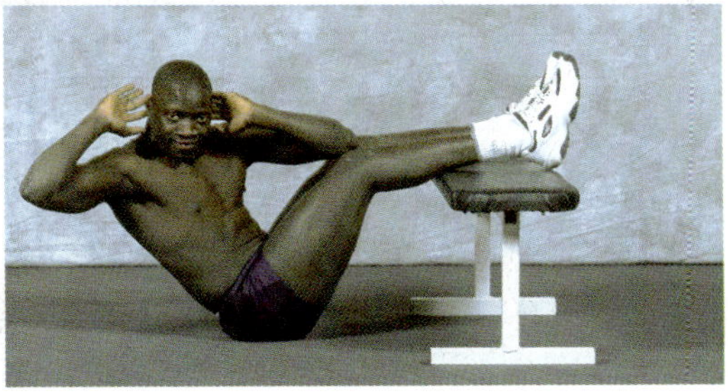

LES JAMBES ET LES FESSIERS

Quadriceps

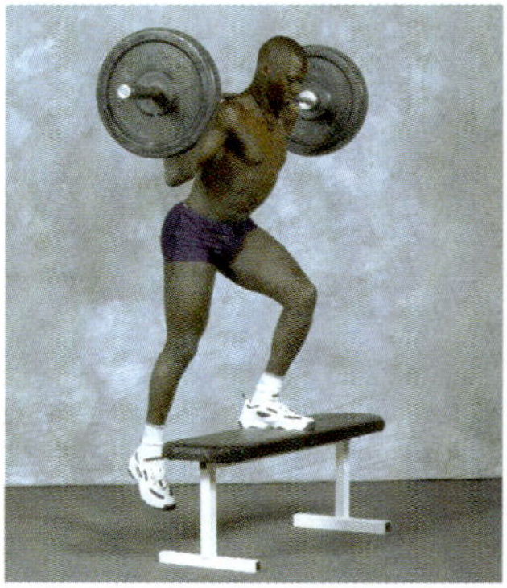

Fessiers

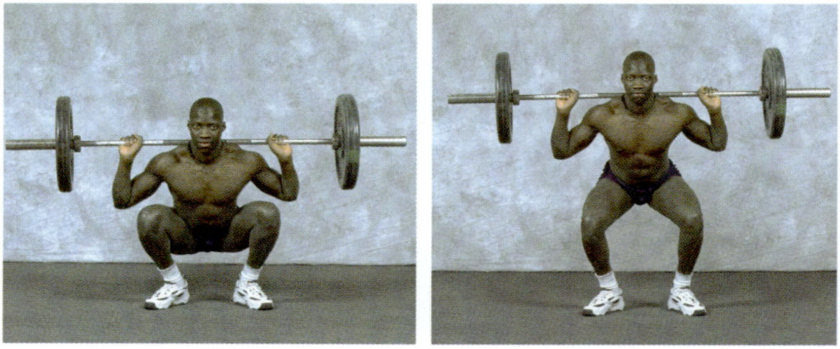

Muscles extenseurs

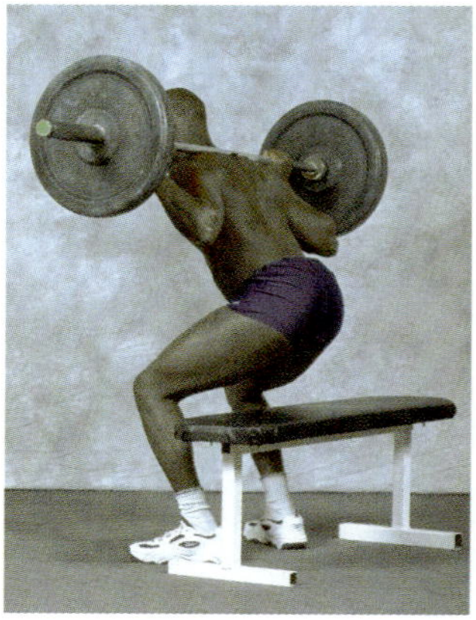

POUR PRENDRE DE LA "PUISSANCE"

Solliciter principalement les fibres musculaires II A *(processus de "puissance" et de "résistance")*, intermédiaires entre la force explosive et l'endurance.

Les exercices clés pour renforcer.

Chaque mouvement fait l'objet de huit séries, le nombre de répétitions variant avec la charge.

Charge (% RM)	50%	70%	75%	80%	85%	90%	85%	75%
Répétitions	7	5	5	5	3	2	3	5

› POUR SOULEVER PLUS LOURD

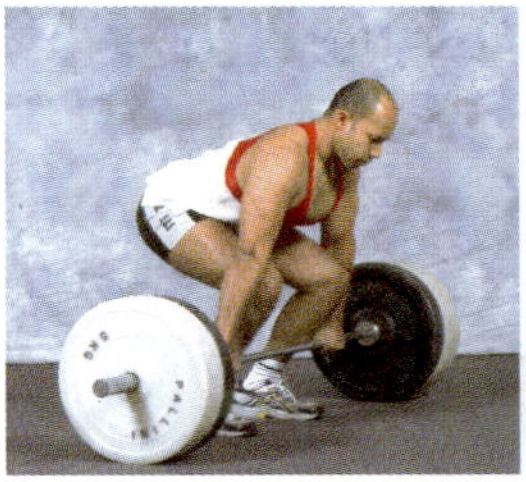

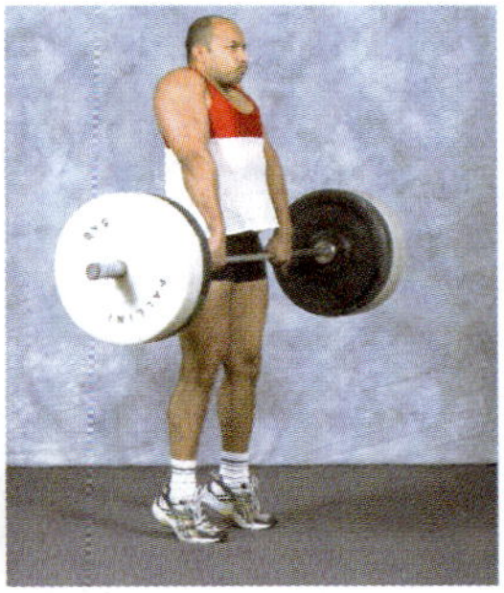

Quadriceps
Grands Fessiers
Masse sacro-lombaire

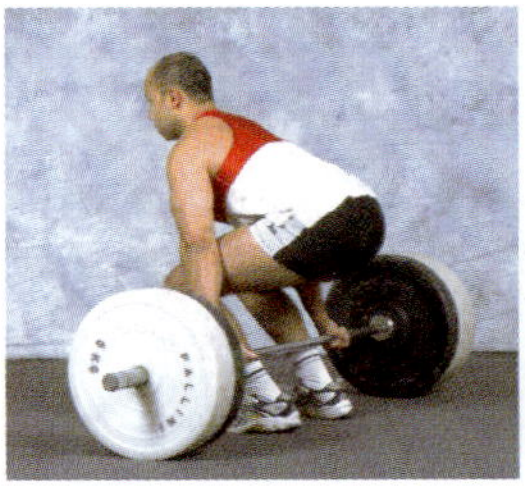

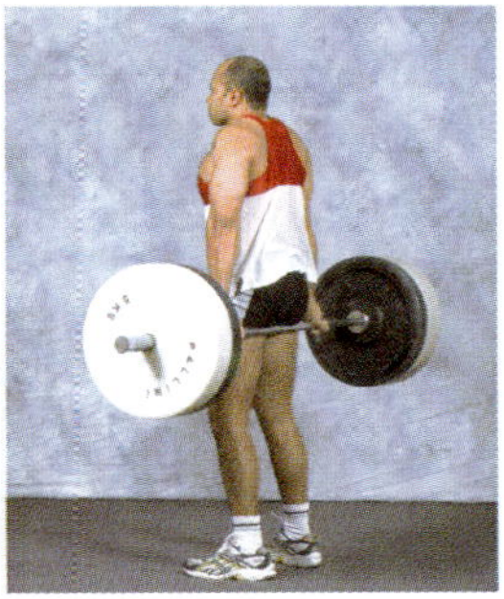

Deltoïdes

Trapèzes

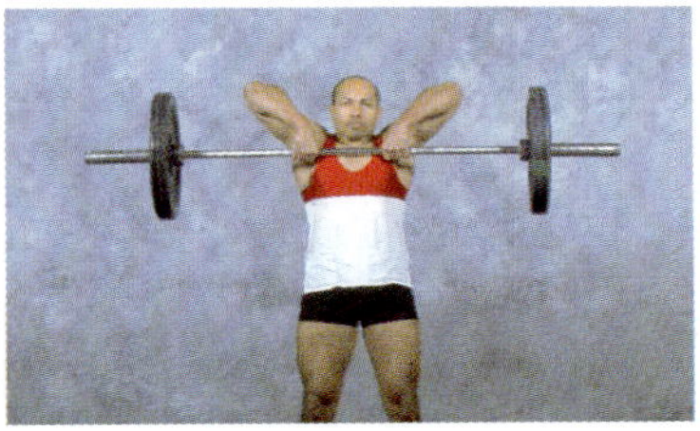

POUR RENFORCER LA CHARPENTE

Grands Dorsaux, Grand droit de l'abdomen

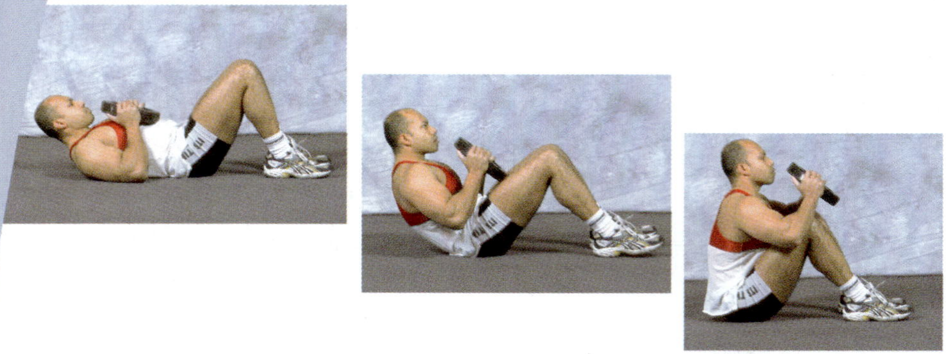

Muscles paravertébraux

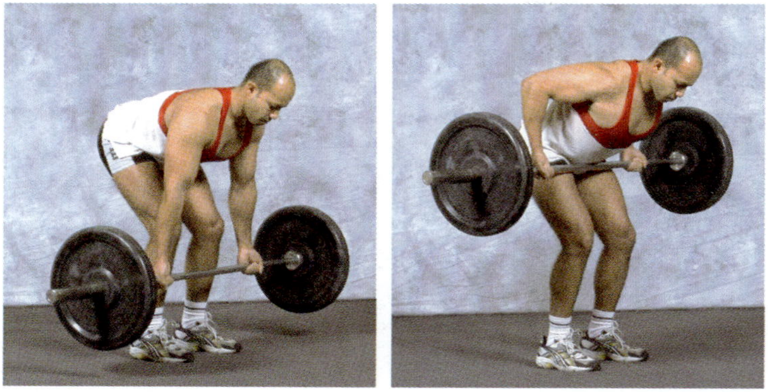

Masse sacro-lombaire

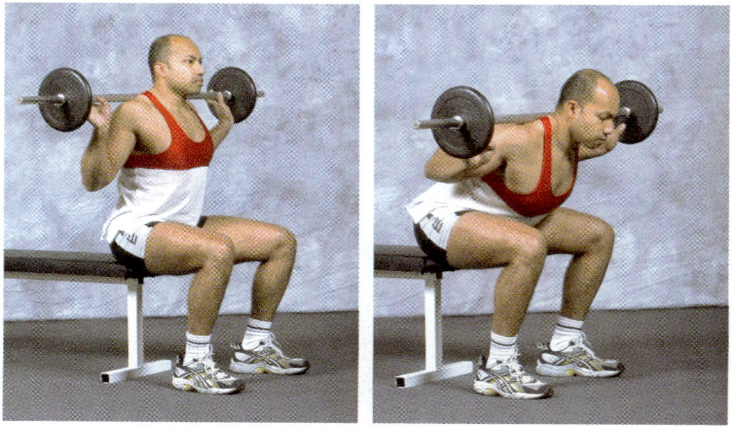

DEMULTIPLIER LA POUSSÉE

Rhomboïdes
Triceps
Deltoïdes
Pectoraux
Quadriceps
Grands Fessiers

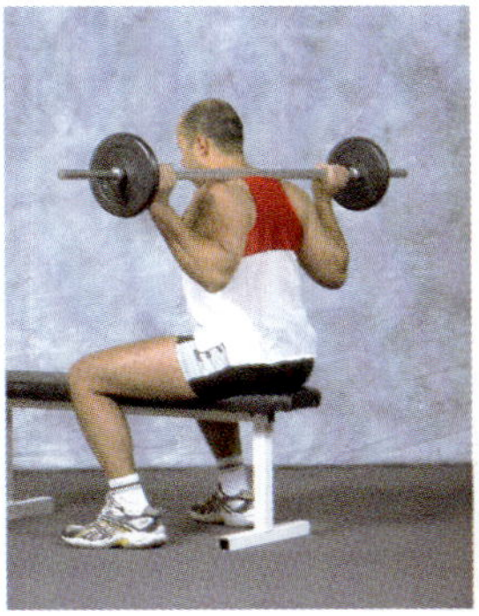

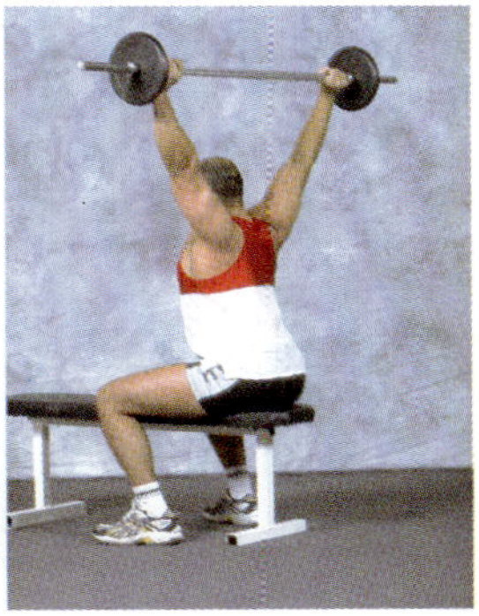

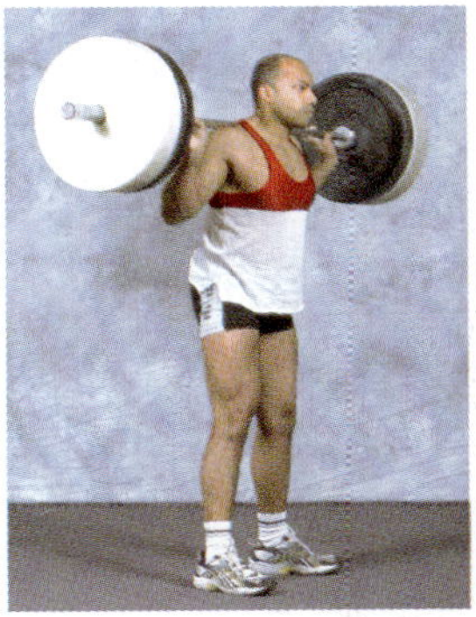

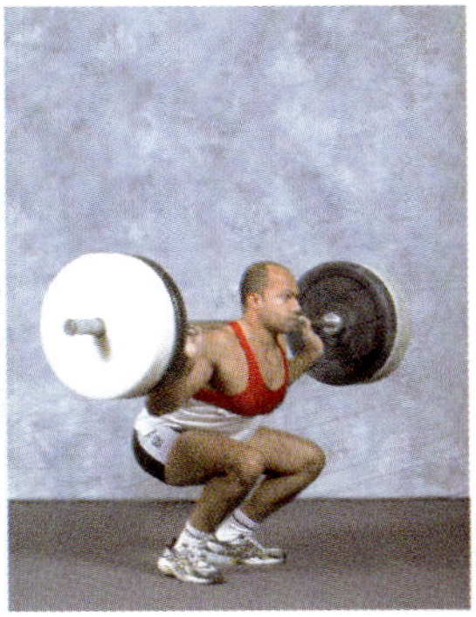

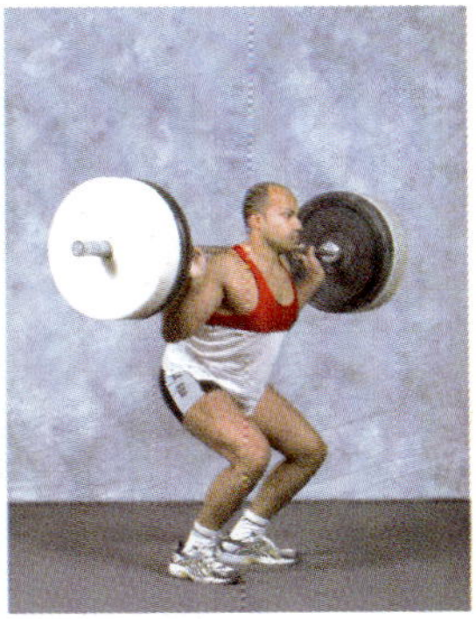

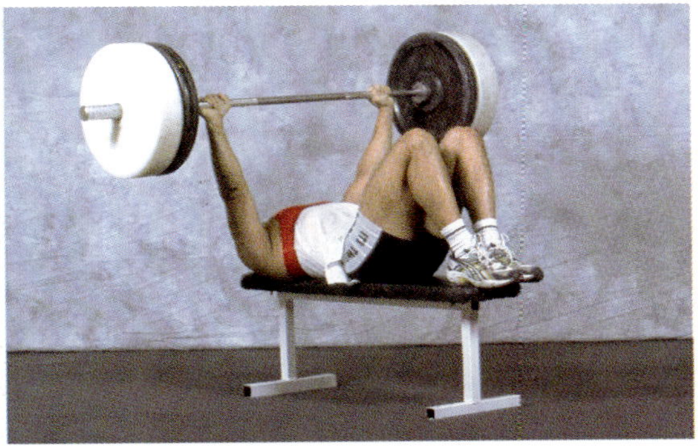

POUR PRENDRE DE LA "FORCE EXPLOSIVE"

Solliciter principalement les fibres musculaires II B qui permettent les efforts brefs et intensifs *(force et vitesse)*.

DEUX MOYENS PRINCIPAUX :

- avec des charges maximales, supérieures à 85% de la RM *(résistance maximale réalisable une seule fois)*, avec des répétitions courtes *(de 1 à 3)*,
- avec des charges légères, mais dans un mouvement effectué à vitesse maximale *(spécificité sportive)*.

POUR L'ENTRETIEN MUSCULAIRE

Solliciter les principaux groupes musculaires.

Solliciter l'ensemble des types de fibres musculaires,

avec :

- un peu de volume,
- un peu de puissance,
- un peu de force et de vitesse.

PROGRAMME MOYEN

Trois séances par semaine de 1 h 30

SEANCE 1

Développé couché *(prise moyenne)*		*7 à 12 séries*
Grand pectoral	Écartés	*5 à 7 séries*
	"Pull-over"	*5 à 7 séries*
Deltoïdes et Triceps	Développé assis	*7 à 10 séries*
	"Rowing"	*5 à 7 séries*
Biceps	Avant-bras sur bras	*5 à 7 séries*
Abdominaux		
Assouplissements des épaules		

SEANCE 2

Squats nuque		*7 à 12 séries*
Triceps sural		*5 à 7 séries*
Quadriceps		*5 à 7 séries*
Ischio-jambiers		*5 à 7 séries*
Adducteurs		*5 à 7 séries*
Moyen fessier		*5 à 7 séries*
Exercice de gainage	Assouplissement des ischio-jambiers	

SEANCE 3

Mouvement combiné	Épaulé et Jeté force	*7 à 12 séries*
Squats devant		*7 à 12 séries*
Développé couché *(prise large)*		*7 à 12 séries*
Grands Fessiers	1/4 de squats	*5 à 7 séries*
Trapèzes	tirages	*5 à 7 séries*
Lombaires	barre nuque	*5 à 7 séries*
Abdominaux		
Assouplissement de la région lombaire		

PROGRAMME MINIMUM

Une séance par semaine de 2 h 30, ou deux séances de 1 heure

ENTRETIEN MUSCULAIRE

- solliciter tous les groupes musculaires,
- par des exercices analytiques,
- de 5 à 7 séries de 7 à 10 répétitions.

FORCE MUSCULAIRE

- choisir les exercices les plus "complets" *(mobilisant le plus de groupes musculaires : développé couché, flexion jambes nuque, épaulé et jeté force)*,
- réaliser de 7 à 12 séries avec des charges lourdes, de 75 à 100 % RM, par des répétitions courtes de 1 à 5 répétitions,
- faire quelques exercices analytiques de musculation en séries de 7 à 10 répétitions en fin de séance.

ENTRETIEN DE LA CONDITION PHYSIQUE

- choisir des exercices combinés,
- compléter par des mouvements avec haltères en séries de 10 répétitions *(5 à 7 séries)*,
- ne prendre que peu de temps de récupération entre chaque série. C'est une séance de culture physique avec haltères *(proche du circuit training)*.

PROGRAMME DE FORTE PROGRESSION

Quatre à six séances par semaine

Selon l'objectif fixé *(volume, puissance, force, vitesse)*, choisir les groupes musculaires et les exercices principaux. Les mêmes muscles seront sollicités de deux à trois fois par semaine, de façon intensive.

PENSER NÉCESSAIREMENT :

- au respect des conseils de diététique,
- à incorporer des périodes de repos relatif.

Pour des conseils ou des bilans spécialisés, le médecin du sport existe...

LA FORCE MUSCULAIRE

Pour la réalisation d'une performance sportive, la force musculaire est utile, sinon prépondérante selon les diverses spécialités. Outre le renforcement spécifique par la pratique sportive, la musculation fait de plus en plus partie de l'entraînement.

La compréhension de la musculation est encore incomplète :

- la spécificité est d'ordre biomécanique *(et non pas musculaire)*, d'où l'importance de la technique et de la coordination neuromusculaire *(donc de l'apprentissage)*,
- le muscle est adaptable au type d'entraînement.

Chez le garçon, la période de la mi-puberté, soit de 14 à 16 ans, constitue un moment très favorable au développement du muscle et de la force, sorte d'imprégnation hormonale physiologique *(testostérone et hormone de croissance)*.

Une musculation généralisée d'entretien joue un rôle de prévention pour les articulations et les muscles : haubans physiologiques des vertèbres, coaptation des articulations *(épaules, genoux...)*, meilleure connaissance et maintien de son corps *(régions dorsale et lombaire, paroi abdominale)*...

Vers l'âge de 20-25 ans, le "capital santé" est à son maximum. C'est l'âge optimum de la réalisation des performances.

À partir de 25 ans, c'est déjà le début du vieillissement et de l'involution des capacités, d'autant plus si elles ne sont pas stimulées, entretenues par l'activité. Jusqu'à l'âge de 50 ans, la force diminue peu, mais la perte s'accentue à partir de 60-65 ans *(environ 20 %)*. Les fibres de type II B *(FT, fibres de la force et de la vitesse)* sont les plus concernées. C'est surtout dû à une nette diminution des sollicitations de ces fibres *(inactivité de force et de vitesse)*.
Même jusqu'à un âge avancé, le muscle est capable d'adaptations, en particulier du développement ou de l'entretien de la force.

La musculation ne présente que peu de risques.

La pathologie est essentiellement chronique, provoquée par des répétitions importantes et par un entraînement intensif *(microtraumatismes)*.
Elle touche principalement les GENOUX, les COUDES et les POIGNETS par les mouvements de flexion-extension :

- tendinite du tendon sous-quadricipital *(pointe de la rotule)*,
- tendinite du quadriceps *(insertion sur la rotule)*,
- chondropathie rotulienne *(cartilage de la rotule)*,
- tendinite d'insertion des muscles épitrochléens,
- malmenage bénin des poignets *(cartilages)*.

Avec trois séances par semaine, ces risques sont quasi inexistants.

La prévention repose :

- sur un entraînement bien réalisé : mouvement sur l'amplitude complète mais sans choc ou à-coups en flexion-extension, selon l'axe articulaire physiologique,
- sur le respect des règles d'hygiène et de diététique,
- éventuellement sur le port de bandes extensibles au niveau des poignets, mais l'on doit éviter les genouillères *(source de conflits rotuliens)*.

La pathologie "du dos" ne devrait jamais se produire.

Un problème discal *(lumbago, lombalgie chronique)* est toujours consécutif à de mauvaises positions pour soulever les charges : région lombaire arrondie *(en cyphose)*, associée à un mouvement brusque en rotation.
La musculation doit justement apprendre les bonnes positions pour soulever une charge : positionnement du "dos plat" *(lordose physiologique de la région lombaire)*, utilisation des membres inférieurs pour soulever une charge... Les mouvements sont presque toujours symétriques et relativement à des vitesses contrôlées. Surtout, la musculation est le meilleur moyen de renforcer les muscles du dos *(sangle abdominale et maintien lombaire)*, et d'équilibrer sa statique *(position du bassin)*.
La musculation devient une étape indispensable de la rééducation *(après les soins spécialisés ou de kinésithérapie)*, en prévention.

NOTES

NOTES

NOTES

NOTES

Achevé d'imprimer en avril 2002
par IFC à Saint-Germain-du-Puy (18390)
N° d'imprimeur : 02//300

IMPRIME EN FRANCE